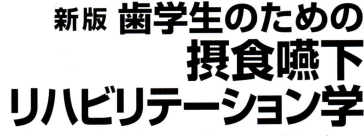

新版 歯学生のための摂食嚥下リハビリテーション学

Dysphagia Rehabilitation for Dental Students
New Edition

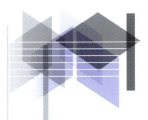

編著

向井美惠

山田好秋

井上 誠

弘中祥司

執筆（執筆順）

浜松市リハビリテーション病院特別顧問
藤島一郎

日本大学歯学部特任教授
植田耕一郎

新潟大学大学院
医歯学総合研究科教授
井上 誠

東京歯科大学教授
阿部伸一

東京歯科大学理事長
井出吉信

新潟大学大学院
医歯学総合研究科准教授
辻村恭憲

元鶴見大学歯学部教授
斎藤一郎

九州大学大学院歯学研究院教授
重村憲徳

昭和大学歯学部講師
内海明美

昭和大学歯学部教授
弘中祥司

東京歯科大学教授
石田 瞭

医療法人社団湧泉会ひまわり歯科
村田尚道

国立国際医療研究センター病院
リハビリテーション科医長
藤谷順子

東北大学大学院医学系研究科教授
香取幸夫

北海道大学大学院歯学研究院准教授
渡邊 裕

新潟大学大学院
医歯学総合研究科教授
寺尾 豊

元新潟大学大学院
医歯学総合研究科教授
遠藤直人

新潟大学医歯学総合病院義歯診療科講師
長谷川陽子

大阪歯科大学教授
小野高裕

新潟大学医歯学総合病院
口腔リハビリテーション科病院講師
伊藤加代子

関西労災病院脳神経内科
野﨑園子

明海大学歯学部教授
大岡貴史

昭和大学名誉教授
向井美惠

日本大学松戸歯学部教授
野本たかと

日本大学歯学部准教授
阿部仁子

東京科学大学大学院
医歯学総合研究科教授
戸原 玄

元埼玉県総合リハビリテーションセンター
リハビリテーション部担当部長
清水充子

東京大学医学部附属病院
リハビリテーション部
兼岡麻子

大阪大学大学院歯学研究科准教授
野原幹司

県立広島大学人間文化学部教授
栢下 淳

浜松市リハビリテーション病院
リハビリテーション科えんげセンター長
重松 孝

日本歯科大学教授
口腔リハビリテーション多摩クリニック院長
菊谷 武

昭和大学歯学部兼任講師
髙橋摩理

千里リハビリテーション病院顧問
熊倉勇美

県立広島大学人間文化学部助教
山縣誉志江

元国立長寿医療研究センター
歯科口腔先進医療開発センターセンター長
角 保徳

東京都立東部療育センター「全国重症心身
障害児（者）を守る会」歯科担当部長
中村全宏

昭和大学歯学部教授
古屋純一

新潟大学大学院
医歯学総合研究科教授
堀 一浩

米山歯科クリニック
米山武義

日本大学歯学部准教授
中山渕利

東京科学大学大学院
医歯学総合研究科教授
松尾浩一郎

千木良デンタルクリニック
千木良あき子

朝日大学名誉教授
玄 景華

国立病院機構千葉東病院歯科医長
大塚義顕

昭和大学歯学部講師
石川健太郎

昭和大学歯学部講師
石﨑晶子

朝日大学歯学部教授
谷口裕重

新潟大学医歯学総合病院
摂食嚥下機能回復部講師
真柄 仁

岐阜大学大学院医学系研究科教授
下畑享良

新潟大学名誉教授
山田好秋

医歯薬出版株式会社

This book is originally published in japanese
under the title of :

SHINPAN SHIGAKUSEI-NO TAME-NO
SESSHOKU ENGE RIHABIRITESHONGAKU

Dysphagia Rehabilitation for Dental Students,
New Edition

Editors :

MUKAI, Yoshiharu et al.
MUKAI, Yoshiharu
  Emeritus Professor, Showa University

© 2019 1st ed.

ISHIYAKU PUBLISHERS, INC.
  7-10, Honkomagome 1 chome, Bunkyo-ku,
  Tokyo 113-8612, Japan

新版 序文

『新版 歯学生のための摂食嚥下リハビリテーション学』が完成しました．2008年の旧版からすでに10年以上が経過し，旧版で学んだ歯科医師の先生方も現場で活躍されていることと思います．旧版では歯学生が摂食嚥下について座学するために，摂食嚥下リハビリテーションを広くライフサイクルのなかで捉え，読者が理解しやすい内容になるように心がけてきました．しかし，この分野の研究や臨床技術の進歩はめざましく，社会的にも大きな影響を与える分野に成長しました．これらの事情を鑑み，新版を刊行することで現状にあった教科書を発刊することになりました．

旧版でも歯科の他の教科に比べて学際的医療領域にある内容が多いことから，医科領域の先生方にご参加いただいてきましたが，今回も多くの関連職種の先生方にご協力いただいています．新版で変更した点は，臨床に取り入れられた新知識を織り込むため，また，従来渾然と使用し，混乱をきたしてきた用語が厳密に定義されたことを踏まえ，臨床編Ⅱに三つの項目を新設したことです．3章に「その他の検査」を加え，近年保険収載された舌圧検査や咽頭内から食道にかけての圧を複数箇所で連続して計測する嚥下圧検査などを紹介しています．4章では摂食嚥下リハビリテーションを広くライフサイクルのなかで捉える観点から，小児の摂食機能療法をわかりやすく紹介しています．7章にはこれまで曖昧に使われてきた「口腔ケア等」が「口腔健康管理」として定義されたことから，その詳細を解説しています．

多くの専門家の参加を得て構成された教科書は専門性を高める点では有効ですが，ときとして用語の使い方に統一性を欠くこと，また重複した記述・図表の掲載が避けられません．この点に関しては編者が全章を通してチェックし，特に学生の理解に困難をきたすと考えられる用語の統一や，重複する図表の整理・調整に努めました．とはいえ，まだ見落とした点が多々あるかと思います．皆様からのご指摘・ご意見を頂戴し，充実を図ってゆく所存です．

最後に，執筆に協力いただいた先生方，医歯薬出版，関係各位に感謝するとともに，この分野のさらなる発展を祈願して序文とします．

2019年7月　　　　　　　　　　　　　　　　　　　　　　　　　　編者一同

CONTENTS

序

1章　リハビリテーション医学概論……藤島一郎　2

1. 障害の捉え方とリハビリテーション…………2
　1障害の考え方とICFについて…………2
2. リハビリテーションの理念…………3
3. リハビリテーションにおけるアプローチの基本──摂食嚥下障害を例に…………4
　1心身機能・構造（body function）とその障害に対しての治療的アプローチ…………4
　2活動（activity）とその制限に対する代償的アプローチ…………4
　3参加（participation）とその制約と環境改善的アプローチ…………4
　4個人因子と環境因子…………5
　5環境の重要性…………5
　6客観的な障害と主観的な障害…………6
　7チーム医療…………6
4. 評価とゴールの設定…………6
　1評価とゴール…………6
　2メインゴールとサブゴール…………6
　3短期ゴールと長期ゴール…………7
5. 摂食嚥下障害に対するリハビリテーションの考え方…………8

2章　摂食嚥下リハビリテーションと歯科医療
　総論……………………植田耕一郎　9

1. 摂食嚥下リハビリテーションの成り立ち……9
2. 臓器単位ではなく生活を見据える…………9
3. 多職種「協働」における歯科の役割………10
4. かかわりとしての医学……………………10

3章　摂食嚥下障害と臨床倫理………藤島一郎　12

　1QOLと「自立と共生」について…………12
　2リハビリテーション医療の特殊性と臨床倫理…………12
　3倫理とリスク…………13
　4診療報酬の壁…………14
　5リハビリテーションにおける倫理的気づき…………15
　6摂食嚥下障害と倫理…………15
　　1. 倫理的気づき…15／2. 一番大切なこと…15／3. 経口摂取と肺炎の問題…16／4. 事実（fact）と価値（value）…16／5. 摂食嚥下障害における倫理的ジレンマ…17／6. 家族の判断…17
　7最後に…………18

基礎編

1章　解剖とメカニズム……………………20

1. 生理学……………………井上　誠　20
　1摂食運動…………20
　2咀嚼から嚥下…………22
　3嚥下運動パターン…………23
　4嚥下運動誘発…………25
2. 摂食嚥下にかかわる構造（解剖）
　……………………阿部伸一，井出吉信　28
　1口腔の構造…………28
　　1. 口蓋…28／2. 頬…28／3. 舌…30

② 咽頭の構造 ……………………… *31*
③ 喉頭の構造 ……………………… *33*
④ 食道の構造 ……………………… *36*

2章　周辺機能 …………………………… *37*

1. 呼吸・発声 …………………… 井上　誠　*37*
　① 呼　吸 ……………………………… *37*
　② 換　気 ……………………………… *37*
　③ 呼吸運動の調節 ………………… *38*
　④ 摂食時の呼吸運動 ……………… *38*
　⑤ 発　声 ……………………………… *39*

2. 咳　嗽（cough） ……………… 辻村恭憲　*40*
　① 咳嗽の神経メカニズム ………… *40*
　　1. 咳嗽誘発刺激…*40*／2. 神経経路…*41*／3.
　　運動パターン…*41*
　② 高次中枢による咳嗽調節機構 ………… *42*
　③ 病的咳嗽反応 …………………… *42*
　④ 咳嗽による障害 ………………… *43*

3. 嘔　吐 ………………………… 井上　誠　*43*
　① 嘔吐とは …………………………… *43*
　② 嘔吐の機序 ……………………… *44*
　③ 嘔吐の神経機構 ………………… *44*

4. 唾　液 ………………………… 斎藤一郎　*45*

5. 味　覚 ………………………… 重村憲徳　*46*
　① 味覚の役割 ……………………… *46*

② 味蕾，味細胞，味神経 ……………………… *47*
③ 新たな味覚受容体の機能 ………………… *48*

3章　ライフサイクルと摂食嚥下機能の特徴 … *50*

1. 発達期 …………………… 内海明美，弘中祥司　*50*
　① 摂食嚥下機能の発達 ………………… *50*
　　1. 吸啜から離乳への移行…*50*／2. 経口摂取
　　機能…*52*／3. 自食機能…*56*

2. 成人期 ………………………… 石田　瞭　*58*
　① 成人期の概要 …………………… *58*
　② 成人期の摂食嚥下障害 ………… *58*
　③ 成人期の注意点 ………………… *59*

3. 老年期 ………………………… 村田尚道　*60*
　① 加齢による摂食嚥下機能の衰退 ………… *60*
　② 加齢に伴う口腔内の変化 …………… *60*
　　1. 歯の喪失…*60*／2. 口に関する訴え（主訴）
　　の変化…*61*
　③ 加齢に伴う筋力および筋組織の変化 ……… *62*
　　1. 舌や口唇の変化…*62*／2. 喉頭の変化…
　　63／3. 呼吸の変化…*64*
　④ 加齢に伴う認知機能および神経組織の変化
　　………………………………………………… *65*
　　1. 認知機能について…*65*／2. 神経組織の変
　　化について…*66*

臨床編Ⅰ　摂食嚥下障害をもたらす要因

1章　摂食嚥下障害総論 ………… 藤谷順子　*70*

1. 摂食嚥下障害の評価と対応 …………… *70*

2章　頭頸部外科的対応を要する疾患

　……………………………………… 香取幸夫　*74*
　① 頭頸部腫瘍 ……………………… *74*
　　1. 口腔癌…*74*／2. 咽頭癌…*75*／3. 喉頭癌…

76／4. 頸部食道癌…*76*／5. 再建治療例…*76*
② 先天的形態異常 ………………………… *76*
　　1. 唇顎口蓋裂…*76*／2. 喉頭気管食道裂…*77*
③ 声帯麻痺（反回神経麻痺） ……………… *77*
④ 軟口蓋麻痺 ……………………………… *77*
⑤ 異　物 …………………………………… *77*
⑥ 食道憩室 ………………………………… *77*

vi

⑦Forestier 病（前縦靭帯骨化症）…………… 78

3章　神経内科・脳外科的対応を要する疾患
………………………………藤谷順子　79

1. 疾患の特性 ………………………………… 79
2. 主要な疾患の摂食嚥下障害 ……………… 80
　①脳血管疾患 ……………………………… 80
　②頭部外傷（外傷性脳損傷）……………… 81
　③Parkinson（パーキンソン）病 ………… 82
　④筋萎縮性側索硬化症 …………………… 82
3. 進行性神経筋疾患に対するリハビリテーショ
　ンの考え方 ………………………………… 83

4章　加齢等による要因 …………………… 84

1. 環境因子 …………………………渡邊　裕　84
　①急性期病院 ……………………………… 84
　②回復期病院（回復期リハビリテーション病
　　棟）………………………………………… 84
　③医療療養病床 …………………………… 84
　④介護保険施設 …………………………… 84
　　1. 介護老人保健施設…84／2. 介護老人福祉
　　施設（特別養護老人ホーム）…85／3. 介護
　　医療院…85
　⑤在　宅 …………………………………… 85
　　1. 通所リハビリテーション（デイケア）…
　　85／2. 通所介護（デイサービス）事業所…
　　86／3. 短期入所生活介護，短期入所療養介
　　護（ショートステイ）…86／4. 小規模多機
　　能型居宅介護，看護小規模多機能型居宅介
　　護…86／5. 認知症対応型共同生活介護（認
　　知症高齢者グループホーム）…86／6. 特定
　　施設…86
2. 免　疫 …………………………寺尾　豊　87
　①全身の免疫系 …………………………… 87
　②自然免疫 ………………………………… 87

　③獲得免疫 ………………………………… 87
　④体液性免疫と細胞性免疫 ……………… 88
　⑤全身系の免疫低下と誤嚥性肺炎 ……… 88
　⑥口腔内の免疫系と誤嚥性肺炎 ………… 89
3. 身体機能の減退 ………………遠藤直人　89
　①老化による形態的変化 ………………… 90
　　1. 外　見…90／2. 体組織，組成の変化…90／
　　3. 全身の骨と骨組織の変化…90
　②老化による機能的変化 ………………… 90
　③フレイル（frailty）…………………… 91
　④ロコモティブシンドローム（locomotive
　　syndrome，ロコモ）…………………… 91
　⑤サルコペニア …………………………… 91
　　1. サルコペニアと運動器疾患（骨粗鬆症，骨
　　折，そのほかの障害）…91
4. 咀　嚼 …………長谷川陽子，小野高裕　92
　①歯 ………………………………………… 92
　②顎関節および咀嚼筋 …………………… 92
　③腺組織 …………………………………… 93
　④咀嚼機能の神経学的変化 ……………… 94
5. 唾液・味覚・嗅覚 ………伊藤加代子，井上　誠　94
　①唾　液 …………………………………… 94
　　1. 唾液の変化…94／2. 唾液分泌量低下の原
　　因…94
　②味　覚 …………………………………… 95
　　1. 味覚の変化…95／2. 味覚障害の原因…95
　③嗅　覚 …………………………………… 96
　　1. 嗅覚の変化…96／2. 嗅覚障害の原因…96
6. 薬剤と摂食嚥下障害 ……………野﨑園子　96
　①服薬障害 ………………………………… 96
　②薬剤による摂食嚥下障害 ……………… 98

5章　発達期の機能不全を生じる疾患 ……… 100

1. 中枢神経障害，末梢神経障害，筋障害
　　…………………大岡貴史，向井美惠　100

vii

1 中枢神経・末梢神経障害 ……………… *100*
　1. 脳性麻痺…*101*／2. Arnold-Chiari 奇形…
　101／3. 奇形症候群・染色体異常…*101*
2 筋障害 ………………………………… *102*
　1. 先天性ミオパチー…*102*
2. 染色体異常・症候群（Down 症候群等）
　………………………………野本たかと　*103*
1 Down 症候群 ………………………… *103*
　1. 低緊張による口唇閉鎖不全や舌の弛緩…
　104／2. 舌突出嚥下…*104*／3. 歯の萌出遅延
　や欠損，形態異常による影響…*104*／4. 反対
　咬合…*104*／5. 歯の早期喪失…*105*／6. 退行
　現象…*105*
2 上顎骨劣成長を伴う症候群 ………… *106*

3 小顎症を呈する症候群 ……………… *106*
4 心理・行動的問題のある症候群（Corneria de
　Lange 症候群，Costello 症候群）………… *106*
5 その他（Rett 症候群）……………… *106*
3. 解剖学的な構造異常 ……村田尚道，向井美惠　*107*
1 唇顎口蓋裂 …………………………… *107*
2 小顎症 ………………………………… *108*
3 歯列狭窄 ……………………………… *108*
4 舌小帯付着異常（舌小帯強直症）………… *109*
5 先天性食道閉鎖症 …………………… *109*
6 多数歯欠損（無歯症）……………… *109*
7 歯肉増殖症 …………………………… *109*
4. 精神・心理的問題 …………弘中祥司　*110*

臨床編Ⅱ　摂食嚥下リハビリテーションの臨床

1章　総論 …………向井美惠，弘中祥司　*114*

2章　リスク管理 ………………藤谷順子　*117*
1. 誤嚥を起こさせない ………………… *117*
2. 肺炎の予防 …………………………… *117*
3. 窒息対策 ……………………………… *119*
4. 低栄養を起こさせない ……………… *120*
5. 過度な期待や誤解によるトラブルを避ける
　…………………………………………… *121*
6. 診察時の感染管理 …………………… *121*
7. 医療安全の基本はインシデントの報告・分析
　から …………………………………… *123*

3章　検査と評価 ……………………… *124*
1. 医療面接 …………阿部仁子，植田耕一郎　*124*
1 問診を行う前の診察ポイント ……… *124*
　1. 外来患者の場合…*124*／2. 入院患者や介
　護・福祉施設への訪問診療の場合…*124*／3.

　在宅への訪問診療の場合…*124*
2 問診・視診の要点 …………………… *125*
　1. 主訴…*125*／2. 現病歴…*125*／3. 既往
　歴…*125*
2. 全身のアセスメント ……………藤谷順子　*126*
1 全身のアセスメントの重要性 ……… *126*
2 意識レベル …………………………… *126*
3 バイタルサイン ……………………… *127*
4 栄養状態 ……………………………… *128*
5 身体活動性 …………………………… *128*
3. 咀嚼の検査 ………………………小野高裕　*130*
1 摂食嚥下リハビリテーションにおける咀嚼検
　査の意義 ……………………………… *130*
2 咀嚼能力測定法 ……………………… *130*
3 摂食嚥下リハビリテーションにおける咀嚼能
　力評価 ………………………………… *133*
4. 食事場面評価 ……………………戸原 玄　*134*
1 食事場面の観察 ……………………… *134*

viii

5. スクリーニング（咳テスト以外）……清水充子 *135*
　①スクリーニングテスト …………………… *135*
　　1. MWST（Modified Water Swallowing Test：改訂水飲みテスト）…*135*／2. RSST（Repetitive Saliva Swallowing Test：反復唾液嚥下テスト）…*136*／3. FT（Food Test：フードテスト）…*136*／4. 頸部聴診法…*137*

6. 発声発語機能の評価 ………………兼岡麻子 *139*
　①摂食嚥下障害と発声発語の異常 ………… *139*
　②摂食嚥下障害に関連する発声発語機能評価
　　………………………………………………… *139*
　　1. 声の評価…*139*／2. 鼻咽腔閉鎖機能の評価…*140*／3. 構音の評価…*140*

7. 嚥下内視鏡検査 ……………………野原幹司 *141*
　①嚥下内視鏡検査とは ……………………… *141*
　②嚥下内視鏡検査のユニット ……………… *141*
　③嚥下内視鏡検査の視野 …………………… *142*
　④嚥下内視鏡検査の利点と欠点 …………… *142*
　⑤嚥下内視鏡検査の目的 …………………… *143*
　　1. 咽頭衛生状態の確認…*143*／2. 機能評価…*143*／3. 訓練メニューの決定…*143*／4. 食事メニューの決定…*144*／5. 患者・介護者・他職種に対するプレゼンテーション…*144*
　⑥嚥下内視鏡検査の合併症 ………………… *145*

8. 嚥下造影検査 ………………………辻村恭憲 *145*
　①検査の準備 ………………………………… *145*
　　1. 必要な機器…*145*／2. 造影剤…*146*／3. 模擬食品…*146*
　②摂食嚥下障害の診断 ……………………… *146*
　　1. 準備期（preparatory stage）…*147*／2. 口腔期（oral stage）…*147*／3. 咽頭期（pharyngeal stage）…*147*／4. 食道期（esophageal stage）…*147*

9. 咳テスト ……………………………戸原　玄 *148*
　①咳テストの背景 …………………………… *148*

　②咳テストの方法 …………………………… *149*
10. 筋電図検査 …………………………井上　誠 *149*
11. 栄養 …………………………………栢下　淳 *151*
12. その他の検査 ………………………井上　誠 *154*
　①舌圧検査 …………………………………… *154*
　②マノメトリ ………………………………… *155*
　③その他 ……………………………………… *156*

4章　治療計画とリハビリテーション ………… *157*

1. 急性期 ………………………………藤谷順子 *157*
　①脳血管疾患の摂食嚥下障害は時期により頻度が異なる ………………………………… *157*
　②急性期の役割 ……………………………… *157*
　③急性期での評価 …………………………… *158*
　④急性期での段階的摂食訓練 ……………… *159*

2. 回復期 ………………………重松　孝. 藤島一郎 *160*

3. 慢性期（維持期）…………重松　孝. 藤島一郎 *162*

4. 要介護高齢者 ………………………菊谷　武 *164*
　①診療の場を考慮する ……………………… *164*
　②いわゆる介護力を考慮する ……………… *164*
　③患者と家族のQOL（生活の質）を考慮する（介護負担に配慮する）………………… *165*
　④倫理的配慮を行う ………………………… *165*
　⑤社会的な資源を知り連携する …………… *165*

5. 小児における治療計画と対応 ……高橋摩理 *166*
　①小児の摂食嚥下障害対応の特徴 ………… *166*
　　1. 訓練の開始時期…*166*／2. 訓練期間…*166*／3. 保護者（家族）の重要性…*167*
　②摂食機能の獲得段階からみた摂食機能療法
　　………………………………………………… *167*
　③摂食機能療法の実際 ……………………… *167*
　　1. 食環境指導…*167*／2. 食内容指導…*168*／3. 摂食機能訓練…*168*／4. チームアプローチの重要性…*169*

ix

5章　訓　練 ………………………………… 170

1. 間接訓練 ………………………………熊倉勇美　170
 1 間接訓練の目的と方法 ………………… 170
　1. 先行期の問題…171／2. 準備期，口腔期の問題…172／3. 咽頭期の問題…173
 2 訓練のエビデンス ……………………… 173
 3 今後について ………………………… 174
2. 直接訓練 …………………………………清水充子　174
 1 直接訓練の開始基準 …………………… 174
 2 食物形態の選定 ………………………… 175
 3 安全姿勢の設定 ………………………… 175
 4 食器，食具の工夫 ……………………… 176
 5 摂食法：自力摂取と介助のバランスをとる
 　……………………………………………… 178
 6 嚥下法の選択 …………………………… 178
　1. 嚥下の意識化（think swallow）…179／2. 息こらえ嚥下法（声門閉鎖嚥下法，声門越え嚥下法：supraglottic swallow）…179／3. 強い息こらえ嚥下法（喉頭閉鎖嚥下法：super-supraglottic swallow）…180／4. 頸部回旋（横向き嚥下）…180／5. 交互嚥下…180／6. 複数回嚥下…180／7. 一口量の調整…180／8. 顎引き嚥下（頭部，頸部屈曲位）…181
 7 安全管理 ………………………………… 181

6章　食　品 ……………栢下　淳，山縣誉志江　182

1. 食　品 ……………………………………… 182

7章　口腔健康管理 …………………………… 185

1. 「口腔ケア」と「口腔健康管理」………弘中祥司　185
 1 口腔衛生管理 …………………………… 185
 2 口腔機能管理 …………………………… 185
 3 口腔ケア ………………………………… 186
2. 院内患者の口腔健康管理 …………角　保徳　186

 1 口腔健康管理の必要性 ………………… 186
 2 誤嚥を予防する「水を使わない口腔ケア」
 　……………………………………………… 186
 3 「口腔内ケア」と「口腔外ケア」………… 188
 4 認知症と化粧・整容療法 ……………… 188
3. 外来患者の口腔衛生管理
 　………………………伊藤加代子，井上　誠　189
 1 口腔衛生管理 …………………………… 189
　1. 摂食嚥下障害がある場合…189／2. 開口制限がある場合…190／3. 唾液分泌量が低下している場合…190／4. 易感染性の場合…190
 2 日常における口腔ケアの指導のポイント
 　……………………………………………… 190
　1. アセスメントと情報共有…191／2. 口腔ケアの方法…191／3. 口腔清掃用具への工夫…191／4. 義歯の管理…192
4. 発達期（小児患者）の口腔健康管理
 　………………………………………中村全宏　192
 1 過敏について …………………………… 193
 2 異常反射 ………………………………… 194
 3 口腔の形態異常 ………………………… 194
 4 習慣化とその他の注意点 ……………… 194
 5 まとめ …………………………………… 195

8章　歯科的対応 ……………………………… 196

1. 補綴的対応 ………………………………… 196
 1 義　歯 ……………………………古屋純一　196
　1. はじめに…196／2. 歯の欠損による摂食嚥下障害への影響…196／3. 義歯と摂食嚥下リハビリテーション…197／4. 摂食嚥下障害患者のための義歯治療とこれから…199
 2 PAP・PLP ……………堀　一浩，小野高裕　200
　1. PAP（Palatal Augmentation Prosthesis, 舌接触補助床）…200／2. 鼻咽腔補綴装置…

202／3．PAP・PLP を用いたリハビリテーション…202

③顎補綴 ……………………小野高裕，堀 一浩 203
　1．上顎領域に用いられる補綴装置…203／2．下顎領域に用いられる補綴装置…205

2．補綴的対応以外の歯科的対応 ……米山武義 207
①歯科的対応の重要性 ……………………… 207
②目の前の患者の将来を考える習慣をつける
……………………………………………… 208

③四つの歯科的対応（補綴的対応を除く）
……………………………………………… 208
　1．う蝕治療…208／2．歯周治療…210／3．歯内治療…211／4．咬耗，摩耗…211
④多くの歯が残る時代と感染症対策の重要性
……………………………………………… 212

臨床編Ⅲ　歯科医療のパラダイムシフト

1章　口腔保健 ……………中山渕利，植田耕一郎 214

2章　病院での対応 …………………………… 216
1．病院内での多職種連携 …………松尾浩一郎 216
①チーム医療における歯科の役割 ………… 216
②多職種連携の実際 ……………………… 217
③口腔健康管理の連携 …………………… 219
2．病院歯科による摂食嚥下リハビリテーション
………………………………………辻村恭憲 220

3章　在宅（訪問診療）での対応 …………… 223
1．地域連携での対応 ………………石田 瞭 223
①在宅医療の重要性 ……………………… 223
②地域連携での対応 ……………………… 223
③在宅での医療チーム構成員と病診連携…224
④在宅での嚥下障害への対応，口腔衛生管理の注意点 …………………………………… 224
2．都市部以外での対応 …………千木良あき子 226

①地方都市の現状について ……………… 226
②地域の現状をふまえた訪問診療と摂食嚥下リハビリテーション …………………… 226
③ICF の理念と地域での対応について …… 227
④かかりつけ歯科医と地域包括ケアシステム
……………………………………………… 227
⑤地域での摂食嚥下リハビリテーションの場と訪問診療における手法 ……………… 228
⑥おわりに ………………………………… 229
3．施設における対応 ………………玄 景華 229
①施設環境における医療保険と介護保険…229
②特別養護老人ホーム（介護老人福祉施設）での関わり方 …………………………… 230
　1．摂食嚥下機能障害の症状…231／2．摂食嚥下機能の評価…231／3．摂食嚥下障害への対応…232／4．口腔健康管理…232
③まとめ …………………………………… 233

臨床編Ⅳ　ケースプレゼンテーション

1章　疾患別症例——発達期（小児）……… *236*

1. 知的能力障害等の発達障害………内海明美　*236*

　1 呼吸器疾患（先天性喘鳴）による哺乳障害
　……………………………………………… *236*

　2 Late preterm 児における離乳指導 ……… *238*

　3 運動・言語発達障害 ……………………… *239*

　4 自閉スペクトラム症 ……………………… *240*

2. 脳性麻痺・重症心身障害児………大塚義顕　*242*

　1 入院中の脳性麻痺・重症心身障害児者への対応例 ………………………………………… *242*

　　1. 脳性麻痺（極低出生体重児），重度知的障害…*242*／2. 脳性麻痺（新生児仮死後遺症），精神発達遅滞，てんかん…*243*

　2 在宅の脳性麻痺・重症心身障害児者への対応例 ……………………………………………… *245*

　　1. 難治性てんかん…*245*

　3 まとめ ……………………………………… *246*

3. 神経・筋疾患 ………………石川健太郎　*247*

　1 筋ジストロフィー症 ……………………… *247*

　2 先天性ミオパチー ………………………… *248*

　3 その他の神経・筋疾患（発達期の非進行性の神経・筋疾患） ……………………………… *249*

4. 経管依存症 …………………………石﨑晶子　*250*

　1 症 例 ………………………………………… *250*

　2 解 説 ………………………………………… *252*

　　1. 乳幼児経管栄養依存症の特徴…*252*／2. 経口摂取移行のための対応…*253*／3. すみやかな経口摂取移行のために…*254*

2章　疾患別症例——中途障害………………… *255*

1. 脳血管疾患 ……………谷口裕重，松尾浩一郎　*255*

　1 はじめに …………………………………… *255*

　2 症 例 ……………………………………… *256*

　3 経 過 ……………………………………… *256*

　4 最後に ……………………………………… *258*

2. 神経変性疾患における摂食嚥下障害
　………………………………真柄　仁，下畑享良　*259*

　1 筋萎縮性側索硬化症（Amyotrophic Lateral Sclerosis，ALS） ……………………………… *259*

　　1. 疾患の概要…*259*／2. 初診時摂食嚥下機能評価…*260*／3. VF…*260*／4. 診断と対応…*260*／5. 経 過…*260*

　2 Parkinson 病（Parkinson Disease，PD）
　…………………………………………………… *261*

　　1. 疾患の概要…*261*／2. 初診時摂食嚥下機能評価…*262*／3. VF…*262*／4. 診断と対応…*262*／5. 経 過…*262*

　3 多系統萎縮症（Multiple System Atrophy，MSA） ……………………………………… *263*

　　1. 疾患の概要…*263*／2. 初診時摂食嚥下機能評価…*264*／3. VF…*264*／4. 診断と対応…*264*／5. 経 過…*264*

3. 頭頸部腫瘍術後における摂食嚥下障害
　　……………………真柄 仁, 堀 一浩 265
1頭頸部腫瘍術後の摂食嚥下障害の特徴… 265
　　1. 器質的障害…265／2. 化学放射線療法に
　　よる障害…265／3. 全身状態の考慮…266
2摂食嚥下障害への対応と症例 …………… 266
　　1. 経 過…266／2. 経過のまとめと考察…
　　269

4. 要介護高齢者 …………………菊谷 武 270
1ケースプレゼンテーション ……………… 270
2リハビリテーション計画 ………………… 271
　　1. 考えかた…271／2. 実際の計画…272／3.
　　経 過…273

後 付

◆本書内で取りあげたおもな訓練法（間接訓練）………………………………………… 274
◆文 献 ………………………… 276 　◆索 引 …………………………………… 287

xiii

序

序1章 リハビリテーション医学概論

1 障害の捉え方とリハビリテーション

　リハビリテーション医学は「障害[*1]」を扱う医学であり，「障害をどのように捉え，評価し，対処するか」が非常に大切である．摂食嚥下障害についても同様で，まず障害の捉え方をおろそかにしていると，何をやっているかわからなくなるばかりか，いっこうに成果は上がらない．リハビリテーション医学を述べる前に，まず障害とは何かを解説する．

1 障害の考え方と ICF について[1)]

　1980 年の WHO の国際障害分類（International Classification of Impairments, Disabilities and Handicaps：ICIDH）は，障害を機能形態障害，能力障害，社会的不利と三層の階層構造として捉え，日本のリハビリテーション医学の世界で定着していた．しかし，その後 2001 年 5 月に WHO では国際障害分類の改訂版である「国際生活機能分類」（International Classification of Functioning, Disability and Health：ICF）が採用され，新しい概念が登場した．ICIDH との決定的な違いは従来の否定的な障害の捉え方を以下のように肯定的，中立的にしている点である．

　　機能・形態障害（impairment）→ 心身機能・構造（body function and structure）
　　能力障害（disability）→ 活動（activity）
　　社会的不利（handicap）→ 参加（participation）

　また，環境因子や個人因子を重要視して，人間を生きている存在として包括的に捉えられるような工夫がなされている（**図 1-1**）．

　これは，障害を医療の世界から介護も含めた広く世間一般に解き放ち，共通言語・概念で障害を持った人々と接していこうという意味合いがある．従来の ICIDH との対比では，

　　機能・形態障害（impairment）＝ 心身機能・構造（body function）の障害
　　能力障害（disability）＝ 活動（activity）の制限
　　社会的不利（handicap）＝ 参加（participation）の制約

として考えれば違和感が少ない．

　医療の現場ではネガティブなところ（＝障害）を治療して治すという視点が重視されがちであるが，リハビリテーションでは障害されていない健常部分にも光を当てて，健常部をできるだけ活用し，障害部分とともに，どのようにしたら生活ができるようになるかを大きな目標とする．ポジティブな側面を忘れないようにする ICF の考え方はリハビリテーションの考え方とほぼ同じである．

[*1] 障害に関して「害」がよくないとして「障がい」や「障碍」を用いることが多くなりつつあるが，本書は医学書であることもあり従来どおり「障害」を使用する．

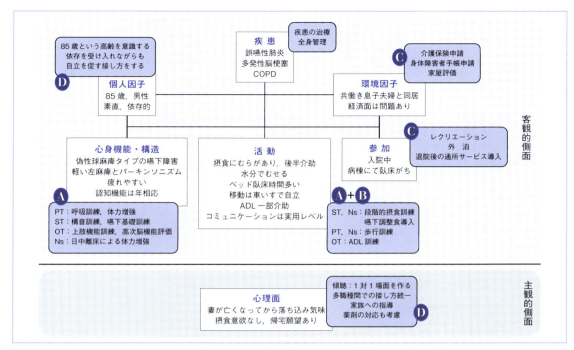

図1-1　ICFによる障害理解とリハビリテーションアプローチ
A：治療的アプローチ　　B：代償的アプローチ　　C：環境改善的アプローチ　　D：心理的アプローチ

2　リハビリテーションの理念[2)]

　「リハビリテーション」という言葉は広く知られているが，その内容は正しく理解されていないことが多い．筆者が中学で英語を学んで初めて知った訳は「社会復帰」であった．医師になってからは「機能回復のための訓練」であると漠然と考えていたが，大きな誤解であった．語源的にみるとre（再び）＋habili（生活）＋tation（すること）という三つの部分からなるラテン語である．歴史をみると中世のヨーロッパでは，リハビリテーションという語は「身分・地位の回復」，さらに近世では「無実の罪の取り消し」という意味や「名誉回復」，「権利の回復」をも意味し，ジャンヌ・ダルクやガリレオ・ガリレイの「リハビリテーション裁判」が有名である．日本では当初「更生」という訳が使われたが，第一次大戦後，戦傷兵のリハビリテーションとして身体的再訓練が行われ，日本に導入されるに及んで訳語を用いずカナ表記で使用されるに至っている．筆者が学んだ「社会復帰」という訳語は，この頃の職業復帰を中心としたリハビリテーションのことを意味していたものである．このような歴史も踏まえ，リハビリテーションとは決して単なる訓練のことではなく，障害のために人間らしく生きることが困難になった人が「再び人間らしく生きるようになること」と捉えるべきものである．

　リハビリテーションの理念は，障害のある人が可能な限り自立し（Independent Living, IL），社会がそれを受け入れ，共に生活する（共生）ようになるためにあらゆる手段を講じることにほかならない．リハビリテーションとは単に障害を軽減すること（マイナスを少なくすること）だけでははく，健常な機能・能力を開発・増強すること（プラスを増やすこと）が重要であり，

1章　リハビリテーション医学概論　*3*

その結果，障害のある人の「人生の質（quality of life，QOL）」と周囲の人々のQOLsが向上することになる．単に障害をもつ以前の状態に復帰することだけが目標ではなく，「新しい人生の創造」にもつながる．これは超高齢社会を迎えた人類にとって，社会全体の理念に通じるものがあると考える．

3 リハビリテーションにおけるアプローチの基本 （図1-1）
——摂食嚥下障害を例に

1 心身機能・構造（body function）とその障害に対しての治療的アプローチ

疾患から直接起こる嚥下に関係する筋や神経系の障害，すなわち嚥下反射が消失したり，嚥下に関係する筋群の筋力が低下したり，スムーズに働かなくなっていたりすることに対する，いわゆる訓練である．ここで治ってしまえば，次に述べる活動（activity）の制限や参加（participation）制約のおもな原因となる障害（症状）も消失するが，多くの場合そうはいかない．残された機能・構造，たとえば「音声／言語／認知機能は障害なし」であったり「四肢機能は障害なし」などの関心領域（本書では摂食嚥下障害）に対する「健常」な部分も併せて捉え，対応することが大切となる．

2 活動（activity）とその制限に対する代償的アプローチ

前述の心身機能・構造の障害があることによって生じる日常生活上の制約に対するアプローチである．摂食嚥下障害があるために実際に食物が「食べられない」，「誤嚥してしまう」という場合に，嚥下調整食を食べてもらったり，体幹角度を調整して食べてもらうことをさす．生物的なレベル（個人活動レベル）で考える極めてリハビリテーション的な対応である．残された活動，たとえば「コミュニケーションに問題なし」，「食器の取り扱いに問題なし」など関心領域（摂食嚥下障害）に対する「健常」な部分も併せて考え，把握することが求められる．

3 参加（participation）とその制約と環境改善的アプローチ

心身機能・構造の障害や活動の制限があることによって，実際の社会的生活に不利が生じることに対する直接的アプローチである．摂食嚥下障害があって食べられないために「家に帰れない」，栄養摂取が十分にできないために体力がなくて「復職できない」，鼻からチューブが入っているために周囲の目が気になって「外出できない」などに対して，嚥下調整食を提供できる環境や介護できる人を育てることで対応しようとすることなどである．これは人を社会的なレベルで捉えた対応にほかならない．この克服がリハビリテーション本来の目的である．ICFで理解する場合にはpositiveな面も捉え，たとえば家族の協力があり「外泊は可能」であったり「嚥下調整食を家庭で提供することは可能」など，利点や協力態勢も併せて考え把握することになる．

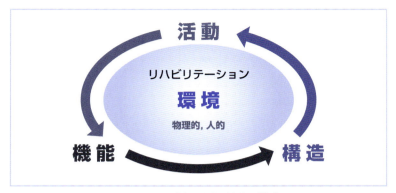

図 1-2　環境-活動-機能-構造
まず環境，そして活動（生活訓練）が大切．

4 個人因子と環境因子

　現代医療は標準化を目指して，可能な限り個人の要因（personal factors）と環境の要因（environmental factors）を排除するように発展してきた．リハビリテーション医療においても機能訓練などにおいて例外ではない．しかしながら，生活を支援する医療であるリハビリテーションにおいては，個人と環境の要因はきわめて重要である．個人因子としては年齢，性別，性格，生活歴，価値観など生活を支援するうえで欠かせない要素があげられる．環境因子には家や道路，自然などの「物的環境」のみならず，家族，友人，ケアマネジャーなどの「人的環境」，そして福祉サービスや医療，そして交通機関などの「社会的環境」が含まれる．これらはリハビリテーションにとってプラスに働くことばかりでなく，マイナスに働くこともある．つまり同じような摂食嚥下障害を持っていても，生活が成り立ったり成り立たなくなったりすることがありうるのである．

5 環境の重要性

　治療的アプローチ，代償的アプローチと環境改善的アプローチ，さらにICFで加えられた個人と環境の因子，それに主観と客観的障害について述べた．代償的アプローチに関しては「障害が改善しないこと」を半ば前提にしている．ところが近年，代償法を早期から活用して「積極的に活動する」ことが極めて重要であることがわかっている．つまり「活動」こそ，リハビリテーションにおけるキーになるというものである．運動には課題特異性があり，「嚥下は嚥下でもっとも鍛えられる」．嚥下に関連する筋肉強化や動きをそれぞれ鍛えても効果は薄く，実際に嚥下するという活動＝訓練（練習）をすることがもっとも効果があがる．活動をすることで構造が変化する．運動すれば筋肉が発達し，それに対応する脳の構造が変化する．

　さらに，筆者は「環境」が最も重要であると考えている．「地球という環境があって人類が生活している」，「日本があって日本人がいる」，「家庭があって子どもが育つ」，「地位が人を育てる」など，例をあげればきりがないほど人は環境に依存して生活し，能力や機能を発揮している．よい「環境」があって初めて「活動」ができ，それに伴う機能が改善する（図 1-2）．

6 客観的な障害と主観的な障害

　個人と環境を意識すると，客観的に捉えられる疾患や障害が，個人やその置かれた環境で主観的に非常に大きな問題として捉えられたり，それ程打撃を与えない場合があり得ることがわかる．人は心を持った繊細な生物である．心理的（主観的）に障害を乗り越え先に進めるかどうか，リハビリテーションは「障害の受容」という問題として取り扱い，それに対する「心理的アプローチ」が大切である．

7 チーム医療

　ここまで述べてきたことを達成するためには，チーム医療が不可欠であることがわかる．本書の主題である摂食嚥下障害を例に取れば，① 1 日 3 回の食事，② 誤嚥のリスク管理，③ 水分と栄養，全身状態の管理，⑤ 摂食嚥下障害以外の ADL 障害，心理面への対応，⑤ 検査や手術，⑥ 薬剤など，行うべきことは山ほどある．各職種が，カンファレンスなどを通じて緊密に連絡を取り合い，共通のゴールに向かって進めなければ効率のよいアプローチはできない．

4 　評価とゴールの設定

　リハビリテーションでは，ゴール（目標）の設定がきわめて大切である．患者の訓練プログラムを立てていくうえで，短期的には何をめざし，最終的には何をめざすか，はっきりとしたゴールを考えてアプローチする．

1 評価とゴール

　訓練はまず，①「何が問題」であるかを評価して，②「何をめざして」（＝ゴール），③「何をする」（＝どういう訓練プログラムを立てて，実行する）というプロセスである．患者，家族，スタッフがゴールをしっかり理解して訓練に臨まなければならない．そうしないと効率が上がらないばかりか，混乱を招き，スタッフ相互の協力や患者の協力が得られなくて訓練はなかなか進まない．

2 メインゴールとサブゴール

　ゴールは，メインゴール（main goal，主目標）とサブゴール（sub goal，個別ゴール）に分けて考えるとよい．メインゴールはチームで共有する大目標で，摂食嚥下障害においてはどれくらい経口摂取することができるようになるかとすることになる．その際に摂食嚥下状況のレベル（Food Intake Level Scale；FILS，**表 1-1**）[3,4]を用いるとよい．たとえば「3 食嚥下食の経口摂取自立 Lv7」であったり，「楽しみレベルの摂食 Lv3」などとなる．それに対して，サブゴールはそれぞれの職種がメインゴール達成のために立てる個別のゴールなどである．看護師であれば「制限時間内に残さず食べる」であったり，「むせたら休憩を入れることができる」，「むせたら看護師に連絡する」，「呼吸状態を食前後では把握する」など患者に応じたいろいろなサブゴールがあり得る．歯科衛生士がいれば（いなければ看護師が）「食べる前の口腔ケアが確

表 1-1 摂食嚥下障害患者における摂食状況のレベル（FILS） (藤島ほか, 2006. [3]) (Kunieda ほか, 2013. [4])

経口なし	Lv.1	口腔ケア以外の嚥下訓練を行っていない
	Lv.2	食物を用いない嚥下訓練を行っている
	Lv.3	ごく少量の食物を用いた嚥下訓練を行っている
経口と 代替栄養	Lv.4	1 食分未満の（楽しみレベルの）嚥下食を経口摂取しているが，代替栄養が主体
	Lv.5	1～2 食の嚥下食を経口摂取しているが，代替栄養も行っている
	Lv.6	3 食の嚥下食経口摂取が主体で，不足分の代替栄養を行っている
経口のみ	Lv.7	3 食の嚥下食を経口摂取している　代替栄養は行っていない
	Lv.8	特別食べにくいものを除いて，3 食を経口摂取している
	Lv.9	食物の制限はなく，3 食を経口摂取しているが，医学的配慮あり
	Lv.10	食物の制限はなく，3 食を経口摂取している（正常）

嚥下訓練：専門家，またはよく指導された介護者，本人が嚥下機能を改善させるために行う訓練
嚥下食：ゼラチン寄せ，ミキサー食など，咀嚼なしでも嚥下しやすいように調整した食品
代替栄養：経管栄養，点滴など非経口の栄養法
特別食べにくいもの：パサつくもの，固いもの，水など
医学的配慮：ムセ，咽頭残留感など，嚥下障害を示唆する症状に対しての指導，検査，診察など

実にできる」というゴールもあるし，管理栄養士であれば「家に帰って嚥下調整食が準備できるように家族に指導する」などもある．言語聴覚士は「数口ごとに交互嚥下する」，「時々随意的な咳をする」，「摂食条件を守りながら食べる」などがあるかと思う．

チームでゴールを共有しておくことは極めて大切である．たとえば臨床現場で問題になることとして医師が「肺炎の治癒と再発予防」というゴール設定をしていたとすると，食べさせたい気持ちが強いメディカルスタッフと対立する場面が想定される．正確な嚥下機能評価に基づいてカンファレンスを行い，お互いの意見を述べ，病態を議論しながらゴールを一致させなければ嚥下のリハビリテーションは成立しない．

３ 短期ゴールと長期ゴール

これは期間を考慮したゴールの考え方である．病院で行われるリハビリテーションは期間を区切った対応となるので，当然退院時におけるゴール（短期ゴール，short term goal）を想定することになる．しかし，患者は障害を持ってその後も生活するわけであるし，機能は退院後も変化する．そこで半年後，1 年後，さらには生涯にわたってというゴールが必要である．これが長期的なゴール（long term goal）の考え方である．

短期的なゴールはさらに細分化して 2 週間後のゴール，4 週間後のゴールのようにしてもよい．またゴールは修正可能で，経過をみて適切なゴールを設定する必要がある．長期ゴールも随時期間の変更，修正ゴールなど柔軟に考えればよい．

重要なことは広い視野に立って患者のゴールを複眼的に見据えることである．病院の退院時までの短期ゴール（そのときのメインゴールとサブゴール）に対して，退院後の生活を視野に入れた長期ゴール（そのときのメインゴールとサブゴール）というように考えると整理して理解できると思う．患者の長期ゴールは「安全に経口摂取を続ける」ということが多いかと思われるが，胃瘻の患者では「楽しみレベルの経口摂取を継続する」という場合もあるかと思う．あくまでも疾患の予後と機能の予後を勘案して個人因子や環境因子，疾患などを考慮してゴール設定を行い，それをチームで共有し，患者や家族に納得できるまで説明するという努力が必

要である.

　評価は心身機能・構造の障害，活動の制限，社会参加の制約，心理的な問題のそれぞれについて行い，ゴール（サブゴール）もそれぞれについて設定されるべきものである.

5 摂食嚥下障害に対するリハビリテーションの考え方[4]

　われわれは患者の訴えや症状から摂食嚥下障害を疑って，診察や検査を進める．得られた情報を総合して「摂食嚥下障害の有無を判定」してから「摂食嚥下障害の評価とゴールの設定」を行ってリハビリテーションプログラムを作成する．その際，① 心身機能・構造の障害，② 活動の制限，③ 参加の制約，④ 心理的な問題の四つのレベルで障害を捉えて評価し，一番問題となるのは何か，軽重を考えてアプローチすることになる.

　問題は時々刻々と変化している．急性期はリスク管理と水分栄養を含めた全身管理に重きが置かれ，回復期から慢性期においては機能回復の予後予測に基づき，機能訓練，代償法，環境改善などを念頭に可能性を追求したリハビリテーションが行われる．ゴールは患者ごとに異なる．多元的な障害を複眼的にみて正確に評価し，重みづけをして具体的な目標を設定しアプローチしていくことが大切である．個々の障害に対してゴールを設定するが，最終的なメインゴールはどれくらい経口摂取できるかである.

（藤島一郎）

2章 摂食嚥下リハビリテーションと歯科医療総論

序

1 摂食嚥下リハビリテーションの成り立ち

1987年に『食べる機能の障害―その考え方とリハビリテーション―』を出版した金子芳洋，向井美惠，尾本和彦が，日本の歯科における摂食嚥下リハビリテーションの草分けである．医科では，以前より耳鼻咽喉科医が手術を施すことで嚥下障害改善の任を負ってきた．1980年代になると，リハビリテーション科が嚥下機能を生活視点で捉え，摂食嚥下（摂食機能）として取り組んだ．対象はおもに脳血管疾患であり，従来のリハビリテーション同様に医師，および言語聴覚士，理学療法士，作業療法士，栄養士，看護師等によるチームアプローチが行われた．歯科は，ほぼ同時期に脳性麻痺・知的能力障害児者を対象にした発達療法（機能獲得を目的としたリハビリテーション），口腔・顔面領域腫瘍術後の口腔機能補助具作製などを主体として摂食嚥下障害の診療・学問体系の構築が始まった．さらに1990年，都内に初の都市型リハビリテーション専門病院が開院し，そこに歯科が設置されたことで，医科と歯科が連携する成人・高齢者対象の摂食嚥下リハビリテーションが展開されることとなった．新生児から高齢者に至るすべてのライフステージで医科-歯科が連携した摂食嚥下リハビリテーションの構図が整ったのである．

1994年に，医科と歯科に同時に「摂食機能療法」が保険導入された．これは，障害児者の間で窒息や誤嚥による事故が少なからず発生したことから対応が迫られ，金子らの尽力により歯科から発した成果である．現在，摂食嚥下リハビリテーションは，脳血管疾患，脳性麻痺，口腔腫瘍術後に限らず，社会的需要に呼応し認知症，Parkinson（パーキンソン）病，多臓器不全，知的能力障害，廃用症候群，加齢（老化）等に対しても展開されている．

2 臓器単位ではなく生活を見据える

近代医学は臓器別，疾患別に学問体系を構築し，歯科も歯という臓器，およびう蝕，歯周病等の疾患により専門性が成り立っている．しかし，摂食嚥下リハビリテーションにおける歯科は，全身の疾患や臓器の区別なく対峙することになる．これは，今日まで脈々と築いてきた歯科医学に基づいた歯科医療であることに変わるものではない．ただし，対象者が全身疾患や障害をもった患者・障害者であるので，歯科医療を遂行するための医学的知識を習得するということが必要になる．その知識は，診療のなかで自ずと必要とされるはずのものである．

リハビリテーションは，機能面，能力面，環境面，心理面といった四つの側面の変遷を捉え，誕生から成人，老化，そして死に至るすべてのライフステージを担当することになる．またリハビリテーションは，臓器レベルを超えて「生活」という切り口をもつ医学である．たとえば車いす利用者の「○○の臓器が治癒する」というよりも，この人がトイレに行くために，まずは移動に車椅子を自分で操作できるように，続いて便座の前で立ち上がれるように，そして移乗してズボンを下ろせるように，そのた

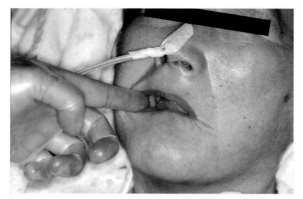

図 2-1 摂食機能療法風景
口腔内を直視直達が可能なのは，歯科の特異性である．

めに四つの側面からどのようにアプローチをするかといった具合に，「生活」を念頭に置く．特に食事にかかわる「生活」を見据えると，あらゆる職種がその職能を発揮しながら「協働」をすることに気づかされよう．

3 多職種「協働」における歯科の役割

リハビリテーション医療で実行されてきた多職種「協働」（チームアプローチ）は，摂食嚥下障害に対しても同様である．多職種のなかで歯科の特性は，口腔内を直視直達する職能をもっていることである（図2-1）．このことは歯科領域で常識であっても，歯科以外の職種には抵抗があり，患者の口腔内に指や器具を挿入するといった歯科教育がなす業であることを改めて認識してほしい．

摂食嚥下器官のなかでも，口腔は，食物を捉えて咀嚼し，味わうことで，おいしさ，楽しさを感じさせ，そして喜びをもたらす．歯科は健康長寿に寄与するにあたり，長寿といった量的なこともさることながら，生きる質について任を負うところがその真髄となる．従来からの歯科疾患治療は摂食嚥下障害の克服に直接寄与するものであり，加えてリハビリテーションとしての理念と技術を展開していくことが望まれる．

4 かかわりとしての医学

5期モデルにおいて摂食嚥下とした場合は，先行期（認知期），準備期（咀嚼期）を摂食，口腔期（嚥下第一相），咽頭期（嚥下第二相），食道期（嚥下第三相）が嚥下である．摂食機能とした場合の摂食は，先行期から食道期のすべてを指す．食塊の存在する時期を基準に区分けした場合には「期」ではなく「相」になる．したがって，咀嚼し食塊形成が口腔内で行われている場合は口腔相，また食塊が咽頭を通過している場合は咽頭相となる．

歯科診療室には，脳血管疾患，Parkinson病，認知症等の疾患名を携えた患者や，脳性麻痺，知的能力障害児・者が，すでに来院している．それらは日々の食事場面で，「こぼしやすい」，

「むせやすい」,「丸飲み」の訴えがある．診察することで口腔機能に左右差があったり，舌運動や感覚，味覚等に不都合があったりして，思うような食事ができていない場合は摂食機能障害に含まれる．したがって，病院のみならず歯科診療室，訪問診療先の在宅，介護・福祉施設で摂食機能療法は実施される．特に歯科は，準備期，口腔期の口腔相を見過ごしてはならない．

　摂食嚥下障害は必ずしも治癒が見込めるとは限らない．退行性疾患，先天的な障害，加齢による衰弱等に対して，摂食嚥下リハビリテーションはどのような役割を果たすことができるだろう．同じ病名であっても，10人寄せれば対応は10通りの病態がある．おそらくこのとき解決するものは，単なる技術論ではなく理念あっての技術である．

　疾患に罹患し障害を受け，いかに生きるかが問われたときに，摂食嚥下リハビリテーションにおける歯科は，まさにその職能を活かす絶好の機会を得るだろう．

（植田耕一郎）

3章 摂食嚥下障害と臨床倫理

臨床倫理は医療現場で患者の人格を尊重し，配慮することであり，医療の極めて重要な分野である．摂食嚥下障害においては患者が「好きなものを食べたい」と訴えても「誤嚥や窒息のリスク」があり，希望に応えられないという場面がある．そのほかにも，どう対処したらよいのかわからない難しい症例や治療方針に意見が分かれる場合，医師の治療方針に納得がいかない場合など多くの問題がある．このようなさまざまな臨床場面で，倫理的なアプローチをすると活路が開ける場合がある．本章では摂食嚥下障害と臨床倫理についての基本について解説する．

1 QOLと「自立と共生」について

リハビリテーションは「障害」を扱う医療であり，「障害をどのように捉え，評価し，対処するか」が非常に大切である．臨床倫理を語る際にも，障害の捉え方を理解しておく必要がある．まず第1章中の「障害の捉え方とリハビリテーション（p.2）」をよく読んで理解していただきたい．

医療やリハビリテーション医療の目的は，個人のQOLを改善することである．このQOLという概念は，① "Life" という言葉の多義性，② 質的評価をするものであり，③ 主観的要素と客観的要素を含むという意味で，その使用にあたっては十分な倫理的思考が必要である[1]．特に，患者が評価する自身のQOLと自身が望むQOLといった主観的側面と，医療者や他者が評価したり望ましいと考える患者のQOLの客観的側面の違いについて敏感になる必要がある．リハビリテーション医療の現場で常に問題となるゴールの不一致はまさにこのことに起因していると思われる．患者・家族は障害を受け入れられず，完全にもとの状態に戻るという希望を捨てきれない．一方，現実的，合理的に判断するトレーニングを積んでいる医療者側は「障害とともに生きる」レベルでのゴールを設定する．いわゆる「障害の受容」がジレンマを生む．また，障害のある人を家族や周囲が受け入れる「社会受容」[2]もQOLに大きく関連する．さらに，多くの患者は自分一人では日常生活動作（ADL）に家族や他所の介助や援助が必要である．患者が家に帰りたい，口から食べたいと希望しても介助者の協力がなければかなえられない．障害を持った人が自立を目ざし，周囲の人と助け合いながら共に生きること，「自立と共生」[3]＝本人と周囲のQOLsがリハビリテーションの目指すところである．

2 リハビリテーション医療の特殊性と臨床倫理[4]

リハビリテーションは他の医療（救急，検査，外科治療，内科治療，薬物治療など）とは，少し異質である．多くの疾患では患者は治療を医療者にゆだねる「耐える人」であればよいが，リハビリテーション訓練においては自ら能動的に参加し，運動や生活のスキルを学習する人，参加する人でなければならない．訓練による運動学習には意欲（motivation）が影響する．歩きたくない，運動したくない，食べたくないなどは倫理の上では「自律尊重原則」として本人の意志を大切に扱うが，これを鵜呑みにしていては先へ進めない．さらに，リハビリテーションは訓練だけではなく，治らな

表 3-1　臨床倫理の 4 原則

A	自律尊重原則	患者の意志を最大限に尊重する
B	善行原則	患者の目標に沿って，最もよいことを行う
C	無危害原則	患者に可能な限り，害を与えない
D	公平原則	すべての患者を公平に扱う

い場合の対応がある．これ以上「治りません」「機能回復の限界です」と予後を説明するだけではなく，しかしこうすれば「生活できます」など，代償的アプローチや，環境調整などあらゆる手段を用いて生活し，社会に復帰することをサポートする医療である[5]．

リハビリテーション（ここでは摂食嚥下リハビリテーション）は医師や歯科医師だけでは絶対に行えず，チーム医療が必須となる．日本の法律では医師や歯科医師の指示で療法士，歯科衛生士が訓練を実施し，訓練内容の細かいところは療法士の裁量に委ねている．医師と療法士との葛藤（ジレンマ，方針の不一致）は日常レベルで生じている[6]．また，訓練室で「できる」ようになった生活スキルを実生活で「している」レベルにするためには看護スタッフの関与が不可欠である．さらに在宅生活につなげるためには医療相談員や，地域のケアマネジャー，在宅サービスなどとの連携が求められる．どこまでが医療でどこからが福祉や介護の領域となるかも不明瞭である．したがって，各職種間の考え方や対処方法の相違によるジレンマも起こる．

臨床倫理ではこれらのジレンマを自律尊重原則，善行原則，無危害原則，正義・公正の「4原則」（表 3-1）に沿って考え，問題の解決に近づくように努力することが行われる．これらは対立することがある．医療者がよいと判断した治療法を，患者が受け入れない（表 3-1 の A と B の対立）であったり，当院にずっと入院していたいと希望し，医療者もそれが最もよいと考えたとしても，現実にそれは許されない（A，B と D の対立）などの例をあげることができる．また，日常臨床における対立する意見のうち，どちらかが明らかに正しいのか，あるいは明らかに間違っているのか，一見しただけでは判断できないものがある．さらに日常のケアや診療において「十分に納得がいかない」「何かすっきりしない」「もやもやしている」と感じているとき，その裏に倫理的な対立（ジレンマ）や問題点が潜んでいて，そのことに対する気づきが欠如している場合がある．

日本では，白浜[7]がこの原則を Jonsen らの提唱する 4 分割法[8]（表 3-2）を利用して考えることを紹介した．その後，臨床現場で広く利用されるようになっている．リハビリテーション医療においても，瀧本らが心臓リハビリテーションを拒否するケースについて報告している[9]．現場では訓練拒否をする場面にもしばしば遭遇する．

先に述べたように，自ら能動的に参加し，運動や生活のスキルを「学習する人」「参加する人」で最も効果を発揮するリハビリテーション医療での訓練拒否（治療拒否）[10]はしばしば大きな問題となる．患者の動機（モチベーション）を如何に引き出すかもリハビリテーション医療に必要な特殊性であり，リハビリテーションスタッフの腕のみせ所でもある．

3 倫理とリスク

生活を構成するおもな要素を表 3-3 に示した．これらを訓練するという視点に立つと，どれ

表 3-2　Jonsen らの提唱する 4 分割法の例

1　医学的適応（善行と無危害原則） 　診断と予後 　治療目標 　治療・看護で得られる利益とリスク	2　患者の意向（自律尊重原則） 　患者の判断能力 　インフォームドコンセント，治療の拒否 　事前の意思表示（リビング・ウィル） 　代理判断
3　QOL（善行・無危害・自律尊重原則） 　QOL：身体，心理，社会的側面から 　偏見（agism, dementism）はないか 　何が患者にとって最善か 　施設の方針，診療形態	4　周囲の状況（公平原則） 　家族など他者の利益 　経済的側面，公共の利益 　法律，慣習

表 3-3　生活を構成する要素

基　本	移動，摂食，更衣，排泄，整容，入浴，コミュニケーション
社　会	家庭，学校，仕事，外出，趣味，旅行，自動車運転など

をとっても倫理的な課題とリスクの問題が生じる．たとえば移動（歩行や移乗など）に障害がある場合には，転倒のリスクが伴う．しかし，訓練以外は一人で移動しないように患者に指示をしても守られない場合は，ベッド柵やコールマット，抑制（拘束）などを行うことがある．抑制[11]は点滴や経管栄養抜去のリスク時にもしばしば行われるが，本人が同意しない場合はどうすればよいであろうか？　摂食についても胃瘻と肺炎の問題などで常に議論が尽きず[12,13]，社会問題にもなっている．排泄動作，入浴動作，更衣動作などについても同様であるが，せん妄や認知症を伴う場合，抵抗して療法士や看護スタッフに危害が加わるリスクも考慮しなければならない．医療安全[14]（患者，医療者双方のリスク管理）と臨床倫理（善行原則，無危害原則，自律尊重原則）の間でジレンマがつきまとう．リハビリテーション医学では行動コントロールの倫理[15]が求められている．

4　診療報酬の壁

　診療報酬との関係も見逃せない．現在の回復期リハビリテーション病棟には，たとえば脳卒中では発症から 2 か月以内に入院して，入院期間は最大 6 か月という縛りがある．急性期で全身状態が不安定で 2 か月以降になれば転院できないし，回復が遅れていても 6 か月以上は保険診療が減額となるため現実的に入院訓練は不可能である．もっと長くリハビリテーションをすればよりよい機能が獲得できると医学的に明らかであり，かつ患者がそれを希望していても困難である．これは制度に阻まれたジレンマにほかならないし，外来訓練においても維持期リハビリテーションは月に 13 単位（1 単位 20 分）という縛りがある（2019 年現在）．介護保険への移行という流れはできているが，医療保険によるリハビリテーションと介護保険によるリハビリテーションの内容格差は大きく，医療側も患者側もジレンマを感じながら医療保険による外来リハビリテーションを終了とすることも少なくない．終末期[*2]リハビリテーション[16]に至っては必要とわかっていても，倫理的にジレンマを感じながら，行われなかったり，実施されて

も多くはボランティア的精神に任されているのが現状であろう．

5 リハビリテーションにおける倫理的気づき

　ここまで，リハビリテーションと倫理について述べてきた．リハビリテーションにおいての臨床倫理はまず各スタッフが日常診療での倫理的な気づきについて関心を持つことから始める必要があると考える．そして地域全体のレベルアップが必要である．今後地道に普及啓発活動をして行く必要がある．日本臨床倫理学会の活動も活発であるし，浜松地区でも医師会と連携して講演会，セミナーを行い，普及啓発に努めている．ここ数年リハビリテーション医学の領域でも臨床倫理は，各施設や病院での関心が極めて高まっている[17,18]．理念や運営方針に臨床倫理を掲げて，勉強会や研修会，カンファレンスなどが行われる現場も多くみられるようになった．しかしながら，リハビリテーション医学領域において臨床倫理の系統立った研究発表や論文は多くない．今後の課題である．

6 摂食嚥下障害と倫理[19]

　人は「口から食べる」ことに日々喜びを感じている．しかし，脳卒中や，Parkinson 病などの神経変性疾患，癌の終末期，あるいは認知症の終末期などで生じる摂食嚥下障害はこの食べる喜びを奪ってしまう．かつ，この病態はしばしば，「自分のことを，自分で決めることができなくなってしまう」という自律・自己決定の障害を伴っており，倫理的な問題に直面する．摂食嚥下障害に伴う主な倫理上の問題点を取り上げて解説する．

1．倫理的気づき

　「歳だからそんなに食べる必要はない」，「食事でむせるのも歳だからしかたがない」，「摂食嚥下障害に対して今後の方針も決めずに NG チューブを抜き，退院させる」，「肺炎罹患状態にもかかわらず，何も連絡せず転院させる」，「むせて食べられていないのに評価もせず，脱水，低栄養かつ肺炎に罹患しているのに何もしない」，「NG チューブ管理で禁食なのに薬のみ経口内服」，「著明な咽頭汚染と肺炎に罹患したまま転院させる」など，嚥下を専門とする医療者からは信じられないことが現実の臨床では行われている．ここには重大な倫理的気づきの欠如が存在する．一つひとつの症例に対して常に倫理的気づきをもって対応することが大切である．

2．一番大切なこと

　嚥下を扱う医療者にとって最も期待され大切なことは目の前の摂食嚥下障害が治癒可能な病態なのか？　あるいは治癒不可能な病態なのか？　について適切な診断と予後予測をすることである．障害が一時的なものであり治癒可能な病態である場合には，摂食嚥下リハビリテーションなど適切な医療を受けてもらうことが必要である．我々リハビリテーションに関わる医師，歯科医師は真剣にこのことに関わらねばならない．そのためには常に最新の情報を得て，

---

*2 2018 年 4 月から，終末期（医療）＝人生の最終段階（における医療）と表記されるようになった[23]．

原因疾患とその治療，気切カニューレや経管栄養チューブに関する知識と技術，訓練法などを熟知しなければならない．しかしながら，摂食嚥下障害に関しては正確な医学的事実を明らかにすることがたいへん難しい．

3．経口摂取と肺炎の問題

　我々がしばしば遭遇する問題として，「重度の摂食嚥下障害で誤嚥と肺炎のリスクが高い患者が経口摂取を希望する場合」がある．急性期病院で肺炎に対し抗菌薬治療を実施し，経鼻経管栄養となるが，食物誤嚥，唾液誤嚥が多く，肺炎を反復するため主治医から経口摂取は禁止されているが，「死んでもいいから口から食べたい」と主張し，家族も同意している場合を例にあげる．倫理的論点としては以下があげられる．

① 医学的に本当に経口摂取ができないかどうか？
② ① が事実だと仮定して，本人に今後の治療方針を決定するのに必要な意思能力はあるか？　口から食べることによってどのような事態が引き起こされ，それが自分の生命，予後にどのような影響を与えるのかを理解しているであろうか？
③ 「死んでもいいから口から食べたい」は本心か？　肺炎になり死ぬことは大変苦痛を伴うことを理解したうえでの発言か？
④ 本人の願望「口から食べること」と「誤嚥性肺炎を予防すること」は，どちらがより重要な倫理的価値があるのか？　本人の意思の尊重（自律尊重原則）と肺炎にならないようにすること（善行原則）はどちらが大切なのであろうか？
⑤ 自由に口から食べることは，本人の最善の利益にかなうのか？　経口摂取をしないことは本当に肺炎予防に有効か？
⑥ 家族の判断は適切か？　医療者の指示やアドバイスに従うのではなく，本人の「口から食べたい」という願望に応じた家族の判断や行動は適切といえるのか？
⑦ 医療者はどのような姿勢をとるべきか？　病院側が，経口摂取の希望に沿うことは倫理的に適切か？
⑧ このケースにおいて，コミュニケーションは十分だったのか？

　誰が遭遇しても大変難しいし，解決は容易ではない．重要なことは多くのスタッフで（必要に応じて患者・家族もまじえて）話し合うプロセスである．

　浜松市リハビリテーション病院では，倫理的ジレンマのある症例に対して4分割法を用いて倫理カンファレンスを開催している[20]．カンファレンスでは結論を出すのではなく，問題点を整理し忌憚のない意見を出し合う．診療方針の決定に至るプロセスが大切であるが，複雑な事例ほど倫理カンファレンスを行うと問題点が明らかになり解決につながる．

4．事実（fact）と価値（value）

　倫理においては，医学的事実（fact）と倫理的価値判断（value）の区別について考えることが重要である．それは，よい倫理的価値判断をするためには，正しい事実認識がなければならないからである．しかし，よい医学（事実）上の決定をすることができる人が，必ずしもよい倫理上の決定をすることができるわけではない．また，患者や家族，医療専門家はそれぞれ異

なった価値観をもっているので，自分の考え方と異なるという理由だけで，他人の考え方を否定してはならない．「各自の価値観には常に相違があるもの」であり，それらは互いに尊重され常に開かれた十分なコミュニケーションが必要となる．

　医学的事実とは，検査や画像診断の結果，および診断名・予後などを指す．「2．一番大切なこと」で述べたとおり，摂食嚥下障害においては医学的事実を明らかにすることが難しい．倫理的価値判断は，それらの事実を踏まえて，各個人の価値観や信念・良心に従って判断・行動することである．もし，医学的事実が間違っていれば，今後の治療方針について適切な判断をすることができる．したがって，「よい倫理的価値判断」をするためには，「正しい事実認識」が不可欠である．

　さて，正しい医学的事実を認識している場合であっても，各自の価値観・人生観の違いにより，選択する治療方針は異なることがある．いくつかの選択肢のうち，ある一つだけが正しく，他のものは正しくないということはいえない．したがって，自分と異なる考えにも十分に耳を傾け，その根拠について考えてみるという姿勢が求められる．

5．摂食嚥下障害における倫理的ジレンマ

　倫理的ジレンマとは，日常臨床における対立する意見のうち，どちらかが明らかに正しいのか，あるいは明らかに間違っているのか，一見しただけでは判断できないものである．「経口摂取か，禁食か」の問題においても，どちらも正しいと思われる「倫理的価値」，あるいは「善」が対立している．具体的には，「本人の願望どおり，口から食べる自由を制限しないことは善いことである」という倫理的価値と，「経口摂取を禁止して，誤嚥性肺炎や死亡を予防することは善いことである」という善行原則同志の倫理的価値が対立するのである．また，医療者には「食べさせて，肺炎を起こし死亡させたら，訴えられるかもしれない」という不安がある一方，医療スタッフも内心では，「食べたいと望んでいる人に食べさせないことは本人の幸福に反するかもしれない」と考えているが，「食べさせて，肺炎になり死につながるのは問題であると思う」のが本音である．「本人にとって，最善の利益（best interest）とは何なのか？」これが大きなジレンマとなり医療者を悩ませる．

　倫理的価値の対立は，また，倫理原則の対立と捉えることができる．つまり倫理原則である自律尊重原則（autonomy）と，善行原則（beneficence）が対立したり，善行原則と，無危害原則それに公平原則が対立することもある．困る場合には，倫理コンサルテーション[20]などの中立的第三者機関に助言を求めることも役立つが，現実にこのような機関が整備されているところはごく少ない．

6．家族の判断

　本人に意思能力があれば，自律尊重原則により，本人の意思・自己決定を尊重すべきであろうが，日本では，家族に判断を任せるという患者も少なくない．また本人に意思能力がなければ，家族等による代理判断が行われる．

　家族等の意見を尊重したり，家族を思いやったりする「関係性のなかでの自己決定」になることが多いので，家族の意見に耳を傾けることはたいへん重要である．本人の療養生活におい

て，家族の治療やケアへの協力や配慮が，結果として患者本人の利益ともなる．しかし，家族内で年金や遺産相続などの利益相反や虐待などの問題がある場合もあり，ややこしい．家族の判断を整理すると以下のような問題がある．

① 家族のなかで，誰が今後の方針を決めるのに代理判断者（あるいはキーパーソン）として適切か？

② 家族の意見は「本人の意思願望を反映しているのか？」もしかしたら「家族の願望や都合ではないのか？」本人と家族に利益相反はないのか？

③ 家族の意見は，本人の最善の利益を反映しているか？

④ 家族内で意見の不一致はないのか？

7 最後に

リハビリテーションと摂食嚥下障害の倫理について概説した．繰り返しになるが，大切なことは，まず，医学的に正確な評価と診断，予後予測（医学的事実）を行うことである．しかし仮に医学的事実が明らかである場合にも，そのときの倫理的判断は一対一で対応していないという難しさがある．従来は医学的な診断と治療方針が決まれば，医療者側がパターナリズムで患者・家族に医療を押しつけてきたきらいがある．一方，その反動として医療者の価値観は考慮されずすべての情報を提供する情報提供型（丸投げ）の対応がされることもある．今後の医療は倫理的視点を十分理解して，医療者側と患者・家族が情報を共有して相互参加型（shared decision making，informed cooperation）とすることが大切である．

摂食嚥下障害の評価は「終末期」の判断と大いに関係している．終末期には人間は食べなくなるということをわれわれは皆経験から知っている．しかし，「終末期である」という診断には，「なぜ，食べられなくなったのか？」という摂食不良の原因について，本当に終末期のために食べなくなったのかどうかについて，適切に評価・診断しなければならない．「みなし末期」だけは絶対に許されない．仮に総合的に判断して，「終末期である」と適切に診断がなされたのであれば，人工的水分栄養補給である胃瘻は延命治療になる．延命治療についても本人の意向や価値観によってやるかやらないかの判断が必要である．それに対して，「まだ終末期ではない」と診断された場合にはこれらは救命治療になるので，通常は実施されるであろう．超高齢社会において今後ますます難しい判断と対応が我々を待ち受けており，常に倫理的気づきをもって対応していかなければならない．

詳細は文献[12,13]をご参照いただきたい．

（藤島一郎）

基礎編

1章 解剖とメカニズム

基礎編

1 生理学

1 摂食運動

　動物は，生命維持に必要な栄養や水分を体外から取り込む．水分や栄養摂取のための摂食行動は本能行動の一つである．本能とは食欲，飲水欲，性欲，集団欲などのように学習によらないもので，生まれながらにして身についている生きていくために欠くことのできない機能であり，その中枢は視床下部と辺縁系にある．視床下部は内部環境の恒常性維持，辺縁系は外部環境への適応の統合中枢であり，欲求が満たされたとき，あるいは満たされるとわかったときに活性化し，その個体に快の感覚を与える神経系でもある（図 1-1）．ただし，動物は経験のなかで行動を変化させるため，本能行動とみなされるものでも学習の影響を受けていないと明言するのは困難であることが多い．ことにヒトでは，体にとって必要な食物であっても，説明のつかない理由で好き嫌いがあることは珍しくない．

　食べる行為は，摂食の5期として先行期，準備期（咀嚼期），口腔期，咽頭期，食道期に分けられている．先行期では，目の前の食物を視覚，嗅覚，ときには聴覚を使って認識する．その際，これまでの食経験（記憶）をも照らし合わせる．おいしそうなものであると認識したり，食べたいという衝動に駆られればこれを手に取って口腔内に取り込む．続く準備期では，口腔機能を駆使して食塊形成を行う．固形物の場合，咀嚼によって粉砕して唾液と混ぜ合わせることで食塊を形成し，これが舌により口腔内を移送されたあとに，嚥下反射が引き起こされる．摂食行動のなかでも，口腔機能の働きは特に重要である．口腔器官は単なる咀嚼運動の発揮のみならず，体性感覚や味覚などの豊富な感覚を有しており，これらの感覚刺激は唾液分泌には必須である（味覚と唾液分泌については基礎編2章を参照）．さらにヒトの場合，おいしいものを食べる，誰かとともに楽しい食事のひと時を過ごすといった時間は，本来の食事の目的である栄養摂取とは異なる快楽をもたらすことにつながる（図 1-1）．

　準備期における食塊形成のあとに，嚥下運動が引き起こされる（図 1-2）．嚥下運動

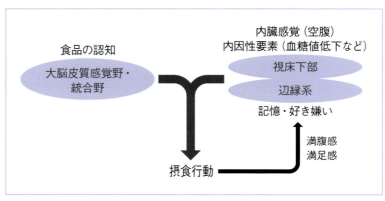

図 1-1　摂食行動と脳

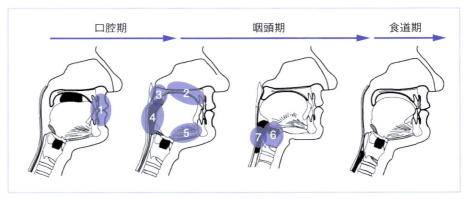

図 1-2 咽頭期の働き
1．顎挙上と口唇閉鎖：食塊の口腔内保持，2．舌挙上：食塊の口腔内移送，3．軟口蓋挙上：鼻咽腔閉鎖，4．咽頭収縮：食塊の咽頭内移送，5．舌骨・喉頭挙上：食道入口部開大，6．喉頭閉鎖：誤嚥防止，7．輪状咽頭筋弛緩：食塊の食道流入．これらの運動は互いにオーバーラップしながら行われる．

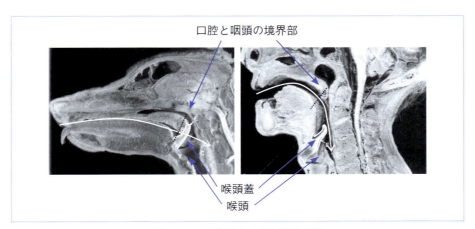

図 1-3 哺乳動物の咽喉頭形態
イヌ（左）では，前後に長い口腔の奥に喉頭蓋谷がせり出しており，中咽頭（口峡から喉頭蓋谷まで）のスペースをもたないのに対して，ヒト（右）では，高い硬口蓋と広い口腔容積，口峡から喉頭蓋谷に至るまでの間に長い咽頭（空気と食塊の共通する通路）がある．食塊の通り道を白線で示す．

　は口腔期，咽頭期，食道期に分けられており，液体や咀嚼を伴わない食品摂取時の場合には，これら「期」と食塊の位置で定義される口腔相，咽頭相，食道相とが一致する．しかし，咀嚼を要する固形物の摂取時には，咀嚼中にも食塊が咽頭に流入する（stage II transport）ため，「期」と「相」は必ずしも一致しない．

　食塊の通り道である咽頭は，気道の一部をも構成している．つまり，食塊が嚥下時に喉頭や気管に落ち込んだり（誤嚥），詰まる（窒息）危険をはらんでいるため，嚥下運動は気道を守る防御反応としても機能しなくてはいけない．ヒト以外の哺乳類では，喉頭口が上咽頭まで到達しており，気道と食塊の通り道が明確に区別されている（**図 1-3**）[1]．ヒトでは，成長に伴う固有口腔の拡大と舌の肥厚によって中咽頭が拡大し，喉頭口が咽頭下部，つまり食塊の通り道に

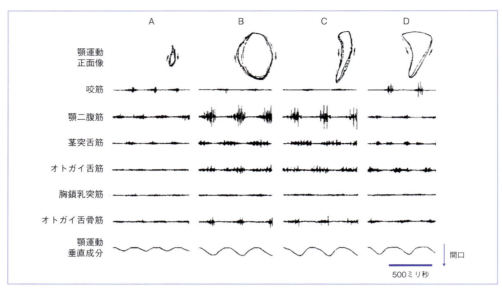

図1-4　大脳皮質咀嚼野誘導性の咀嚼様運動
麻酔下の動物（ウサギ）において，大脳皮質内の異なる部位への連続電気刺激により，互いに異なる運動パターンが形成される．

位置するようになる．このことは，ヒトにおける嚥下と呼吸の協調がなお一層重要であることを意味する．

　嚥下反射によって食道に運ばれた食塊は，食道期において食道の入り口（食道入口部）から胃の入り口（胃噴門部）まで移送される．食道内への食塊流入に続いて食道筋の蠕動運動が生じ，さらに食道内に食塊が入ることにより食道の感覚受容器が刺激されて第二次蠕動運動が起こる．このとき，咽頭・喉頭部の内圧を調べると，食塊の移動に沿って変化していくことがわかる．

2　咀嚼から嚥下

　咀嚼時には，食物粉砕と食塊形成が行われる．その過程に必須の中枢として，① 食物を口に入れて臼歯部に送り込み，咀嚼運動開始の準備をするために働く大脳皮質やそれに連絡する大脳基底核などの皮質下領域，② 咀嚼などのリズミカルな運動を行うための指令を出力する大脳皮質咀嚼野，③ 咀嚼パターンを直接形成する脳幹の神経集団としての咀嚼のパターン発生器（Central Pattern Generator, CPG）があげられる．咀嚼や食塊の口腔内移送に関与する大脳皮質や大脳基底核の重要性は動物実験によって明らかにされてきており，大脳皮質咀嚼野の連続刺激が麻酔動物にも咀嚼様運動を引き起こすこと（**図1-4**）[2]，外側中心前皮質を破壊すると食塊の口腔内移送が障害されること[3]，大脳皮質咀嚼野を破壊すると自ら摂取行動は開始せず，咀嚼時間は延びるものの咀嚼運動パターンに変化はない[4,5]などの報告がある．これらは脳血管疾患患者における「口腔内への取り込みがうまくできない」「咀嚼はできるが嚥下ができない」などの臨床症状に類似した所見である．また，大脳基底核に障害のある Parkinson（パーキンソン）病における摂食困難例では，咀嚼開始時の食塊の口腔内移送に問題を来たすが，これは，大脳基底核内の神経活動が食物の取り込みから咀嚼開始に至る過程において重要であるという

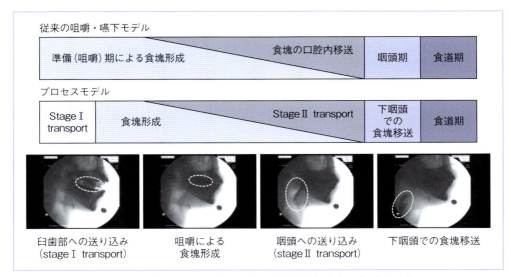

図 1-5 プロセスモデルで示す固形物咀嚼時の食塊の流れ
従来の嚥下モデルでは，咀嚼中の食塊形成や移送は口腔内で行われており，嚥下反射が始まってから咽頭へと流れるとされてきた．これに対してプロセスモデルによれば，口腔内への食物の取り込みと臼歯部への移送（stage I transport）に続く咀嚼時には，食品は粉砕に伴う食塊形成と同時に咽頭へと流れ込み（stage II transport），嚥下反射惹起時には，すでに下咽頭に流れ込んでいる．

報告にも一致する[6]．以上のように，咀嚼時に顕在化する摂食嚥下障害の一部は，末梢刺激によって引き起こされる嚥下反射の問題ではなく，咀嚼時における食塊形成から口腔内移送，そして嚥下反射に至るまでの感覚・運動中枢による統合機能が問題となっていることを考慮すべきである．

嚥下造影検査の画像を用いた研究により，現在では「プロセスモデル」とよばれる概念が確立されている（Palmer）．準備期（咀嚼期）においてさえ，いくらかの食塊はすでに咽頭部へと運ばれている，というものである（**図 1-5**）．「プロセスモデル」では，摂食嚥下は食物を口に入れ，口腔内を前方から後方へと送り込むことから始まる．この食物の移送のことを stage I transport とよぶ．その後に咀嚼運動により食物を粉砕し唾液と混じり合わせることによる食塊の形成（口腔内加工処理）が始まる．この過程の後期において，食塊の一部は嚥下前に咽頭部へと流れ込む．この移送を stage II transport とよぶ．嚥下の準備を終えた食塊は咽頭部に運ばれるが，そこで待機する間も口腔内加工処理は続いている．すなわち，準備期（咀嚼期）が咽頭内でも営まれており，さらに口腔期が始まったあとも生体は咀嚼運動を持続していることを意味する．食塊は嚥下前に口腔の後方部および中咽頭へと集められてから，実際の嚥下反射が始まる．この時期に食塊は，下咽頭から食道入口部を経て食道へと移送され，咽頭期に相当すると考えられる．食道期において留意しなければいけないのは，食塊の一部が食道に達して食道期に入ったあとにも，一部は口腔内に残り，加工処理が続けられていることがある点である．

3 嚥下運動パターン

嚥下運動は口腔期，咽頭期，食道期に分けることができるという考え方に従い，ここではそ

れぞれの「期」における典型的な神経・筋機構を交えて解説する.

嚥下の口腔期は，咀嚼後の食塊を咽頭へ送り出す時期であり，以下のごとく多くの筋・神経の働きが関与する（**図1-2**）.

① 口輪筋は口唇の閉鎖に働き，頬筋は頬を扁平にして口角を後退させる.また歯列と頬粘膜との間に挟まった食物を追い出すためにも働く.

② 咀嚼筋が顎の固定のために働く.

③ 舌骨上筋群は，顎が固定されているときに働くと舌骨の挙上に寄与する.舌体部は舌骨の上に載っているため，これらの筋の活動により舌は挙上する.

④ 舌筋は食塊の後方への押し込みに直接働く.具体的には，口蓋前方部に接している舌尖部から舌の上方部への運動が始まり，舌と口蓋との接触が前方から後方に向かって連続した波動のように広がっていくことにより実行され，食塊は舌の形態に沿って後方へと押し込まれていく.この間，外舌筋である茎突舌筋，オトガイ舌筋，舌骨舌筋は舌体をそれぞれ後上方，前下方，後下方へ移動させるため，また内舌筋は舌の形態を変化させるために働く.

⑤ 口蓋帆挙筋は食塊を咽頭に送り込む際，口腔と鼻咽腔の遮断に働く（鼻咽腔閉鎖）.加えて，口蓋帆張筋が収縮することにより耳管が開き，鼓室の気圧を外気圧と同等にする.同時に，軟口蓋の高さに相当する咽頭後壁も上咽頭収縮筋や頬筋の働きにより隆起し，鼻咽腔閉鎖を助ける.

嚥下の咽頭期は，食塊が口峡を通過してから咽頭を経て後端が食道入口部を通過するまでの時期のことを指す（**図1-2**）.この時期の運動は反射性のものであり，舌の後下方への押し込み運動と咽頭収縮筋の蠕動様運動の相乗作用で遂行される.この間わずか1秒足らずの反射性運動であるが，左右20対以上の筋の協調活動によって食塊の送り込みが整然と行われる（**図1-6**）.

咽頭期の初期においては，口腔期に引き続き，① 軟口蓋が咽頭に押しつけられて咽頭部と鼻腔部との交通が断たれ，② 舌が持ち上がることにより口腔部と咽頭部の通路が閉じ，食塊が咽頭部に追いやられると，舌は下前方に移動し，その結果咽頭の下半分は開大する.続いて ③ 喉頭が前上方に移動して喉頭蓋は反転し，喉頭の入り口を塞ぐ.この時，喉頭部最大の軟骨である甲状軟骨が喉頭蓋とともに上に引き上げられる(喉頭挙上).甲状舌骨筋は喉頭挙上に際して甲状軟骨を舌骨に引きつける最も重要な筋である.これらの反射運動が同時に起きることにより，一時的に咽頭圧が高まり，次に咽頭を取り巻いている筋が弛緩し，食塊は喉頭蓋谷，左右の梨状陥凹を経て食道へと誘導される.また食塊が食道入口部を通過する間，この部を形成している輪状咽頭筋は約500ミリ秒間だけ完全に弛緩し，食塊の通過後は強く収縮する.安静時には一定の収縮力を保つことで食塊の逆流を防いだり，空気の食道内流入を防いでいる.

喉頭は咽頭内に開口した空気の通り道であり，食物が気道へ流入しないように防護している.また，発声器としての重要な役割も果たす.喉頭の上部は喉頭口で，前方には喉頭蓋が位置する.下端は，輪状軟骨を介して気管とつながる.喉頭筋には，声帯を緊張させる輪状甲状筋，声門を開く後輪状披裂筋，声門を閉鎖する外側輪状披裂筋，披裂筋，甲状披裂筋などがある.嚥下時には，これらの喉頭筋が声門を閉鎖する方向に働き，誤って喉頭に落ち込んだ食塊

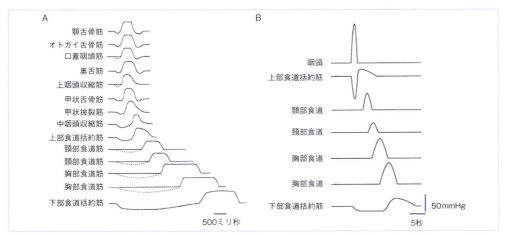

図1-6 嚥下運動パターン
A：嚥下運動に関連する筋活動パターンの模式図．B：圧形成パターンの模式図．近位（上）から遠位（下）に向かうに従い収縮時間は長くなり，咽頭に比べて食道内の圧形成は低い．

や唾液が気管に入り込むのを防ぐ．

4 嚥下運動誘発

　日常の嚥下運動はほぼ無意識のうちに引き起こされているが，随意的にも嚥下の誘発は可能である．我々は通常，口腔内の唾液を無意識のうちに嚥下している．これは唾液が咽頭に流れ込むことによって嚥下反射を惹起しているためである．安静時における唾液など分泌物の刺激によって，嚥下反射は24回/時間，睡眠時では5.3回/時間の頻度で惹起される．また，食事中には180回/時間という高い頻度で起こる．食事中の嚥下の多くは咀嚼動作のあとに引き起こされるものであり，咀嚼運動が高次能機能によって制御されていることを考慮すると，食事中の食塊嚥下をまったくの反射と捉えることについては議論の余地がある．

　嚥下運動を誘発し，またその運動パターンを形成する中心となるのは，脳幹延髄に存在する嚥下のCPGである．末梢性入力または中枢性入力によってCPG内の神経活動が開始し，閾値を超えると一連の嚥下運動を発現させる（図1-7）．嚥下のCPGは二つの機能的神経群に大別され，一つは孤束核に存在するdorsal swallowing group（DSG）と，もう一つは疑核ならびにその周囲の網様体に存在するventral swallowing group（VSG）である．DSGは起動神経群ともよばれ，嚥下の開始と連続嚥下などにおけるリズム形成に関わるのに対して，VSGは切替神経群とよばれ，各運動ニューロンへ指令を送る（図1-7）．咽頭期に働く筋活動は，嚥下中枢の制御のもとに全か無かの法則に従うものの，その活動パターンは通過する食塊物性や咽頭期の末梢刺激によって変調を受ける[7]．さらに，咀嚼や呼吸は嚥下運動が終了するまで抑制される（図1-8）[8]．嚥下反射に関わる筋は左右20対以上に及ぶとされており，運動が一旦始まると途中で止められないこと，その運動パターンは嚥下中枢の制御下で随意性のコントロールが困難なことが，咽頭期障害に対する治療手段の獲得を難しくしている．

　嚥下のCPGの活性化に最も有効なのは，咽喉頭領域を支配する神経刺激である．動物実験においては，片側の上喉頭神経を電気刺激すると両側性に一連の嚥下運動を引き起こすことが可

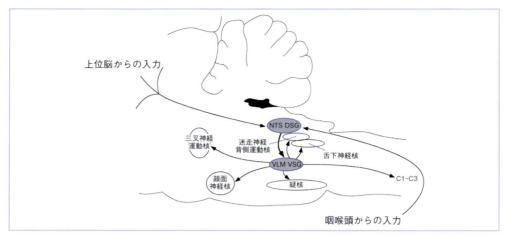

図 1-7 下位脳幹における嚥下のパターン発生器の模式図
脳幹の矢状断面を示す．嚥下のパターン発生器のうち孤束核（NTS）を含む背側神経群（DSG）へは，上位脳からの入力と咽喉頭からの入力がある．DSG から疑核およびその周囲の延髄腹外側部網様体（VLM）で形成される腹側神経群（VSG）への投射を経て，関連する運動神経核へ信号が伝えられる．DSG は嚥下運動誘発に関わることから起動神経群とよばれ，VSG は各運動の時間的・空間的パターン発生に関わることから切替神経群とよばれる．

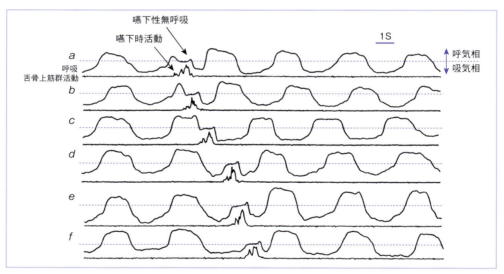

図 1-8 呼吸と嚥下の協調
嚥下はさまざまなタイミングで引き起こされている（a-f は同一人物の呼吸と嚥下の活動例）．嚥下前の呼吸リズムは a-f で一致しているが，嚥下後はずれている．吸気相に嚥下が引き起こされても（a-c）呼気相であっても（d-f）嚥下後の呼吸リズムは新たに呼気相から作られている．

能である[9]．口腔内への刺激のみでは嚥下運動を誘発できないとはされているが，痛み刺激による嚥下運動の誘発抑制が知られており，何らかの影響をもつと考えられる[10]．

反射性嚥下の誘発に必要な末梢の受容器は，下咽頭から喉頭にかけて分布する機械受容器や化学受容器と考えられるが，その実態の多くは不明である．近年，咽頭内の感覚終末にて発見された温度感受性受容体である TRP 受容体が，反射性嚥下の誘発に有効であると報告されて

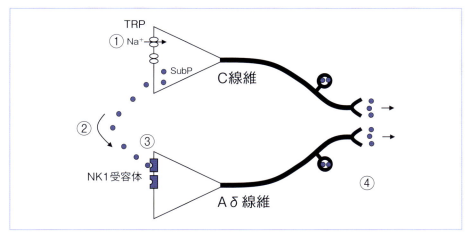

図 1-9　TRP による嚥下反射誘発のメカニズム
① 温度感受性受容体である TRP の活性化は C 線維末端の陽イオンチャネルを開き活動電位を発生させる．② 同末端よりサブスタンス P（SubP）が放出されて，Aδ 線維末端の NK1 受容体を活性化して活動電位を生じさせる．④ 神経末端に生じたインパルスが脳幹に投射して嚥下中枢を活性化する．

いる．高温度の受容体である TRPV1 受容体や冷温度の受容体である TRPA1，TRPM8 受容体の活性化が反射性嚥下誘発に効果的であるとの報告もあり[11,12]，これらの受容器をターゲットとした薬物が嚥下障害にも有効であることを期待させるものである（図 1-9）．

　一方，中枢性入力に伴う嚥下の上位中枢としては，いずれも両側に存在する大脳皮質顎顔面領域の体性運動野や一次感覚野，咀嚼野，島皮質，弁蓋部，帯状回などが挙げられているが，これらが空間的，時間的にどのような活動様式を経て嚥下に至るかはわかっていない．

　中枢性嚥下の発現には大脳皮質などの多くの上位脳が関わる．古典的な電気生理学的手法[13,14]に加えて，近年では脳機能を可視化する fMRI や PET，MEG などの研究技術が発達し，運動野や咀嚼野とよばれる運動に特化した領域以外にも，前頭弁蓋部，前帯状皮質，後帯状皮質，島皮質なども関わることが明らかとなってきた[15-18]．これらの領域の活動は利き手とは無関係の左右差をもつともいわれる[17,19,20]．前帯状皮質は多くの機能をもつ部位で，その一部は情動に関係している[21]．さらに，無意識な唾液嚥下時と意識的な嚥下や水嚥下時には前帯状皮質内の異なる部位が活動することが示されており，この領域で嚥下運動の区別を制御していると思われる．後帯状皮質は，感覚の統合，記憶との関連も深いことから，嚥下に先立つ食物認知機構に関与していると考えられる．島前方部は大脳皮質運動野や嚥下中枢との神経連絡がある．島は味覚野として味を感じる機能をもつほかに，内臓運動・感覚や発声運動の制御にも関与すると考えられ，その嚥下時の活動には左右差が認められるようである．麻酔下の動物において島皮質を連続電気刺激すると嚥下運動を誘発できるが，これらの嚥下運動の活動パターンと末梢性に引き起こされたものを比較すると筋電図的には違いが認められている[22,23]．いずれにしても，島皮質は大脳皮質から嚥下中枢への出力を送る最も重要な部位の一つと考えられ，摂食嚥下リハビリテーションにおける味刺激の効果には期待がもてるといえる．さらに，臨床現場では，片側の大脳皮質に障害をもつ患者においても重篤な嚥下障害が認められることがあ

る．片側半球の障害は，健側によって代償される可能性があることから，皮質性の嚥下障害であっても，上位脳への働きかけは重要であることが示唆される[19]．

（井上　誠）

2 摂食嚥下にかかわる構造（解剖）

摂食嚥下とは，食物を認知し口から取り込み胃へと運ぶ動作であり，このなかの時間的な大部分を咀嚼と嚥下が占めている．摂食行動は，歯，顎骨，筋の働きによってのみ行われるのでなく，これらを支配する末梢および中枢神経が関与する．すなわち，先行期（認知期）を経て食物が口腔に入ると，口腔粘膜に分布する感覚受容器が刺激され，その情報が中枢に伝達される．一方，摂食運動指令は，運動神経を介して咀嚼・嚥下に関与する筋に伝達され，運動と感覚が中枢の統合システムのもとで活動している．それゆえ，システムのいずれかの場所に故障が生じるとシステム全体の働きが低下し，摂食嚥下障害が惹起されることとなる．

これら摂食動作のなかで咀嚼・嚥下を考えるためには，この動作の中心となる口腔，咽頭の構造および咀嚼・嚥下に関与する筋などを十分に理解することが重要である．そこで本節では，口腔，咽頭領域の解剖学的構造について解説を行う．

1 口腔の構造

食物が最初に入る口腔は，食物の取り込みと咀嚼，食物を咽頭へ送り込む働きなど多くの役割を担っている．

口裂から口峡までの空間を口腔と称する．口腔は，前方を口唇（上唇，下唇），側方を頰，上方を口蓋（硬口蓋，軟口蓋），下方を舌および口腔底で囲まれる．この口腔は，歯列と口唇・頰との狭い間隙である口腔前庭と，上・下顎の歯列より後方で広いスペースを有する固有口腔とに分けられる．固有口腔の大部分は，舌が占める．口腔の内面は口腔粘膜で覆われ，口腔内は唾液により湿潤している（**図 1-10**）．

1．口　蓋

口蓋は鼻腔と口腔の隔壁であり，前方の硬口蓋と後方の軟口蓋とに区分される．さらに軟口蓋後端中央に口蓋垂が位置する．軟口蓋の中核には，腱膜と横紋筋からなる口蓋筋が存在する．この筋群の働きにより，嚥下時に軟口蓋が挙上して上咽頭を閉鎖する．また，軟口蓋の粘膜上皮には舌背と同様に味蕾が存在し，味覚を受容する．ここで受容された味覚情報は，顔面神経の大錐体神経を介して中枢に伝達される．

2．頰

頰は口腔の側壁を構成し，口唇と同様，口腔粘膜と皮膚に覆われる．両者の中核として表情筋の一つである頰筋が存在する．口腔内に食物が取り込まれると咀嚼運動が開始し，歯によって食物は粉砕され，唾液と混和されることによって食塊が形成される．この際，頰筋と舌筋が協調して頰側の口腔前庭側に落ちないように食物をうまく歯列の上に載せ，上・下顎の歯がそ

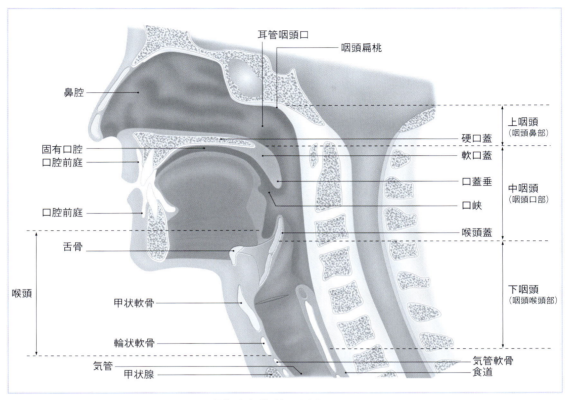

図1-10 頭部を矢状断した図 (阿部, 2014.[1]より)

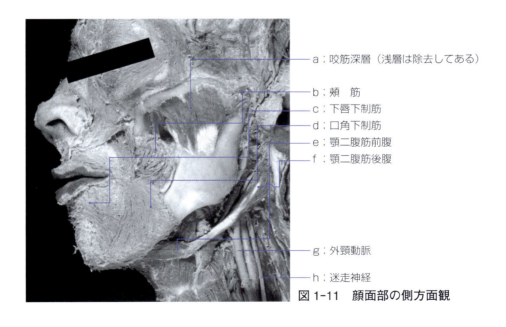

図1-11 顔面部の側方面観

れをすりつぶす（図1-11）．こうした咀嚼には，咀嚼筋（咬筋，側頭筋，内側翼突筋，外側翼突筋），表情筋，舌骨上筋群など多くの筋が関与する．

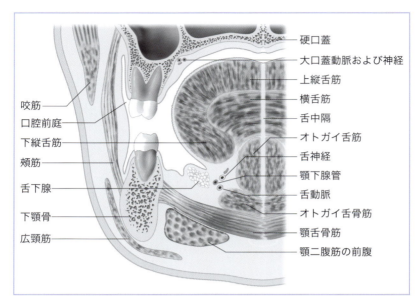

図 1-12 口蓋，舌，口腔底の横断図

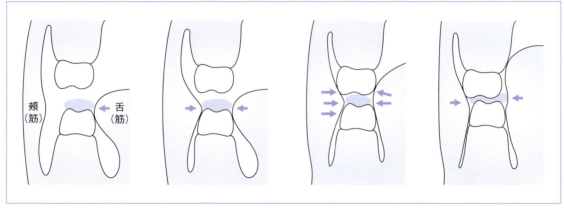

図 1-13 咀嚼時の頬と舌の動き

咀嚼時，頬側からは頬筋および他の表情筋が機能し，舌筋群が協調的に機能して，嚥下するための食塊をつくる．

3. 舌

　舌は，さまざまな方向に走行する舌筋により，複雑な動きを行うことができる．舌筋は，舌内部から起始し舌の形をつくる内舌筋（上縦舌筋，下縦舌筋，横舌筋，垂直舌筋）と，舌外部から起始し舌の位置をかえる外舌筋（オトガイ舌筋，舌骨舌筋，茎突舌筋）とから構成される（**図 1-12**）．舌は，咀嚼の際に固有口腔に落ちた食物を再び歯列上に戻し，咀嚼効率をあげるのに有効に働く（**図 1-13**）．また，食物の移送にも重要な役割を果たすことになる（**図 1-14**）．

　まず，内舌筋および外舌筋の働きにより舌が挙上し，硬口蓋を前方から後方へ圧することにより，咀嚼され唾液と混和された食塊が舌後部に送られる．次いで，外舌筋の働きにより舌根部が下がり，舌圧で食塊は口腔から咽頭腔へ移送される．この時期が口腔期である．

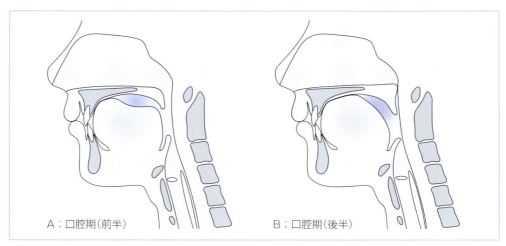

A：口腔期（前半）　　　　B：口腔期（後半）

図1-14　舌による食塊の輸送（口腔期）

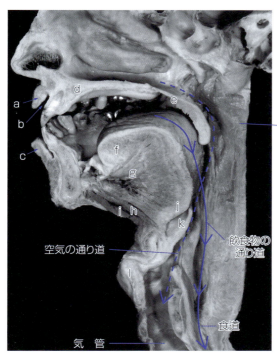

図1-15　口腔，咽頭腔の矢状断面像
a：上唇
b：口腔前庭
c：下唇
d：硬口蓋
e：軟口蓋
f：舌
g：オトガイ舌筋
h：オトガイ舌骨筋
i：顎舌骨筋
j：舌根
k：喉頭蓋
l：甲状軟骨

2 咽頭の構造

　咽頭は，消化管であるとともに気道の一部でもある．頸椎の前で，鼻腔，口腔，喉頭の後ろに位置する．咽頭の上端は後頭骨の下面に接し，下端は第6頸椎の位置で，食道に続く．下方が細い漏斗状を呈する約12 cmの中空性器官である．咽頭腔は，上方から上咽頭（咽頭鼻部），中咽頭（咽頭口部），下咽頭（咽頭喉頭部）の3領域に区分される．咽頭外壁は，輪走する上・中・下の咽頭収縮筋で構成される．これらの筋には，迷走神経，舌咽神経，交感神経からなる咽頭神経叢が分布する（**図1-15〜18**）．しかし，茎突咽頭筋だけは舌咽神経の単独の支配を受

1章　解剖とメカニズム

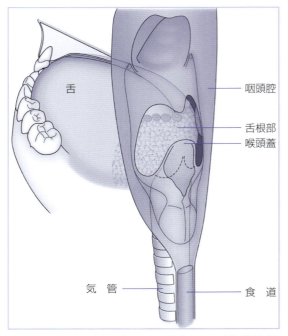

図 1-16 咽頭腔を透かして後方から舌根部を観察した図

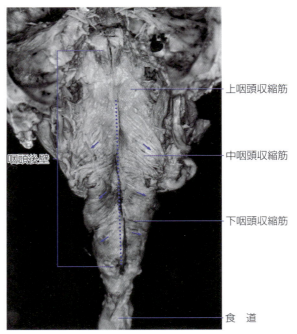

図 1-17 咽頭後壁頸椎を除去して咽頭を後方から観察
咽頭縫線（点線）に沿って，切開を加えた．
矢印：筋の走向

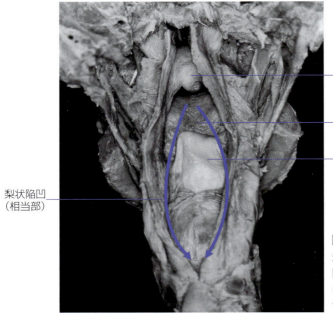

図 1-18 咽頭後壁を開き後方から観察
矢印：食塊の流れ
図中には梨状陥凹相当部を示したが，当該部位を開いている標本であること，加えて後方から観察しているものであることから，正確な位置は把握できない．

ける．

　咽頭壁を構成する筋は，内・外2層の横紋筋よりなる．内層は，耳管咽頭筋，茎突咽頭筋，口蓋咽頭筋からなる縦走筋で，咽頭の挙上に働き，咽頭挙上筋という．外層は，輪走する上咽頭収縮筋，中咽頭収縮筋，下咽頭収縮筋よりなり，咽頭の収縮に働く．上咽頭収縮筋は，頰筋

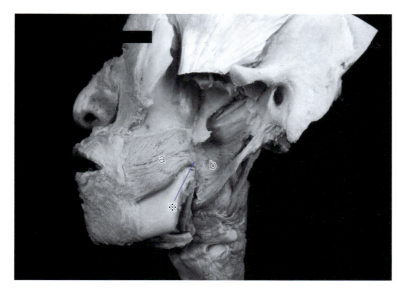

図 1-19 顔面部，咽頭部の側方面観
a：頬筋　b：上咽頭収縮筋
※：頬筋と上咽頭収縮筋の起始部（翼突下顎縫線）
上・中・下咽頭収縮筋の停止部は咽頭縫線で，咽頭の後面に存在する．

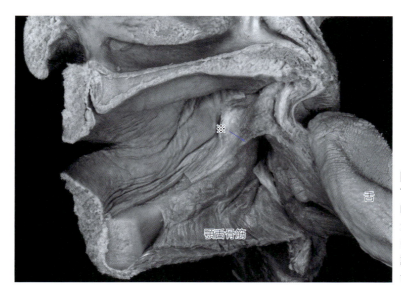

図 1-20 舌を翻転し，右側の下顎骨内面を観察
咽頭収縮筋の一部の筋線維束（※）が顎舌骨筋を覆うように停止している．口腔，咽頭の多くの筋が協調して摂食嚥下運動を行うための合理的な形態を呈している．

との間を翼突下顎縫線で境されており，両筋の起始部となっている．この筋束の連続性は，両筋が食物移送時の舌の動きと連動し，頬筋から咽頭収縮筋が協調して蠕動様運動的に機能する事に役立っている（図 1-19，20）．下咽頭収縮筋は甲状軟骨・輪状軟骨から起始し，咽頭縫線に停止する．下咽頭収縮筋を甲状軟骨から起始する筋線維束を甲状咽頭筋，輪状軟骨から起始する線維束を輪状咽頭筋と分ける場合がある．機能的には輪状咽頭筋は食道上部の括約筋として，嚥下反射時以外は通常上部食道を閉じる役割を担う．

3 喉頭の構造

　喉頭は，そのなかに発声器があり，気道の一部もなす中空性の器官である．位置は，第 4～6 頸椎の高さにある．外側から前方に舌骨下筋群が走行し，後方は咽頭喉頭部に接して，その前

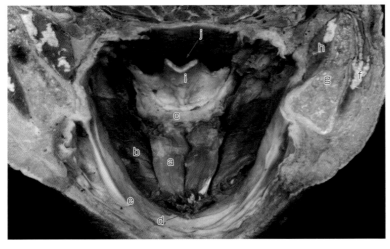

図 1-21 舌を除去して口腔底を上方から観察
a：オトガイ舌骨筋
b：顎舌骨筋
c：舌骨
d：オトガイ棘
e：下顎骨
f：咬筋
g：下顎骨
h：内側翼突筋
i：喉頭蓋
j：咽頭腔（喉頭口へ続く）

壁を構成する．また，下方は気道に続いている．喉頭の上方は咽頭腔に突出し，入り口を喉頭口とよび，その前方には喉頭蓋が位置する（**図 1-15，21**）．喉頭は嚥下時に反射的に前上方に引かれ，それに伴って喉頭蓋が喉頭口をふさぐ．そして，結果的に食物が気道に侵入するのを防いでいる．決して，喉頭蓋が食物に押されて喉頭口を弁のごとくふさぐように作用しているわけではない．

　喉頭は円筒状をなすが，喉頭軟骨と称す約6種類の軟骨で構成されている．その最上部が甲状軟骨で，喉頭の前壁と外側壁の支柱をなしている．甲状軟骨の正中の突出部を喉頭隆起（アダムのりんご）とよぶ．甲状軟骨の下方の軟骨は輪状軟骨で，その後上方部に披裂軟骨がある．喉頭蓋の支柱をなすのが，喉頭蓋軟骨である．

　喉頭筋は，輪状甲状筋（**図 1-22**），後輪状披裂筋，外側輪状披裂筋，声帯筋など8種の小筋で構成される（**図 1-23**）．それらの筋群の協調運動により各軟骨を動かし，声門の開閉などの機能を司る．声門が開いているとき，空気は自由に通過するが，これが閉じているとき，声帯ヒダの縁が振動して声を発する．喉頭筋は，すべて迷走神経の支配を受ける．その枝としては，輪状甲状筋だけが上喉頭神経の支配を受け，その他の喉頭筋は反回神経のさらに枝の下喉頭神経の支配を受ける．

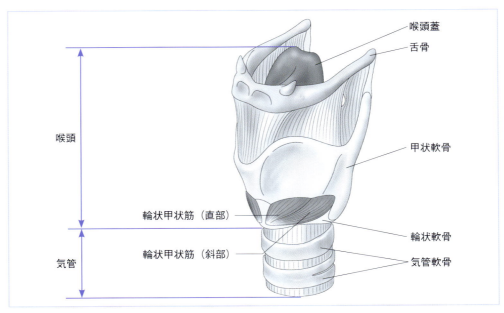

図1-22 輪状甲状筋の走行 (阿部, 2014.[1]より引用, 改変)

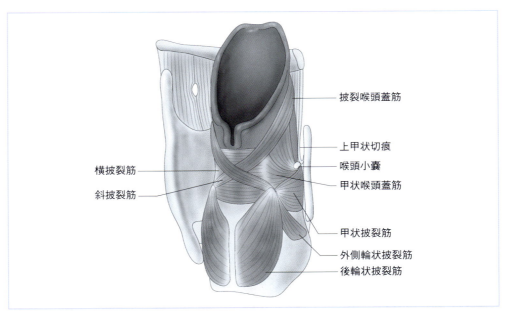

図1-23 内喉頭筋の走行 (阿部, 2014.[1])

1章 解剖とメカニズム　35

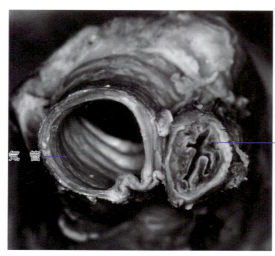

図 1-24　気管と食道を横断し，下方から観察

4 食道の構造

　食道は咽頭に続き，気管の後方を下行する約 25 cm の管状の器官で，内腔は通常，閉鎖しているが，食塊の通過時には容易に広がる．また，食道上端，気管分岐部の高さ，横隔膜を貫くところの 3 部位で狭窄する．食道の筋層は，上部では横紋筋，下部では平滑筋，中部では横紋筋と平滑筋の混合からなる（**図 1-24**）．

（阿部伸一，井出吉信）

基礎編

2章 周辺機能

1 呼吸・発声

1 呼吸

　生体は摂食によって栄養を取り込み，また呼吸（吸気）によって酸素を取り込むことで多くのエネルギーを得る．そして代謝によって生じた二酸化炭素を呼気によって体外に排出する．呼吸には四つの過程がある．呼吸筋を使って肺と外界との間で行うガスの換気，肺胞気と肺毛細血管内血液との間によるガス移動，血液による酸素と二酸化炭素のガスの運搬，組織毛細血管内血液と組織細胞との間のガスの移動である．前者三つを外呼吸または肺呼吸，後者一つを内呼吸または組織呼吸とよぶ．咽頭は呼吸路の一部であり，呼吸路はここで嚥下の交通路と交叉している．したがって，呼吸運動やそれを制御する中枢機構が嚥下に与える影響，あるいはその逆を考慮することは摂食嚥下障害の臨床において重要となる．

2 換気

　通常の呼吸で機能する呼吸筋は吸気筋が主となっており，努力呼吸や過呼吸時には呼気筋も働く．腹式呼吸では横隔膜，胸式呼吸では外肋間筋が収縮して胸郭を拡大する．肺には筋が存在しないが，弾性体で膨らみやすい構造をしており，吸息時に胸郭が拡大すると受動的に膨らんで，胸腔内に陰圧が生じて吸気が発生する（**図 2-1**）．呼息時には，内肋間筋に加えて腹直筋が働いて胸郭を吸息開始前の状態に戻す．

　安静呼吸時の1回換気量は成人で約500 mLであり，深呼吸時には予備吸気量としてさらに2,000 mLほど多くの吸入が可能である．これに予備呼気量を加えたものを肺活量といい，成人男性で約3,000～4,000 mL，女性で約2,500～3,500 mLである．通常肺内の空気は1回の呼吸ではすべてを換気できない．最大の吸息のあとに最大の速度

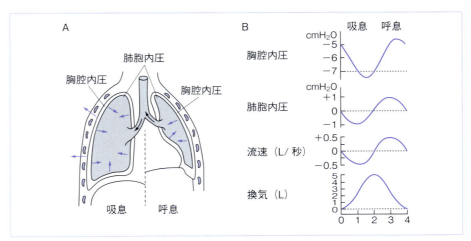

図 2-1 呼吸運動
A：吸息および呼息での胸腔内圧と肺胞内圧を示す．
B：呼吸周期における胸腔内圧，肺胞内圧，呼吸の流速，換気量を示す．

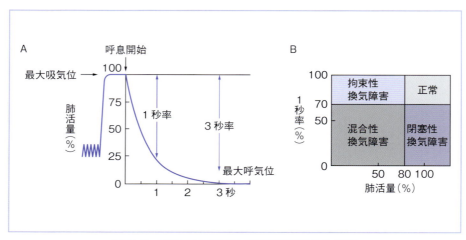

図 2-2 肺気量の測定と呼吸機能障害の分類
A：強制呼出曲線．B：呼吸機能障害の分類．

で肺活量をすべて出し切ると得られるのが強制呼出曲線である（**図 2-2A**）．呼出開始後 1 秒間の呼出量の肺活量に対する割合を 1 秒率といい，肺活量が正常の 80％以下に低下したものを拘束性換気障害，1 秒率が 70％以下に低下したものを閉塞性換気障害という．両者ともに低下していれば混合性換気障害となる（**図 2-2B**）．

3 呼吸運動の調節

呼吸運動の基本的なパターンは，咀嚼や嚥下と同様に下位脳幹に存在するパターン発生器（Central Pattern Generator, CPG）によって形成される[1]．呼吸の CPG には呼息時に活動する呼息性ニューロンと吸息時に活動する吸息性ニューロンがあり，それぞれ呼気筋，吸気筋に興奮性の信号を送る．また，解剖学的には延髄背側ニューロン群（Dorsal Respiratory Group, DRG）と腹側ニューロン群（Ventral Respiratory Group, VRG）とに分けられる．DRG は孤束核とその周囲の網様体の吸息性ニューロンからなり，VRG は，吻側と尾側に呼気性ニューロン，中央部に呼気性ニューロンが多い．

呼吸の CPG はリズム形成を行うほかに，末梢および中枢の化学受容器の働きによって呼吸活動を変化させる．末梢の化学受容器には，内頸動脈と外頸動脈の分岐部にあり舌咽神経により支配される頸動脈小体と，大動脈弓の近傍にあり迷走神経に支配される大動脈小体とがある．主に血液中の酸素分圧の低下，補助的に二酸化炭素分圧の増加，pH の低下が生じると受容器からインパルスを発して呼吸促進を誘発する．一方，延髄腹側部には脳脊髄液中の pH 変化を捉える中枢性化学受領域があるといわれ，血中の二酸化炭素分圧の上昇により生じた H^+ に刺激されて呼吸ニューロン活動を上昇させる．

4 摂食時の呼吸運動

口腔内での咀嚼時に呼吸が止まることはない．また，咀嚼と呼吸のリズム形成を行う CPG は脳幹内で近接しているものの互いに独立しており，両者のリズムや位相が影響し合うことは少ない[2]．

嚥下時には咽頭・喉頭が完全に閉鎖し，喉頭口，声門のレベルにおいて気道内への異物の侵入（誤嚥）を防ぐ．これら喉頭閉鎖，声門閉鎖だけでなく，嚥下時には呼吸が停止する（嚥下性無呼吸）．嚥下反射の間に呼吸活動が停止するのは健常成人で約 0.3 秒から 1 秒くらいである．嚥下性無呼吸時にも吸気ニューロン群の一部が活動して一過性の横隔膜の収縮をもたらすことにより，胸腔内および食道内は陰圧となる．これらの陰圧は，嚥下時の声門封鎖を強固にするとともに食道と咽頭との内圧の差を生じさせ，食塊の移送に役立つ．嚥下と呼吸の CPG は解剖学的に重なり合っており，機能的にも相互の神経が連絡しあっている．それは嚥下も呼吸も咽頭や喉頭など上気道という共通の通路からなり，これらの部位の感覚や運動が安全な呼吸と嚥下の遂行にとって必要不可欠だからである．

嚥下は，いずれの呼吸相においても引き起こされるものの，嚥下時には呼吸が止まり，リズムがリセットされる．ヒトでは，嚥下後呼吸の 90%が呼気から開始される（p.20 以降，「生理学」参照）．いずれの呼吸相で嚥下が引き起こされるかというタイミングは，個人や加齢によって異なるが，個人内のばらつきは少ないとされる．他方，嚥下と呼吸相の関係は環境要因にも左右される．座位では呼気相の後期に嚥下が誘発されるのに対して，仰臥位では呼気相が早期に認められる．このことは嚥下に伴う食塊の移送が，姿勢に影響を受けることと関連しているのかも知れない[3,4]．

嚥下運動が起きると呼吸が止められることは，呼吸中枢に対する嚥下中枢の優位性を示唆しているが，一概に優位性を結論付けることはできない．生後間もなくの嚥下反射は呼吸のすべての相において出現する．また胎児において，嚥下運動は受胎後 10 週から 12 週で発現し，22 週から 24 週で呼吸やくしゃみなどの運動が加わっていく．これらの事実は，呼吸と嚥下の協調は生後獲得されることを強く示唆している[5]．

加齢に伴う嚥下と呼吸との協調運動の変化について，高齢者では ① 呼吸頻度が高くなり，② 嚥下性無呼吸の持続時間が延長する．さらに嚥下関連の舌骨上筋群の筋活動がピークに達するまでの時間も延長する．高齢者においては，これらの機能の変化にとどまらず，加齢に伴う咽頭や喉頭の組織の緊張減弱，靱帯のゆるみなどの退行性変化も合わせて嚥下と呼吸の協調性の低下を生み，高齢者の嚥下に臨床的な問題を発生させている．

5 発 声

肺から排出される呼気流により声帯を振動させて出す音声のことを発声とよぶ．発声の際に必要な呼吸器には肺，胸郭，気管，横隔膜，そして声帯が存在する喉頭が重要な役割を果たす．嚥下時に声帯を閉じ誤嚥を防ぐ必要があることから，嚥下機能を評価するうえで，発声を含めた喉頭機能は重要な要素となる．

発声に必要な呼気を供給するのは呼吸筋であり，呼気流を音源に変換するのは喉頭である．発声時には披裂軟骨の内転によって声門の大きさを変え，さらに声帯筋の収縮を調節しながら声を作り出す（p.33，「喉頭の構造」参照）．声を作り出す内喉頭筋のほとんどは声門閉鎖筋であり，声門開大に関わるのは後輪状披裂筋のみである．喉頭筋を支配する反回神経が麻痺すると，多くの場合声帯の緊張が作れずに声がかすれたり（嗄声），無声となる．逆に後輪状披裂筋の麻痺では，声門が開かないために呼吸困難をきたす．

喉頭で作り出される「音」、すなわち発声の調節は「声量」と「高低」であり、それぞれ呼気量と声帯の緊張度で決定される。成人男性ではこの音域（声域）が60〜500 Hz、女性では120〜800 Hzであり、この違いは声帯の長さに起因する。加齢に伴い、周囲筋の靭帯のゆるみなどで喉頭が下垂して声帯がゆるむと、高い声が出なくなる。高齢者で男性の声と女性の声が区別しにくくなるのはこのためである。

(井上　誠)

2　咳嗽 (cough)

咳嗽反射は、気道内に侵入した異物および貯留した分泌物を喀出し、気道の浄化を図るための上気道防御反射である。通常、食物などが気管に入った際には、ただちに咳嗽を生じるが、何らかの原因により生じない場合を不顕性誤嚥と呼ぶ。不顕性誤嚥を生じる患者は肺炎発症のリスクが高いと報告されており[1,2]、そのスクリーニング検査法として咳テストが開発されている[3]。さらに、咳嗽力（最大咳呼気流量）が弱い場合も肺炎発症リスクが高いとされており[4]、咳嗽反射誘発の有無のみならず、咳嗽力の強さも肺炎発症因子と考えられる。

1　咳嗽の神経メカニズム

1. 咳嗽誘発刺激

咳嗽は喉頭、気管、気管支に終末する迷走神経の活性化によって誘発される（図2-3）。咳嗽を誘発する刺激は、① 機械的刺激、② 化学的刺激、③ 温度的刺激に大別される。機械的刺激として、粉塵、小さな異物、過剰分泌された粘液のほか、腫瘍による圧迫など、化学的刺激として、クエン酸、カプサイシン、タバコの煙など、温度的刺激として、非常に高いまたは低い温度の空気の吸入などがあげられる。咳嗽誘発に関与する受容体は、温度感受性イオンチャネルであるTRPV1, TRPA1のほか、酸感受性イオンチャネルASICなどが候補とされている[5]。

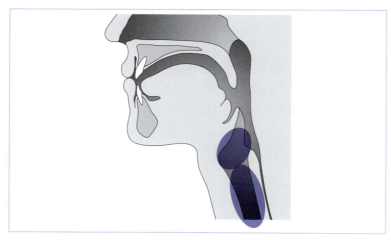

図2-3　咳嗽反射の誘発部位（青色部）

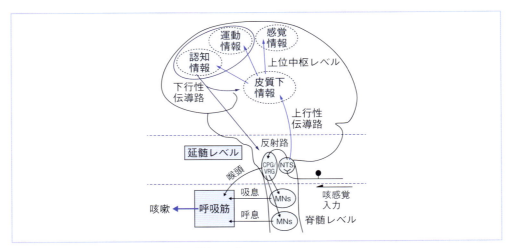

図 2-4　咳嗽の神経回路 (Canning, et al., 2014,[6]より引用改変)
気道感覚神経はおもに孤束核（NTS）に終末する．孤束核は，腹側呼吸群（VRG）において呼吸リズムを生じさせる呼吸中枢パターン発生器（CPG）の活動を変調することにより咳嗽反射を誘発する．CPGからの出力は運動神経（MNs）を経由して，咳嗽運動パターンを形成する呼吸筋活動を駆動する．高次脳情報処理としては，呼吸感覚と気道刺激に関連した情動が生じ，基礎的咳嗽反射経路に対する高次脳レベルの運動制御が行われる．

2．神経経路

　咳嗽刺激入力は，迷走神経を経由して，延髄の孤束核へと投射される．喉頭から上部の気管は主に上喉頭神経および反回神経（下喉頭神経）の求心性線維による支配を受け，それより下部では反回神経と肺枝による支配を受けている[6]．咳嗽中枢と考えられている孤束核から呼吸中枢パターン発生器を経て，呼吸に関連する運動神経が活性化し，横隔膜（横隔神経支配）や肋間筋（肋間神経支配）など呼吸筋が順序よく連動して収縮することによって，咳嗽運動が形成される（図 2-4）[5]．

3．運動パターン

　咳嗽の運動パターンは主として以下の 3 相で構成される（図 2-5）．

1) 吸気相 (inspiratory phase)

　異物を排出するのに必要な空気を肺に吸い込む．吸息が深く速いほど，強い効果的な咳が生じる．これには，Hering-Breuer 反射が関与している．Hering-Breuer 反射とは，肺の伸展時に気管支の平滑筋にある伸展受容器からの信号が，迷走神経有髄神経を介して反射性に吸気性運動ニューロンを抑制し，呼気性運動ニューロンを興奮させることで，吸気から呼気への切り替えを促進する反射である．

2) 圧縮相 (compression phase)

　声門の閉鎖とともに，横隔膜が固定され，呼息筋（内肋間筋・腹筋群など）が強力に収縮される．声門が閉じた状態で呼息筋が収縮するため胸腔内圧が上昇する．健常成人では胸腔内圧の最大値は 200 cmH$_2$O にまで達するとされる．

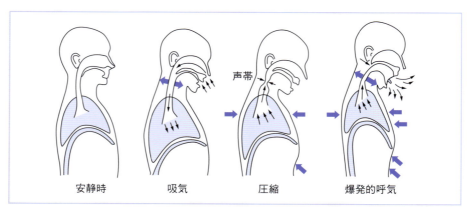

図 2-5 咳嗽反射の運動パターン (須田, 2002.[10]より引用改変)

3) 呼出相 (expiratory phase)

声帯が急激に開放されることにより,肺内ガスが爆発的に呼出される.呼出される気流速度は毎秒 20 m にも達するといわれており,この際に気道から痰や異物が除去される.

咳嗽に類似した運動として,ハフィングがある.いずれも排痰効果を有するが,咳嗽は声門を閉鎖するのに対して,ハフィングでは口と声門を開いたまま,息を強く呼出する.

2 高次中枢による咳嗽調節機構

高次中枢制御により,咳嗽の誘発(随意咳嗽)も抑制できる.随意咳嗽に関連する領域としては前運動皮質,運動皮質,小脳があげられる.一方,咳嗽の抑制時には,下前頭回,中帯状皮質前方部,島皮質,補足運動野が活性化されることが報告されており,これらは他の運動の抑制にも関与する領域として知られている[6].

3 病的咳嗽反応

咳嗽は生体防御反応であるが,病的に咳嗽反応が亢進する場合と,逆に咳嗽反応が低下する場合がある.

咳嗽が亢進する原因として,① 乾性咳嗽(喀痰を伴わない咳嗽あるいは少量の粘液性喀痰のみを伴う咳嗽)を呈する呼吸器疾患,② アンジオテンシン変換酵素(Angiotensin Converting Enzyme:ACE)阻害薬の内服などがあげられる.咳嗽の症状の持続期間により 3 週未満を急性咳嗽,3 週間以上 8 週未満を遷延性咳嗽,8 週以上を慢性咳嗽と分類するが,急性咳嗽では感染症が原因となる一方,慢性咳嗽では咳喘息,胃食道逆流症,副鼻腔気管支症候群など感染症以外が原因となることが多い[7].

一方,咳嗽が低下する原因として,① 脳血管疾患,② ADL 低下,③ 抗精神薬投与,④ 睡眠,⑤ 麻酔薬,⑥ 意識障害などがあげられる.また,誤嚥性肺炎患者では痰に含まれるサブスタンス P 濃度が低いことが報告されており[8],サブスタンス P 濃度を向上させ,低下した咳嗽反射を改善する目的として,ACE 阻害薬(降圧剤),シロスタゾール(抗血小板剤)の使用が注目されている[9].

表2-1　咳嗽がもたらす障害
1．呼吸困難
2．失神（cough syncope）
3．胸痛，腹痛，頭痛，不眠
4．肋骨骨折
5．気胸，気縦隔

表2-2　嘔吐の要因

中枢性の要因	薬物や代謝産物による中毒 酸素欠乏 脳圧亢進 神経性刺激
末梢性の要因	胃腸への機械的または化学的刺激 口腔，咽頭，喉頭への機械的または化学的刺激 腹腔内臓器への異常刺激 前庭刺激 視覚，嗅覚，味覚，聴覚への異常刺激 痛み

4 咳嗽による障害

　激しい咳嗽は著しい体力の消耗に加えて，さまざまな障害をきたす．咳嗽により生じる障害を**表2-1**に示す．咳嗽は生体の防御反応であるため，むやみに鎮咳剤で抑制することを避ける必要がある．

（辻村恭憲）

3 | 嘔 吐

1 嘔吐とは

　嘔吐とは，下部食道括約筋の弛緩と腹圧の急激な上昇によって，胃・腸管の内容物が口腔外に強制的に吐き出される反射性運動である．嘔吐には悪心やむかつきが先行または随伴する．悪心とは嘔吐が起こりそうな切迫した感じをいい，むかつきは嘔吐の初期相で，腹腔内圧の上昇が起きても上部食道括約筋の弛緩がなく，胃腸の内容物の吐出は伴わない．

　嘔吐は毒物などが胃に入った際にこれを排出するための生体防御反応として起こる場合と，生体内の病的異常を要因として起こる場合とがある．さらに，狭心症，突然の脳圧亢進，中耳炎，扁桃腺炎，尿路結石，抗癌剤などの化学療法や放射線治療の副作用としても発現することから，消化管以外のさまざまな刺激も要因としてあげられている（**表2-2**）．このほか，情動や乗り物酔いなどに伴う嘔吐は生体防御反応としては説明できない現象である．

　嘔吐に伴って，冷汗，顔面蒼白，唾液分泌反射，瞳孔拡大，頻脈などいくつかの自律反射が生じる．また，嘔吐が継続すると大量の体液が失われて脱水症状を呈したり，さらに胃液の吐出などによる胃塩酸の喪失が腎臓からのHCO_3^-排泄を妨げて代謝性アルカローシスを引き起こすことがある[1]．

　奥舌部や中咽頭への機械的刺激によっても嘔吐同様の咽頭絞扼反射が生じるが，吐出は起きないため自律反射が少なく，吐出時ほど大きく開口しないという特徴を有する．

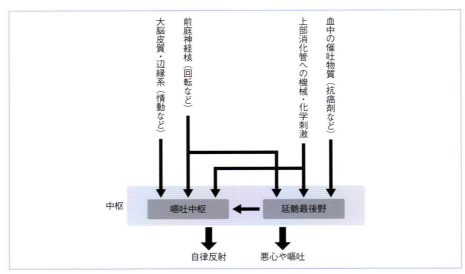

図 2-6　嘔吐の機序

2 嘔吐の機序

　嘔吐は，いずれの刺激によって誘発される場合でも延髄の嘔吐中枢の興奮が起点となる（図 2-6）[2]．嘔吐を引き起こす中枢の神経機構は，嚥下，咳，くしゃみなどと同様に，脳幹に存在する多くの神経群が関与して，これらの活動が空間的時間的協調パターンを形成したあと，嘔吐のための筋活動を引き起こす[3]．また，嘔吐中枢からの信号は呼吸中枢や自律神経中枢を強く興奮させる．

　嘔吐が誘発されると，まず大量の水分の多い唾液分泌が起こり，食道および胃が弛緩して噴門部が開大する．次いで空嘔吐とよばれる嘔吐運動が起こるが，胃内圧の上昇と一致して上咽頭収縮筋が収縮するため内容物の吐出は起こらない．その際，横隔膜や腹壁は強く収縮し，腹腔内圧は約 100 mmHg にも達する．この圧によって胃の内容物は食道を逆行し，口腔から吐出される．呼吸は抑制され，声門閉鎖，鼻咽腔閉鎖が起こり，吐出物の誤嚥や鼻咽腔への逆流を防ぐ．また，嘔吐の初期にはしばしば，上部小腸の蠕動運動の方向が逆転する．これを逆蠕動と呼び，これにより小腸の内容物が胃に逆行移送される．嘔吐時には自律神経中枢の活動により心拍数や呼吸数の増加を認める．嘔吐が始まると下顎は大きく開き，この間，閉口反射（下顎張反射）は抑制される．

3 嘔吐の神経機構

　嘔吐中枢は延髄網様体の背側部で，孤束核の背外側に位置すると考えられているが，咀嚼中枢や嚥下中枢，呼吸中枢と同様に，限局した一つの核ではなく，いくつかの核を統合して形成されると考えられている[2]．嘔吐中枢の活性化と嘔吐の誘発には，末梢および中枢のさまざまな刺激が関与する．咽頭，舌根，胃，十二指腸のような上部消化管や生殖泌尿器系の粘膜などに分布している機械受容器および化学受容器への刺激は，舌咽神経，迷走神経，交感神経を介してインパルスが延髄に伝えられ，嘔吐中枢を活性化して胃腸管の内容物を口腔外に吐出す

る．上部消化管に存在する腸クロム親和性細胞（EC細胞）が放出するセロトニンは迷走神経求心線維終末を脱分極させることで知られ，抗癌剤の副作用による嘔吐の予防にはセロトニン3型（5-HT$_3$）受容体拮抗薬が制吐薬として用いられている．その他の嘔吐誘因として，乗り物酔いや宇宙酔い（動揺病）などがあるが，これらは前庭迷路への異常な加速度刺激の反復や視覚情報の統合失調によるものであり，前庭核からの信号によって引き起こされる．そのため，一般的にそれらの感覚受容が未熟な小児は乗り物に酔いやすいが，生後発育に伴って酔いにくくなる．また，「吐き気を催すような臭い」や「むかむかさせるような風景」などと表現されるように，情動刺激や記憶情報などによっても嘔吐が誘発されることから，嘔吐中枢には間脳や辺縁系からの情報も入力していると考えられている．

延髄の最後野は，化学受容嘔吐誘発域として知られている[4]．最後野は第4脳室底に位置する脳室周囲器官であり，血液脳関門を欠くために延髄部位に比べて物質の透過性が高い．最後野内に存在するドパミン D$_2$ 受容体，セロトニン 5-HT$_3$ 受容体，タキキニン NK$_1$ 受容体，アドレナリン α$_2$ 受容体，アセチルコリン受容体などが嘔吐誘発に関与するといわれており，血液循環によって運ばれる化学物質は嚥下中枢の興奮による嘔吐を誘発する．しかし，最後野を破壊しても消化管の刺激によって引き起こされる嘔吐反応はあまり影響されない．

（井上　誠）

4　唾　液

唾液は，1日あたり約1.5リットルが口腔内に分泌されている．唾液には，水分のほかに生体の恒常性の維持に重要な液性因子として生理活性物質，抗菌物質，免疫グロブリンなど多種多様な成分が含まれており，これらは口腔内において水分とともに抗菌作用，消化作用，自浄作用，粘膜・歯質の潤滑・保護作用，緩衝作用，修復作用を有し，円滑な摂食嚥下や，義歯の安定にも寄与することで口腔の多彩な機能を司る（**図2-7**）．一般的には唾液は直接生命維持には関係しないと思われていることから，それほど重要視されていなかったが，近年，唾液ならび

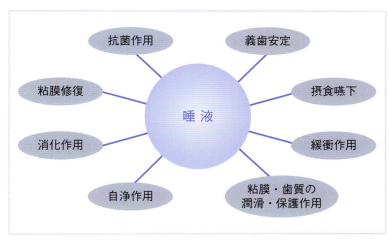

図2-7　唾液の役割

に唾液腺の研究が盛んに行われるようになり，口腔環境と全身との関わりのなかで唾液の果たす役割が極めて重要であることが次第に理解されるようになってきた．

　特に超高齢社会において，唾液の分泌が減少する口腔乾燥症（ドライマウス）の予防や改善はQOL（quality of life）の向上だけでなく，摂食嚥下リハビリテーションが必要な高齢者の生命維持にも極めて重要であり，特に健康にとって大切なことの一つとして「噛むことや味覚などにより唾液が分泌される」ということがあげられる．歯と舌や口腔粘膜を常に潤す唾液は，左右両側に存在する大唾液腺（耳下腺，顎下腺，舌下腺）と口腔粘膜下にある小唾液腺から分泌される．以下に「唾液のもつ効能」について整理したい．

　　1．発音，咀嚼，嚥下作用が円滑にできるように補助している．
　　2．口腔を潤す唾液は，粘膜の被覆と機械的・温度的・科学的刺激に対する防御作用がある．
　　3．食物の消化を助ける．
　　4．さまざまな細菌などの微生物に抵抗する成分を有する．
　　5．細菌の発育を抑制する．
　　6．う蝕，歯周病を防ぐ．
　　7．口臭を軽減する．（自浄作用）
　　8．味覚を維持する．
　　9．成長因子としてEGF（上皮成長因子）とNGF（神経成長因子）などが含まれている．

　このEGFは粘膜の再生に効果があるといわれており，NGFには神経細胞の発生や維持を促す作用，脳の損傷時に修復する作用，脳神経の機能を回復し記憶・学習効果があることが知られ，したがって，Alzheimer型認知症や糖尿病合併症の神経障害などの予防・治療に有効であると考えられている．このことから近い将来，記憶障害の改善や認知症防止への道を開くことになる可能性を秘めている．

　以上のように，唾液の持つ効能は多岐にわたっており，全身の健康を維持するうえで重要である．唾液が過度に減少すると，口腔のさまざまな機能が急速に失われることは明らかである．唾液分泌障害による口腔乾燥症では咀嚼障害，摂食嚥下障害，発音障害，義歯の維持力低下，味覚異常，口腔衛生の不良，口腔粘膜の外傷と潰瘍形成，粘膜の灼熱感，カンジダなどの口腔感染症，進行性のう蝕など多くの問題が生じ，高齢化が進んでいる先進国において増加傾向にある．最近では若年者にも口腔乾燥症が増加傾向にあり，その原因は精神的なストレスだけでなく食生活の変化も指摘されている．このように，ヒトが生きていくためには「唾液」はなくてはならない大切な分泌液であり，健康維持のために不可欠な役割を担っている．

（斎藤一郎）

5 味 覚

1 味覚の役割

　私たちは味覚を頼りにして体に必要な栄養物質を探し出し，摂取する．味覚は，甘味，うま味，塩味，苦味，そして酸味が5基本味として知られている．甘味，うま味および塩味は，そ

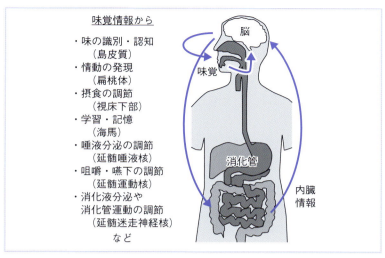

図 2-8 味覚情報を起点とした栄養物質の恒常性維持機構

れぞれ糖などのカロリー源，タンパク質を構成するアミノ酸源，ナトリウムイオン（Na^+）などのミネラル源の情報となり，私たちはこれらの物質を美味しいと感じて摂取する．一方，苦味と酸味はそれぞれ毒物や腐敗物の情報となり，忌避行動を引き起こす．これらの反応は，口腔で感じた味覚情報が味神経を介して延髄孤束核へ運ばれ，さらに大脳に伝わることで起こる（**図 2-8**）．脳では，味の識別・認知（大脳皮質味覚野）だけでなく，「おいしい」「まずい」といった情動が発現し（扁桃体），また，摂食調節（視床下部）や学習・記憶（海馬）にも影響する．加えて，味覚情報は孤束核から脳幹のさまざまな神経核へ運ばれ，反射的に唾液分泌（上・下唾液核），咀嚼運動（三叉神経運動核），顔面表情（顔面神経核），舌運動・嚥下（舌下神経核），消化液やインスリン分泌・消化管運動（迷走神経疑核・背側核）などを誘発する．さらに，体内栄養情報は脳にフィードバックされ，これらの機能が調節される．以上のように，味覚は，その情報を起点として栄養摂取に関わるさまざまな機能を動員することにより，効率的かつ合目的に体内栄養バランスの恒常性維持に貢献している．

2 味蕾，味細胞，味神経

味覚受容器である味蕾は，50〜100 個の味細胞がニンニク様に集まっており，舌だけでなく咽頭・喉頭や軟口蓋にも存在する（**図 2-9**）．ヒトの口腔においては約 8,000 個の味蕾があり，舌の前方部（茸状乳頭）に約 20％，後方部（有郭乳頭と葉状乳頭）に約 50％，咽頭・喉頭部に約 30％が分布する．舌表面を覆う糸状乳頭には味蕾は存在しない．味細胞は味孔から突出する微絨毛を有し，唾液に溶け出した味物質を味覚受容体を介して受容する（**図 2-10**）．味細胞は，5 基本味を受容する少なくとも 5 種類に分類され，それぞれが異なる味覚受容体を発現している．T1R（Taste Receptor type 1）ファミリーは甘味受容体（T1R2＋T1R3）とうま味受容体（T1R1＋T1R3）として，また，T2R ファミリーは苦味受容体（ヒトでは 25 種類）として働く．塩味と酸味はイオンを通すチャネル分子が味覚受容体であり，ENaC（上皮性 Na^+ チャネル）が塩味受容体であることが明らかにされているが，酸味受容体は未だ謎である[1]．

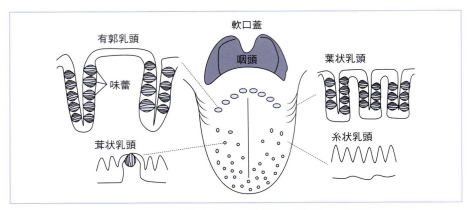

図 2-9　ヒトの舌の構造と味覚器（味蕾）の分布

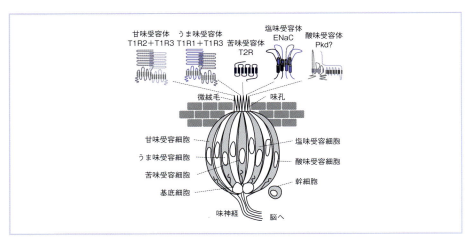

図 2-10　味細胞と味覚受容体
T1R1〜3（taste receptor type 1 member 1〜3），T2R（taste receptor type 2），ENaC（epithelial sodium channel），Pkd（polycystic kidney disease）

　味覚受容体に味物質が結合すると，細胞内でさまざまな分子が順次動員され，電位依存性 Na^+ チャネル（VGSC）を介して活動電位が発生する．これにより神経伝達物質 ATP が味神経に向けて放出され，味神経に情報が伝達される（**図 2-11**）．味神経は複数で異なる口腔領域を支配しており，鼓索神経（支配領域：舌前方の茸状乳頭と葉状乳頭の一部），舌咽神経（舌後方の有郭乳頭と葉状乳頭の一部），大錐体神経（軟口蓋部）および迷走神経（咽頭・喉頭部）を介して味覚情報が延髄孤束核へ伝えられる．

3　新たな味覚受容体の機能

　近年，味覚受容体は口腔のみならず，全身のさまざまな臓器で発現し，異なる機能を発揮していることが明らかになってきた（**表 2-3**）．たとえば，甘味受容体 T1R2＋T1R3 は消化管内分泌細胞に発現し，インクレチン（インスリン分泌促進ホルモン GLP-1 や GIP）の分泌を亢進して腸管からのグルコース吸収を促進していることや[2]，膵臓のランゲルハンス島 β 細胞にお

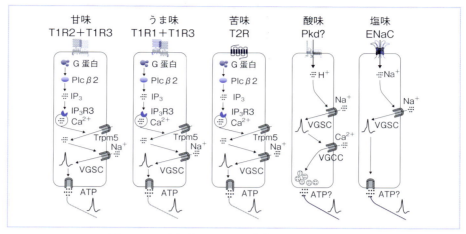

図 2-11 味細胞における味覚受容・伝達機構
甘味，うま味，苦味の細胞内伝達機構は同じである．Plcβ2 (phospholipase Cβ2), IP$_3$ (inositol 1, 4, 5-trisphosphate), IP$_3$R3 (IP$_3$ receptor3), Trpm5 (transient receptor potential cation channel subfamily M member 5), VGSC (voltage-gated sodium channel), VGCC (voltage-gated calcium channel)

表 2-3 さまざまな組織で発現する味覚受容体（T1R と T2R）

組織	細胞	味覚受容体	予想される機能
視床下部	神経細胞	T1R2, T1R3	グルコースセンサー
胃	内分泌細胞	T1Rs	グレリン分泌
	壁細胞	T2Rs	胃酸分泌
膵臓	β細胞	T1R2, T1R3	インスリン分泌
小腸	内分泌細胞	T1R2, T1R3	インクレチン分泌
	内分泌細胞	T2Rs	コレシストキニン分泌
鼻腔	化学感覚細胞	T2Rs	バクテリアの検出
気管	平滑筋	T2Rs	気管の弛緩調節
	微絨毛細胞	T2Rs	バクテリアの検出
膀胱	傘細胞	T1R2, T1R3	膀胱の収縮調節
精巣	精細胞	T1Rs	受精の調節
免疫器官	リンパ球	T1Rs, T2Rs	免疫反応の調節
さまざまな臓器	体細胞	T1R1, T1R3	オートファジーの調節

いてインスリン分泌を促進すること[3]，また，視床下部で脳内グルコースを感知していることなどが報告された[4]．これらのことから，我々には口腔と全身の臓器が味覚受容体を介して連合する巧妙な体内栄養バランス恒常性維持機構が存在しており，さらに，この機能の破綻により糖尿病をはじめ高血圧症や高脂血症などさまざまな栄養関連疾患が発症する可能性が示唆されはじめてきた．

（重村憲徳）

基礎編

3章 ライフサイクルと摂食嚥下機能の特徴

1 発達期

1 摂食嚥下機能の発達

1．吸啜から離乳への移行

　出生後すぐに栄養摂取を行うために，新生児は哺乳反射といわれる固有の反射を出生前より備えており，哺乳運動により栄養を確保している．哺乳反射には，探索反射，口唇反射，吸啜反射，咬反射が含まれ，これらの反射運動により，乳首を口腔内に取り込み舌を前方から後方へと波状運動させながら乳汁を搾り出すという，「吸啜（きゅうてつ，きゅうせつ）」とよばれるリズミカルな運動が可能となる．哺乳期の口腔内では，乳汁の噴出に必要な陰圧空間を形成するために，Bichat（ビシャ）の脂肪床や吸啜窩，傍歯槽堤や扁平状の顎堤など形態的な特徴も認められる（図3-1）．

　生後5～6か月頃になると，母乳やミルクによる栄養では，ビタミン，カルシウム，鉄分などが，体の成長には不十分となってくる．乳汁以外の食物を摂取し，「乳汁」から「固形食」へ，「哺乳・吸啜」から「咀嚼・嚥下」へ摂食機能の発達過程をたどる必要がある．この過程を「離乳」といい[1]，離乳食の開始・進行については，2019年3月に「改定版」が出された「授乳・離乳の支援ガイド」[2]に基づき，日本では保健・栄養指導等が行われている．そして，離乳期は介助食べから自分で食べること（自食）へと食行動も大きく変化する時期でもある．

　本節では，離乳の過程について，「授乳・離乳の支援ガイド」，「離乳期の摂食機能獲得と自食機能の発達」[3]および「摂食機能獲得段階の特徴的な動き」[3]に沿いながら，説明する（図3-2～4）．

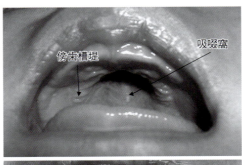
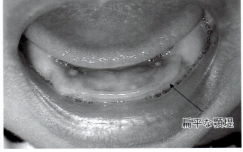
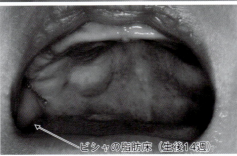

図3-1　乳児期の口腔内形態（生後2週）

	離乳の開始　　　　　　　　　　　　　　　離乳の完了				
	以下に示す事項は、あくまでも目安であり、子どもの食欲や成長・発達の状況に応じて調整する。			
	離乳初期 生後5〜6か月頃	離乳中期 生後7〜8か月頃	離乳後期 生後9〜11か月頃	離乳完了期 生後12〜18か月頃
食べ方の目安	○子どもの様子をみながら1日1回1さじずつ始める。 ○母乳や育児用ミルクは飲みたいだけ与える。	○1日2回食で食事のリズムをつけていく。 ○いろいろな味や舌ざわりを楽しめるように食品の種類を増やしていく。	○食事リズムを大切に、1日3回食に進めていく。 ○共食を通じて食の楽しい体験を積み重ねる。	○1日3回の食事リズムを大切に、生活リズムを整える。 ○手づかみ食べにより、自分で食べる楽しみを増やす。
調理形態	なめらかにすりつぶした状態	舌でつぶせる固さ	歯ぐきでつぶせる固さ	歯ぐきで噛める固さ
1回当たりの目安量				
Ⅰ　穀類（g）	つぶしがゆから始める。すりつぶした野菜等も試してみる。 慣れてきたら、つぶした豆腐・白身魚・卵黄等を試してみる。	全がゆ 50〜80	全がゆ 90〜軟飯80	軟飯80〜 ご飯80
Ⅱ　野菜・果物（g）	^	20〜30	30〜40	40〜50
Ⅲ　魚（g）	^	10〜15	15	15〜20
又は肉（g）	^	10〜15	15	15〜20
又は豆腐（g）	^	30〜40	45	50〜55
又は卵（個）	^	卵黄1〜 全卵1/3	全卵1/2	全卵1/2〜2/3
又は乳製品（g）	^	50〜70	80	100
歯の萌出の目安		乳歯が生え始める。		1歳前後で前歯が8本生えそろう。 離乳完了期の後半頃に奥歯（第一乳臼歯）が生え始める。
摂食機能の目安	口を閉じて取り込みや飲み込みが出来るようになる。	舌と上あごで潰していくことが出来るようになる。	歯ぐきで潰すことが出来るようになる。	歯を使うようになる。

※衛生面に十分に配慮して食べやすく調理したものを与える

図 3-2　離乳食の進め方の目安 （厚生労働省雇用均等・児童家庭局母子保健課，2019. [2]）

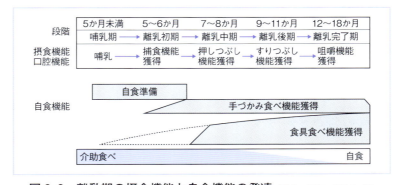

図 3-3　離乳期の摂食機能と自食機能の発達 （田角，内海，2014. [3]）

3章　ライフサイクルと摂食嚥下機能の特徴　51

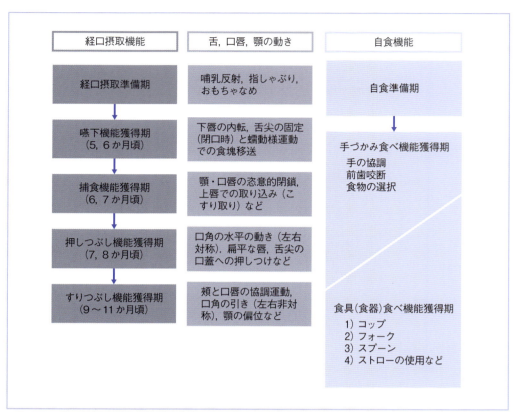

図 3-4　摂食機能獲得段階の特徴的な動き（田角，内海，2014．3)を一部改変）

2．経口摂取機能

■経口摂取準備期

　離乳の開始前．生後2～4か月頃になると，自分の指をしゃぶったり，おもちゃをなめたりする行動が多くみられるようになる（図 3-5）．この時期に，乳汁以外のものが口に入る感覚に慣れ，口周囲の触覚・圧覚を受け取る経験を増やしておくことが，離乳開始時に，スプーンや食物の刺激に対応して適切な運動を引き出すうえで重要であると考えられている．哺乳反射（原始反射）が残存している状態では，食物を口に入れてもうまく取り込むことはできないので，栄養摂取は乳汁からとなる．

　また，この時期には口腔内の形態も著しく変化し，生後3～4か月頃には，下顎前歯部の前方への成長により下顎前方部の容積が拡大し，安静時に舌が固有口腔内に位置できるようになる．生後5～6か月頃には，上顎前歯部の前方への成長がみられ，舌尖部が動きやすい形態となることで，いわゆる成人嚥下を容易に行えるような形態となる（図 3-6）[4]．

■嚥下機能獲得期

　生後5か月頃に，「はじめてなめらかにすりつぶした状態の食物を与えたとき」を「離乳の開始」という．この頃には頸定（くびがすわること）し，補助すれば自立座位が可能となり，食物に対する興味も示すようになっている．生後5～7か月頃にかけて哺乳反射が消失してくる

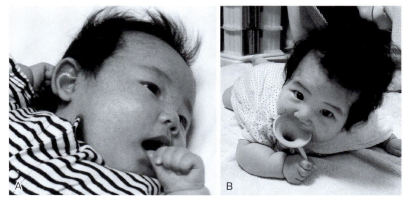

図 3-5　経口摂取準備期
A：生後2か月．はじめての指しゃぶり．視点は定まっていない．
B：生後5か月．おもちゃなめ．ようやく自分で頭を持ちあげることが可能となり，おもちゃも自分でつかむことができる．

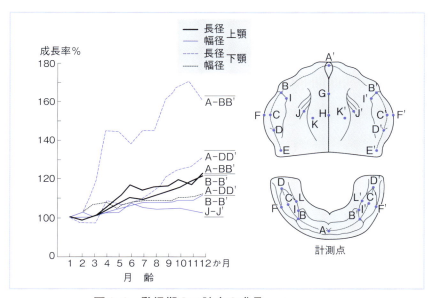

図 3-6　乳児期の口腔内の成長（湖城，1988.[4]）

と，舌を前後に動かしながら食物を捕らえようとする動きがみられるようになってくるが，はじめは口唇は半開きで，随意的にしっかりと閉鎖することは難しく，顎運動は単純上下運動が主体である．

いわゆる成人嚥下機能を学習するに従い，スプーンで食物を下唇へもっていくと，舌で押し出すことが少なくなり，下唇を内側へめくり込むような動き（下唇内転）（**図 3-7A**）がみられるようになる．口腔内に取り込まれた食物は，舌のおもに前後運動で移送されるが，嚥下時には授乳時とは異なり，ガクガクとした動きではなく，口唇を閉じて飲み込むことができるようになっている．このとき，舌尖は口蓋に固定されている．

離乳の開始後，約1か月間は離乳食は1日1回与え，乳汁は児の欲するままに与えるものと

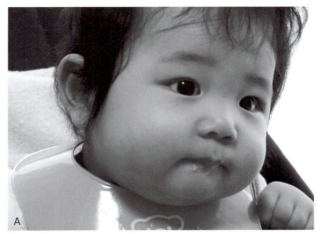
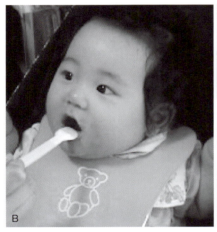
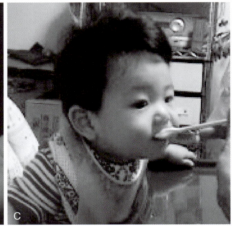

図 3-7 嚥下機能の獲得から捕食機能の獲得
A：生後 6 か月．下唇内転．顎を固定しながら，口唇を閉じた嚥下が可能となる．
B：生後 6 か月．スプーンを下唇へあてると，口を大きく開いてしまう．
C：生後 7 か月．スプーンをしっかり自分の口唇で捕らえている．

する．この時期は，栄養を確保することが経口摂取の目的ではなく，離乳食を飲み込む嚥下機能の学習時期であり，食物の舌ざわりや味に慣れていくことが大切である．

■捕食機能獲得期

　スプーンから口唇での食物の取り込みが上手になってくると，顎の開閉運動がスムーズになり，スプーンから食物をこすり取ることができるようになる．食物を上下の口唇で口のなかへ取り込む動きを「捕食」という．これは，それまでの反射的な動きではなく随意的な動きであり，食物の量や物性などの感覚をまず口唇で認識することによって，食物に合った処理方法を選択するための準備ができたことを示している．上唇の形状はあまり変化しないが，口唇でしっかり食物を捕らえられるようになるので，こぼれがだんだん少なくなってくる．この段階での食形態は初期食（なめらかにすりつぶした状態の食事）が適当であり，1 日 2 回食へと移行していく（図 3-7B，C）．

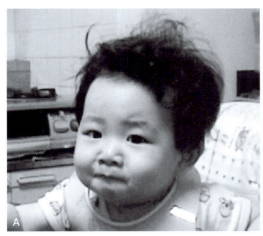 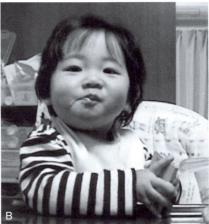

図3-8 押しつぶし機能の獲得からすりつぶし機能の獲得へ
A：生後8か月．左右の口角が同時に引かれ，唇が薄くみえる．
B：生後11か月．上下唇がねじれながら協調運動し，咀嚼側へ口角が引かれる．

■押しつぶし機能獲得期

　おおよそ生後7～8か月ぐらいになると，哺乳反射はほぼ消失し，乳前歯も萌出を開始している．姿勢の保持も大分安定し，短時間であれば自立座位が可能になり，手の動きも器用さを増してくる．

　口唇でしっかり食物を捕らえられるようになると，続いて舌を口蓋に押しつける動きが安定してできるようになるので，食物の硬さや大きさをしっかりと感じ取ることができるようになる．口唇はしっかりと閉鎖し，口角が左右に伸び縮みしながら同時に引かれる動きがみられるようになる．また，舌の上下運動がみられるようになるが，顎の運動は上下運動のみで左右の動きはまだみられない．上下の唇をしっかり動かすようになるので，口唇の形が少しずつ薄く扁平に変化していく．

　この時期に離乳食をなめらかにすりつぶした状態のものから舌で押しつぶせる硬さの食物に移行するとよいと考えられ，乳汁の摂取回数も離乳食摂取のあとの2回と，それとは別に3回程度与えるようにしていく（図3-8A）．

■すりつぶし機能獲得期

　舌での押しつぶしが上手になると，次は上下の顎堤で，さらに硬いものをすりつぶして食べられるようになってくる．この頃には，吸啜窩も消失しはじめ，上下の乳中切歯計4本と乳側切歯の萌出により，口腔容積も増大してくる．体の動きも活発になり，ハイハイからつかまり立ち，つたい歩きもみられるようになっている．

　顎堤でつぶせる硬さの食物を与えると，口唇が交互に伸縮し，左右どちらかの顎堤ですりつぶすような動きがみられる．口角の引きも左右非対称になり，舌運動も，片側の顎堤上に食物を運ぶために，左右の運動がみられるようになってくる．つまり，口唇，頰，舌の協調運動が可能になってくる．おおよそ，生後9～11か月ぐらいの時期に相当し，顎堤でつぶせる硬さのものを与えながら，離乳食は1日3回へと移行する．乳汁は離乳食の摂取量をみながら，それとは別に1日2回程度与えながら，咀嚼機能の基本となるすりつぶし機能を獲得していく（図

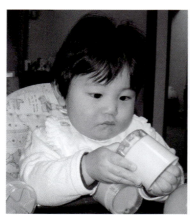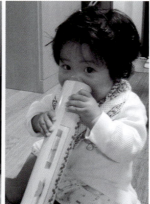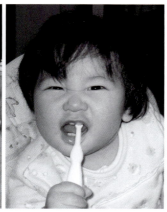

図 3-9　自食準備期
生後 11 か月．手先や前歯を使った遊びが盛んに．座位も安定し，手と口の協調運動がスムーズになる．歯みがきも自分でしたがるようになる．

5-8B）．

3. 自食機能

■自食準備期

　口の運動が哺乳から咀嚼へ向けて発達を続けるなか，次は自分の手を使って食物を把持し，口へ運ぶ動きも必要になってくる．つまり，食物を上手に口に運ぶためには，まず上肢・指を使いながら確実におもちゃなどを口に運べる機能を獲得しなければならない．また，口に運んだものを，口にどこまで入れてよいのか，口に入れる量も調節することができないと上手に食物をかじり取ることはできない．したがって，離乳中期後半から後期には，自分の手と口，前歯を使った遊びが盛んになり，「おもちゃなめ」から「おもちゃしゃぶり」，「手づかみ遊び」がみられるようになる．この手と口の協調運動と歯を使う練習をすることによって，自分で食べる準備ができる（**図 3-9**）．

■手づかみ食べ機能獲得期

　1 歳頃，上下の歯は乳中切歯や乳側切歯の萌出により合計 8 本程度となり，食物を前歯でかじり取ることも上手になってくる．食事を自立して摂取する最初の段階は，口の動きに連動させて自分の手で食物を運ぶ「手づかみ食べ」であり，1 歳 3～4 か月頃までに獲得していく．上肢・手指，口の動きの協調運動ができるようになり，それまでは食物のほうへ口が向いてしまっていたのが，頭部を動かさずに手を口の前方へもってくることが可能になり，食物も口の中央部から入れることができるようになる（**図 3-10**）．

■食具食べ機能獲得期

　離乳も完了期に入り，手づかみ食べが上手になると，次は食具を用いて食べる機能を獲得していく．「食具食べ機能獲得期」とよばれ，手づかみ食べ機能獲得期と同様にスプーンのほうに頭を向けて口で取りにいっていたのが，上手になると頭を動かさずにスプーンを口の中央部からまっすぐ口のなかに入れることが可能になる．スプーンの次に，フォーク，箸と使えるよう

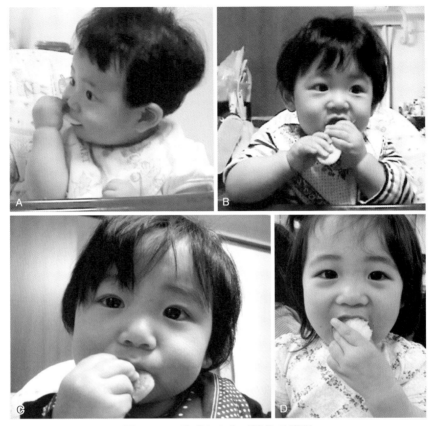

図3-10 手づかみ食べ機能の獲得
A：生後7か月．頸部回旋がみられ，逆手で把持．
B：生後10か月．両手で把持．手掌握りから手指握り優位へ．
C：生後11か月．パンケーキを指先でつまんで，前歯でのかじり取りも可能に．
D：2歳3か月．おにぎりを指先でつまめるように．

になっていくが，すべてを上手に使えるようになるのは，幼児期後半以降といわれている（図3-11）．

おおよそスプーンを自分で上手に使えるようになる頃，離乳を完了し幼児食へと移行する．「形のある食物を噛みつぶすことができるようになり，栄養素の大部分を乳汁以外の食物からとれるようになった」状態を離乳の完了といい，1歳〜1歳6か月頃にその時期を迎える．

1歳6か月頃には，第一乳臼歯が萌出を始めているが，しっかり咬合しているわけではなく，いわゆる咀嚼運動は乳歯列が完成される3歳頃までかけて獲得されていく．食事回数は1日3回となり，そのほかに1日1,2回間食を用意する．母乳は自然にやめるようになり，1歳以降は牛乳または人工乳を1日300〜400mLコップで与えていく．

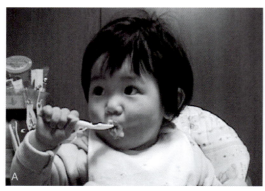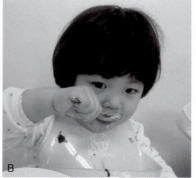

図 3-11　食具食べ機能の獲得
A：1歳1か月．スプーンを使うと，頸部が回旋する．
B：1歳4か月．頸部回旋はないが，スプーンが斜め前方から口腔内へ入る．

（内海明美，弘中祥司）

2 成人期

1 成人期の概要

　「成人期」とは明確な年齢区分がなされているわけではないが，成長発達が安定した頃から老化が顕在化する頃までを想定する．機能的には維持期であるので，基本的に摂食嚥下障害の頻度が低い時期である．しかし，社会で最も活躍する時期に発症し得る中途障害によるものは，むしろ成人期によくみられる摂食嚥下障害として認識するべきである．交通事故などさまざまな原因による頭部外傷は成人期全体にみられる．比較的老年期に近いが，生活習慣病との関連による心疾患と脳血管疾患，また脳腫瘍も成人期には留意したい疾患である．

　健康である成人であれば，普段何気なく食物を捕食し，咀嚼して食塊移送を行い，それを嚥下しているが，摂食嚥下機能は個々の生命活動を保つだけでなく，食を通して日常生活を彩り，豊かにするものでもある．また，食事をするという行為は障害のある人の日常生活において難易度が低い項目ともいわれており[1]，摂食嚥下機能を維持するということは，障害のある人の生活の質（quality of life，QOL）を支えるきわめて重要な要素ともなる．

2 成人期の摂食嚥下障害

　成人期における摂食嚥下障害の原因は，摂食嚥下関連器官の器質的な病変や外傷，あるいは神経筋疾患のように，これらの器官に器質的・機能的な病変をもたらす疾患，加齢に大きく分けることができる．それぞれの原疾患の詳細については臨床編の各章に委ねるが，こうしたなかで，脳血管疾患は摂食嚥下障害の原因として代表的なものであり，必ず押さえておきたい．

　現代は食文化の欧米化に伴い，脳血管疾患の罹患率は上昇している．脳血管疾患は，現在，日本人の死因の3位（人口10万対死亡率，2017年）に位置している（図 3-12）．また，要介護の原因としては第2位にあたり，リハビリテーションや介護上の喫緊の問題となっているとともに，予防，再発の防止も大きな課題とされている（ただし脳血管疾患では，急性期におい

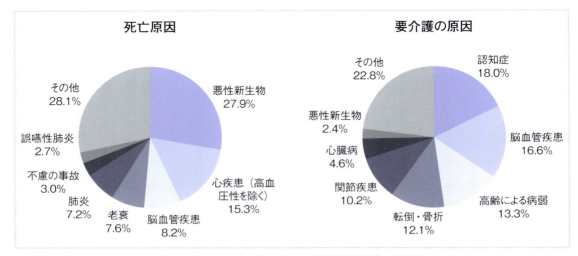

図 3-12　65 歳以上の死亡原因と要介護の原因
（厚生労働省「平成 29 年人口動態調査（確定値）」の概況および「平成 28 年国民生活基礎調査」より）

ては摂食嚥下障害が認められることが多いが，往々にして急性期を脱する頃には回復することが多く，慢性期では 10％程度[2]に摂食嚥下障害が残存するともいわれている）．

そのほか，神経障害としては Parkinson 病や脳神経腫瘍，外傷性脳損傷などが，筋疾患としては重症筋無力症や筋ジストロフィーが，器質的な病変としては口腔や咽喉頭部等の腫瘍などが重要な要因としてあげられる．いずれも，他章に詳細が記されているので，疾患の各論については当該章を参照していただきたい（なお，生理学的問題には上記に加えて心因性障害なども含まれる）．

なお，成人期などでよくみられる，いわゆる摂食障害は，摂食嚥下障害とは異なる病態として扱われていることを付記しておく．

3 成人期の注意点

前述のとおり，成人期は獲得した摂食嚥下機能を維持する期間である．加齢による摂食嚥下機能減退の原因は多様であるが[1]，成人期においては，摂食嚥下機能をできるだけ維持し，減退のスピードをできるだけ緩やかにしていくように努めることが重要になる．

昨今，フレイルという身体の機能低下の問題が注目されている．嚥下機能に限っていえば Presbyphagia という概念（嚥下機能の低下を指す）が摂食嚥下障害の前駆的な症状として認識されており，老年期に限らず機能維持に向けた早期からの介入を考えて行うことは重要といえるだろう．

歯科においても，65 歳以上の患者を基本的な対象としているが口腔機能低下症が診療報酬上の病名として認定されている（2018 年時点で，脳卒中後遺症患者，Parkinson 病患者など全身的な疾患をもち口腔機能低下症の診断基準を満たす者は 65 歳未満でも口腔機能低下症の診断病名をつけることが可とされている）．このようなことからも，歯科による早期からの介入の機運が高まっているということが伺えるだろう．

（石田　瞭）

3 | 老年期

1 加齢による摂食嚥下機能の衰退

　高齢者の身体的特徴として，認知機能，視力，聴力，筋力，平衡感覚，代謝内分泌能，免疫力，心機能，内臓機能，骨密度などの低下が生じる．いずれも，加齢変化として誰にでも自然に生じることであり，摂食嚥下機能もこれらのさまざまな機能低下を受けて変化する．たとえば，視覚・嗅覚などの低下，味覚の低下（塩味），消化器系の運動や内分泌物の低下によって，食欲が低下したり嗜好が変化したりしやすい．また，全身の活動性も低下するため基礎代謝量が減少し，必要栄養量も低下する．また，体内の水分量は減少しているが，喉の渇きを自覚しにくく，腎機能低下による再吸収力低下など脱水に陥りやすい．

　高齢者の摂食嚥下機能に影響を及ぼす加齢変化[1]について，表 3-1 に示す．これらの変化が複合的に摂食嚥下機能の低下を引き起こし，重度になると障害として現れる．さらに，基礎疾患による影響が加わることで複雑な病態を呈し，治療やリハビリテーションによる改善効果が得られにくい場合も多い．そのため，治療方針を考える場合は，基礎疾患の影響だけでなく，加齢変化も予測をして，機能維持や低下予防といった予防的対応も考慮しなくてはならない．この章では，老年期における加齢変化がどのように摂食嚥下機能に影響を及ぼすのかについて説明する．

2 加齢に伴う口腔内の変化

　加齢に伴う摂食嚥下器官の変化のなかで，歯科医療従事者への対応が最も求められる部位でもある．

1．歯の喪失

　平成 28 年歯科疾患実態調査[2]では，これまでの調査で残存歯数が最も多く，8020 の達成者が

表 3-1　摂食嚥下器官の加齢変化 (鈴木, 1996. [1]を一部改変)

●口腔・顎	・多数歯の欠如 ・咀嚼筋の筋力低下 ・舌，舌筋の下垂 ・口輪筋，頰筋の筋力低下 ・口腔内感覚閾値の上昇 ・口腔粘膜の変化 ・唾液分泌量の減少 ・顎関節の異常 ・顎・舌の不随意運動（オーラルジスキネジアの出現）
●咽頭・喉頭	・咽頭括約筋機能不全 ・喉頭の下垂 ・喉頭・舌骨の挙上減少 ・喉頭の閉鎖不全
●食　道	・食道入口部の開大不全

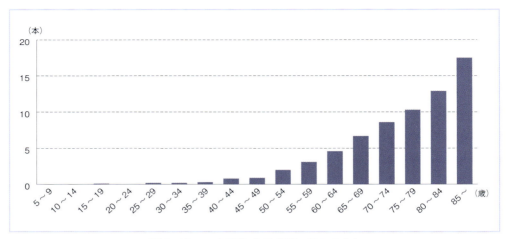

図3-13　1人平均喪失歯数（2016年）

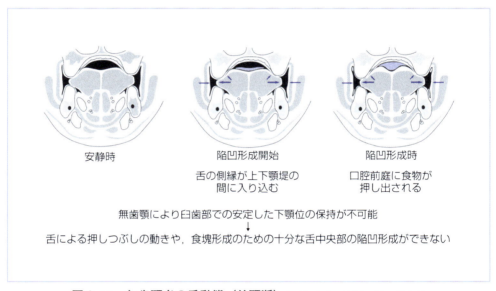

図3-14　無歯顎者の舌動態（前顎断）(田村, 向井, 2001. [4]を一部改変)

51.2%と半数を超えている．しかし，歯の喪失者の割合は年齢階級があがるにつれて増加し（**図3-13**），75歳以降では，平均10本以上の歯の喪失がみられる．歯の喪失は，咬合力の低下や顎位の不安定につながり，摂食嚥下機能の準備期や口腔期に大きな影響を与える．多数歯欠損の患者では，顎位の安定不良により窒息のリスクが増加する[3]．また，多数歯欠損と舌機能低下によって食塊形成不全や咽頭への移送も障害される（**図3-14**）[4]．

2. 口に関する訴え（主訴）の変化

歯の喪失に伴う顎骨の変化や顎関節の異常，唾液分泌の減少，粘膜萎縮など，口腔内の物理的・生理的変化が生じる．これらの変化は，後述される咀嚼機能効率や咬合力の低下，口腔乾燥に伴う嗜好食品の変化や食塊形成不全などの，口腔機能低下を引き起こす．軽度の咀嚼効率

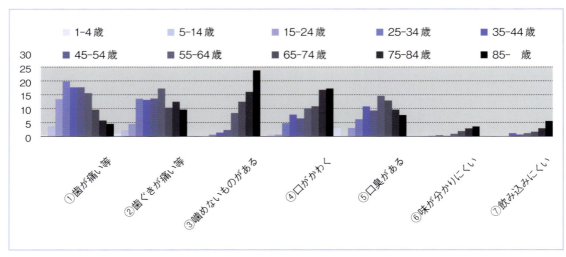

図3-15　歯や口の状態についての訴え（年齢階級別）(出典：厚生労働省[2])

の低下や食塊形成不全などは，日常の食事場面では問題となりにくく，治療やリハビリテーションの対象となることが少ない．高齢者の歯や口の状態についての訴え（**図3-15**）[2]では，「歯が痛い，しみる」，「歯ぐきが痛い，はれている，出血がある」と回答したものは，25～64歳が多く，65歳以降では減少している．これらの訴えは，歯や歯周組織の疾患が原因であり，歯の喪失とともに訴えが減少していると考えられる．しかし，「噛めないものがある」，「口がかわく」と回答した高齢者は，65～75歳の年齢階級で10％を超え，年齢階級が上がるにつれて割合は増加している．これらの訴えは，歯の喪失やSjögren症候群などの疾患によるものだけでなく，咬合力の低下や唾液分泌の低下など生理的な加齢現象によって生じていると推察される．また，「飲み込みにくい」と回答したものは，年齢階級が65歳以上から増加して，85歳以上では5％を超えている．これらのデータより，65歳以上の高齢者に対する口腔機能低下への対応は，その先に起こり得る摂食嚥下障害への対応の第一歩と考えられる．

3 加齢に伴う筋力および筋組織の変化

　加齢に伴う骨格筋の減少（サルコペニア）は，65歳以上の高齢者において歩行速度および握力の低下と全身の骨格筋の減少で診断される（**図3-16**）．要介護認定を受けていない高齢者では，約10％程度は存在する[5]．75歳以上の高齢者では，前述の口腔機能低下によって摂取できる食品の種類が減少し，体組織を作るために必要なタンパク質の摂取量の低下が認められる．また，慢性的な運動不足も加わり，サルコペニアの割合はさらに多くなると予測できる．

1．舌や口唇の変化

　加齢による筋力の低下は骨格筋に出現し，摂食嚥下機能の場合は，舌機能低下としてみられ，オトガイ舌筋の厚みの減少[6]や舌圧（舌を口蓋へ押し付ける力）の低下（**図3-17**）[7,8]などの報告がある．また，ラットを用いた研究では，舌の筋線維自体も老化によって変化が生じることが報告されている[9]．

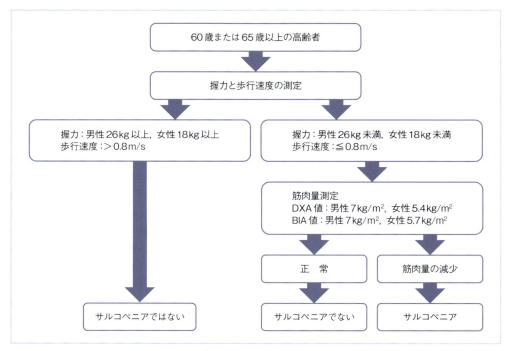

図 3-16　アジア人のサルコペニアの診断手順

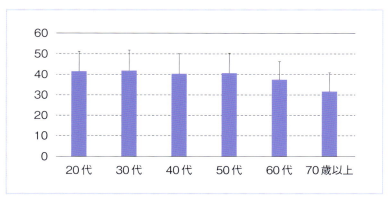

図 3-17　最大舌圧の平均値（年代別）

　低栄養などの問題のある高齢者では，表情筋の働きである口唇閉鎖力の低下もみられている[8]．また，冨田らは，高齢者の口唇閉鎖の最大圧は低下しているが，嚥下時圧は変化がみられなかったと報告している（**図3-18**）[10]．これらの舌や口唇の筋力低下によって，咀嚼時や嚥下時の食塊形成・移送の機能が低下すると推察される．表情筋など，骨格筋と比較して加齢変化は少ないといわれているが，サルコペニアの影響は無視できず，廃用性萎縮による筋力低下の予防は必要である．

2. 喉頭の変化

　嚥下時に上前方へ挙上される舌骨および甲状軟骨（喉頭）の動きは，重要な役割を担っている．①咽頭期における喉頭蓋の反転による喉頭口の閉鎖と，②輪状咽頭筋の弛緩と連動した食

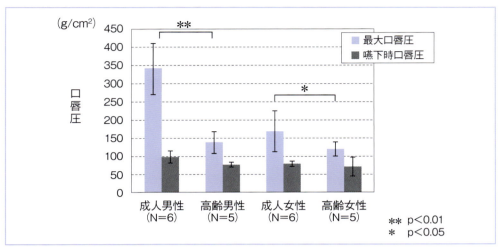

図 3-18　最大口唇圧と嚥下時口唇圧の比較（口角部）

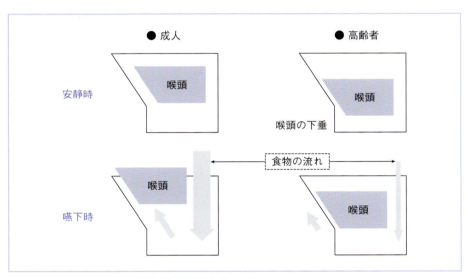

図 3-19　喉頭の位置の変化と嚥下 (古川, 1989. 15)を一部改変)
成人では喉頭が十分に上がり，食道の入り口が十分に開く．一方，高齢者では喉頭が十分に上がらず，食道入口部の開大が不十分になる．

道入口部の開大である．舌骨や喉頭は，下顎や頭蓋骨に筋肉で付着しているため，加齢に伴う筋力低下により下方に偏位する（図3-19）[11]．特に喉頭の下方偏位（喉頭下垂）によって，喉頭挙上距離が増加し，食塊流入と喉頭閉鎖の協調のズレが生じやすい．その結果，早期流入しやすい液体の誤嚥や咀嚼が不十分な固形物の窒息が起こりやすくなると考えられる．

3．呼吸の変化

呼吸も筋活動で行われる運動であり，加齢の影響を受ける．筋力低下と肋軟骨の硬化によって胸郭の可動性が低下する．併せて，肺自体の弾性力低下により，肺の運動制限が生じ，死腔の増加に伴うガス交換効率の低下や肺活量の低下が生じる（図3-20）．これらの変化は，気道

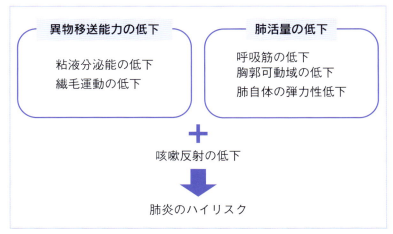

図 3-20 呼吸の老化

防御反射の一つである咳嗽力の低下を招き，誤嚥や窒息のリスクを高める．また，気管支粘膜の繊毛運動も低下するため，痰などの分泌物の排出機能が低下し，肺炎のリスクが高くなる．

　以上のような変化が摂食嚥下機能に影響を与え，加齢変化による摂食嚥下障害につながっていく．サルコペニア防止に必要なのは，栄養（アミノ酸）と運動であり，単に栄養を摂取するだけでは筋力増加はみられない．摂食嚥下機能の維持のためには，介護予防施策のような栄養と運動機能低下への取り組みが重要視されている．

4 加齢に伴う認知機能および神経組織の変化

　高齢者では，加齢に伴い，頑固・保守的・健康への関心など心理的な変化がみられる．これらの変化は，喪失体験（友人・家族などの死別，定年退職による社会的立場の喪失，体力や筋力低下など身体的変化）によって生じる．この喪失体験や精神状態の低下によって，うつ状態に陥りやすい．性格の変化，認知機能の低下など，高齢者にみられるこれら精神状態の変化は，脳血管疾患や Alzheimer 型認知症などでもみられる．そのため，対応については，疾患特徴や症状の進行に応じた対策が必要である．

1．認知機能について

　認知機能の低下は，生理的にみられるが，生活に支障が生じる場合は認知症とされる．加齢に伴う認知機能低下は，物忘れや外部情報の処理速度の低下であり，その程度は個人差（教育や社会環境など）に大きく影響されるので評価が難しいとされている[12]．加齢に伴う知能の変化についての報告（図 3-21）[12]では，語彙は 60 歳以降もほとんど低下がみられないが，「処理速度」，「推論」，「記憶」については，加齢とともに低下していることが示されている．また，抑うつ状態により知能低下がより進行されるため，うつ対策が重要である．

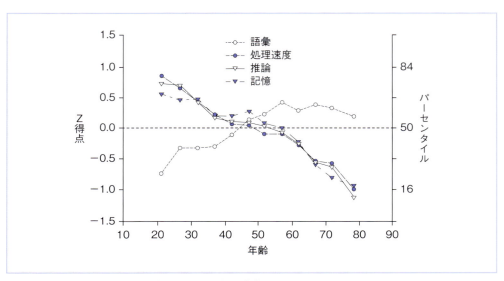

図 3-21　加齢による知能の変化 (Salthouse, 2004. [14])より一部改変)

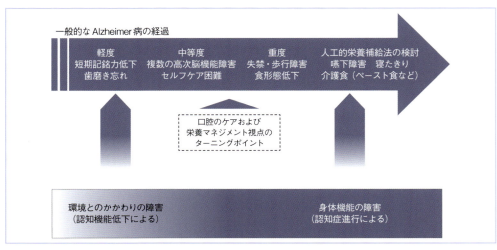

図 3-22　Alzheimer 型認知症における摂食嚥下機能の変化 (平野編, 2014. [16])

2. 神経組織の変化について

　脳神経への異常タンパクの沈着は，加齢変化によって生じる現象である．その蓄積によって，Alzheimer 型認知症や Levy（レビー）小体型認知症，Parkinson 病などが生じる．これらの疾患は進行性であり，Alzheimer 型認知症では，重症度によって摂食嚥下障害が出現することも知られている（図 3-22）．その他の高次脳機能障害でも，摂食嚥下機能の先行期・準備期が障害されることが多く，脳の障害部位によって，障害の種類や症状が異なってくる（表 3-2）．
　臨床場面では，疾患の特徴や病状の進行に応じた治療方針の設定が必要である．

表 3-2　高次脳機能障害における障害別のおもな損傷部位とその症状 (本田，2005. [17]を一部改変)

高次脳機能障害	おもな損傷部位	おもな症状
失語症	左半球（優位半球） 　前頭葉（Broca） 　側頭葉（Wernicke） ほかに，視床など	滑らかに話せない 物の名前がでてこない 相手の話が理解できない 字の読み書きができない
注意障害	前頭葉	作業にミスが多い 気が散りやすい
記憶障害	側頭葉 　海馬など	新しいことを覚えられない 物の置き場所を忘れる 何度も同じ話や質問をする
行動と感情の障害	前頭葉 側頭葉 大脳辺縁系	突然，興奮する・怒り出す 気持ちが沈みがちである 気持ちが動揺する
半側空間無視	右半球 （左半側空間無視の場合）	麻庫している手足がないかのように振る舞う 片側を見落としやすい
失行症	左半球	道具がうまく使えない 指示された動作が上手にできない ジェスチャーができない

（村田尚道）

臨床編 I

摂食嚥下障害を
もたらす要因

臨床編 I
摂食嚥下障害をもたらす要因

1章 摂食嚥下障害総論

1 摂食嚥下障害の評価と対応

　摂食嚥下障害とは，摂食嚥下機能が低下していたり不都合をきたしている状態である．摂食嚥下機能とは，安全に口から食道・胃まで食物を到達させ，口から栄養摂取する能力であると同時に，その際に，交差している気道に食物が入ること，すなわち誤嚥や窒息を起こさない，という気道の保護の能力である．摂食嚥下機能は，「正常」と「障害」がくっきり分かれるわけではなく，加齢や疾患により，検査をすれば摂食嚥下機能が低下していても，実際的に普通の（と本人が思う）食事を食べることができていて，栄養状態が保たれ，肺炎を起こさないでいることもある．

　治療の対象となる摂食嚥下障害は，おもに下記の二つの場合である．
　A　摂食嚥下障害のために経口摂取で十分な栄養を取ることができない（量・種類）
　B　誤嚥のために苦しむ，肺炎を起こす，あるいはその予防のために経口摂取を制限される

　したがって，摂食嚥下障害と一言でくくるのではなく，どの程度，安全に食べることができるか，という量的な側面やリスク管理の面や継続性の側面から評価することが，摂食嚥下障害の重症度を把握するのには重要である．

　今がどういう状態であるか，ということを示したものが，FOIS（**表 1-1**）や FILS（p.6 参照）である．この二つの評価はいずれも，全量経口摂取を継続することのできる安全な状態でかつ，食事形態の制限のない状態，全量経口摂取はできるが食形態の制限のある状態，食形態も制限され，全量経口摂取ができず他の栄養摂取手段（胃瘻も含めた経管栄養・点滴）を併用している状態，そして，経口摂取が危険で，すべてを他の栄養摂取手段に頼っている状態までの間のどこに位置するかを示している．

　実際には，本来は形態調整が必要なのに普通食を食べていて，たまたま熱を出していないが肺炎直前の状態であったり，在宅で補助栄養経路を使用していないが経口摂取はわずかしかできていない（本来は補助栄養が必要である），というような場合がありうる．つまり，摂食嚥下機能の評価を受けていない状態（摂食嚥下機能に適した食

表 1-1　FOIS（Functional Oral Intake Scale）(Crary, et al., 2005.[1])

Level 1 :	経口摂取なし
Level 2 :	補助栄養に依存．少量の経口摂取を試みるのみ
Level 3 :	補助栄養に依存しているが，継続的に食事や飲み物を経口摂取している
Level 4 :	一種類の食形態のみ．すべての栄養・水分を経口で摂取
Level 5 :	複数の食形態．全ての栄養・水分を経口で摂取．ただし，特別な準備や代償法が必要
Level 6 :	特別な準備なく複数の食形態．すべての栄養・水分を経口で摂取．ただし，特定の食べ物は食べられない
Level 7 :	正常

表 1-2　摂食嚥下障害の臨床的重症度分類 (才藤, 1999. [2])

	分　類	定　義	解　説	対応法	直接訓練
誤嚥なし	7　正常範囲	臨床的に問題なし	治療の必要なし	必要なし	必要なし
	6　軽度問題	主観的問題を含め何らかの軽度の問題がある	主訴を含め，臨床的な何らかの原因により摂食・嚥下が困難である	必要に応じて簡単な訓練，食事の工夫，義歯調整などを必要とする	症例によっては施行
	5　口腔問題	誤嚥はないが，主として口腔期障害により摂食に問題がある	先行期，準備期を含め，口腔期中心に問題があり，脱水や低栄養の危険を有し，対応が必要である	口腔問題の評価に基づき，訓練，食物形態・食事法の工夫，食事中の監視が必要である	一般医療機関や在宅で施行可能
誤嚥あり	4　機会誤嚥	時々誤嚥する，もしくは咽頭残留が著明で臨床上誤嚥が疑われる	通常の VF において咽頭残留著明，もしくは時に誤嚥を認める．また，食事場面で誤嚥が疑われる	上記の対応法に加え，咽頭問題の評価，咀嚼の影響の検討が必要である	一般医療機関や在宅で施行可能
	3　水分誤嚥	水分は誤嚥するが，工夫した食物は誤嚥しない	水分で誤嚥を認め，誤嚥・咽頭残留防止手段の効果は不十分だが，調整食など食物形態効果を十分認める	上記の対応法に加え，水分摂取の際に間欠経管栄養法を適応する場合がある	一般医療機関で施行可能
	2　食物誤嚥	あらゆるものを誤嚥し嚥下できないが，呼吸状態は安定	水分，半固形，固形食で誤嚥を認め，食物形態効果が不十分である	経口摂取は不可能で，経管栄養が基本となる	専門医療機関で施行可能
	1　唾液誤嚥	唾液を含めてすべてを誤嚥し，呼吸状態が不良，あるいは，嚥下反射が全く惹起されず，呼吸状態が不良	常に唾液も誤嚥していると考えられる状態で，医学的な安定が保てない	医学的安定を目指した対応法が基本となり，持続的な経管栄養法を要する	困難

表 1-3　摂食嚥下能力のグレード (藤島, 1993. [3])

I	重症経口不可	1	嚥下困難または不能，嚥下訓練適応なし
		2	基礎的嚥下訓練のみの適応あり
		3	条件が整えば誤嚥が減り，摂食訓練が可能
II	中等症経口と補助栄養	4	楽しみとしての摂食は可能
		5	一部（1〜2食）経口摂取
		6	3食経口摂食プラス補助栄養
III	軽症経口可	7	嚥下食で，3食とも経口摂取
		8	特別に嚥下しにくい食品を除き，3食経口摂取
		9	常食の経口摂取可能，臨床的観察と指導要する
IV	正常	10	正常の摂食嚥下能力

生活をしていない場合）である.

　重症度分類（Dysphagia Severity Scale, DSS）（**表 1-2**）や藤島のグレード（**表 1-3**）は，摂食嚥下障害に対する評価を行って，この人はこの程度の状態である，ということを判断したものであり，そこには専門家の「判断」の要素が入る.

　たとえば，家庭で経口摂取をしている，その他の栄養を入れていない状態であれば，FILS の

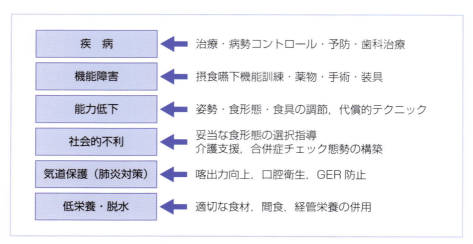

図 1-1　ICIDH による構造的把握に基づく摂食嚥下障害への多層的対応
ICIDH（International Classification of Impairments, Disabilities and Handicaps）では，障害を，impairment（機能障害）：臓器レベルの障害，disability（能力低下）：個人レベルの障害，handicap（社会的不利）に層別化して構造的に把握する．摂食嚥下障害では，合併症管理も重要であるため，上記には，気道保護と低栄養・脱水の項目を加えた．

レベルでは9になるかもしれないが，実際にその人を評価すると，経口摂取量が少なくて補助栄養の必要があり，またしばしば誤嚥しているので，食事形態や食べ方にもかなり配慮が必要である，ということになると，グレードは6（または7）である可能性がある．一方，経管栄養だけ（レベル1）といわれていても，評価をすると，形態調整した食品なら経口摂取できる（グレード3か4）ということもある．

　また，狭義の嚥下機能がどの程度であるかということと，十分量，肺炎を起こさず食べる生活を維持するということの間には距離がある場合が多く，そして後者には，環境要因や防衛体力の要因が大きい．したがって，摂食嚥下リハビリテーションにおいては，狭義の嚥下機能を高めるための訓練や口腔内装具の製作だけでなく，ICIDH（**図1-1**）に示すようなさまざまな層での対策を行う必要がある．

　ICIDHは，障害を構造的に把握するために，WHOが1980年に発表した考え方である．医療関係者にとっては使いやすく，まずはこのような枠組みで，障害を構造的に捉える練習をすることができる．しかし，ICIDHには，「疾患がスタート地点である」，「あたかも，まずは本人が機能障害を治してからでないと社会参加してはいけないように読まれやすい」，「障害がよくないことであり健常に近づけなければならないという発想に誤解されやすい」などの欠点がある．現在では，WHOは，ICF（International Classification of Functioning, Disability and Health, 国際機能分類, p.2参照）を採用しており，「活動と参加」のためには，個人要因だけではなく環境要因も重要（社会の歩み寄りが必要）であるということをより強く打ち出している（**図1-2**）．

　いずれにせよ，摂食嚥下リハビリテーションにおいては，障害を構造的に把握して，それぞれに対策を立てること（そしてその実現のための多職種連携）が重要である．そして，常に，「現在の機能でのできる限り高いQOLを目指す」姿勢も重要である．

　また，摂食嚥下障害患者のQOL評価票であるSWAL-QOL・SWAL-CAREでは，不安の程

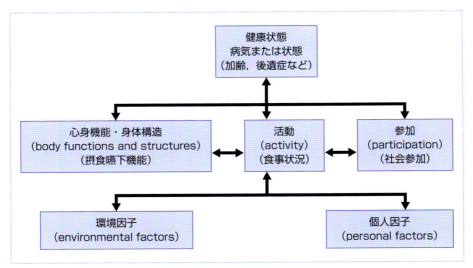

図1-2 ICF（国際機能分類．2001，WHO）と摂食嚥下障害

度や，信頼できる医療者に相談できる安心感，なども項目となっている．リハビリテーションでは，「安心感」，「信頼感」が重要である．

（藤谷順子）

臨床編 I

摂食嚥下障害をもたらす要因

2章 頭頸部外科的対応を要する疾患

摂食嚥下障害は，消化管の形態異常や圧迫などの機械的な通過障害（器質的障害）と，麻痺による運動や感覚の障害（機能的障害）の2群に大きく分けられる．それぞれの原因となる疾患を**表2-1**に示す．発生割合は，脳血管疾患や加齢を原因とする後者の機能的障害が多い．また摂食嚥下障害の原因は複合的な場合も多く，器質的障害と機能的障害の両者を伴うケースもみられる．

これらのうち，本章では頭頸部外科的対応を要する疾患として，頭頸部腫瘍（口腔癌，咽頭癌，喉頭癌，頸部食道癌），先天的形態異常，声帯麻痺，軟口蓋麻痺，異物，食道憩室，Forestier病について述べる．

1 頭頸部腫瘍

摂食嚥下障害を契機に診断されることも多く，診察では常に頭頸部腫瘍の有無に注意を払う．

1. 口腔癌

口腔癌は頬粘膜部，上歯槽と歯肉（上歯肉），頬粘膜部，硬口蓋，舌に生じる悪性腫瘍で，その治療前後において摂食嚥下障害の原因となる口腔の変形や機能障害を来たし得る．組織学的には扁平上皮癌が多く，進行癌症例では頸部リンパ節転移によるリンパ節の腫脹を伴うことが多い．治療として，手術，放射線治療，化学療法が選択され，それぞれを組み合わせて行うことがある．

治療前の摂食嚥下障害として，腫瘍の増大による口腔期障害，疼痛による口腔期・咽頭期障害がみられることがある．治療中・後には，一部の早期癌を除いて，摂食嚥下障害を生じることが多い．

手術では切除部位の欠損，広範囲切除や皮弁再建による変形・運動障害がみられ，口腔期や咽頭期の障害に対してリハビリテーション治療が必要になることが多い．手術後の喉頭挙上障害や上部食道括約筋開大障害が予想される場合には，術後の摂食嚥

表2-1 摂食嚥下障害を生じる疾患（青字：頭頸部外科的対応を要する疾患）

器質的障害（消化管の形態異常や圧迫などによる機械的な通過障害）		機能的障害（麻痺による運動障害）	
末梢		中枢	脳血管疾患 （脳梗塞，脳出血，くも膜下出血）
	頭頸部腫瘍およびその手術後 先天的形態異常 外傷による欠損・変形 口腔の変形・歯の異常 異物 憩室 Forestier病	末梢	神経疾患 （錘体外路疾患，脊髄小脳変性症，多発性硬化症，ALSなど）
			末梢神経疾患
			筋，神経・筋接合部疾患 （筋ジストロフィー，皮膚筋炎，重症筋無力症など）
			頭頸部腫瘍およびその手術後
		中枢 末梢	高齢による機能低下

下障害の軽減を目的に喉頭挙上術や輪状咽頭筋切断術といった嚥下機能改善手術が併せて行われることもある.

化学放射線治療では照射部位の粘膜障害，瘢痕形成が生じ，治療中の疼痛による摂食嚥下障害に引き続き，治療後にも口腔期・咽頭期障害を生じることが多く，早期からのリハビリテーション介入が必要となる.

2．咽頭癌

咽頭は上咽頭，中咽頭，下咽頭の三つの部位に分かれるが，とくに中咽頭と下咽頭に発生する悪性腫瘍が嚥下障害の原因になりやすい.

1）上咽頭癌

上咽頭は鼻腔と中咽頭の間で，開口したときにみえる軟口蓋の後ろから上方にあたる部分である.この部分には鼻咽頭癌や悪性リンパ腫が発生しやすく，初発症状としては嚥下障害より，鼻閉や耳閉感・難聴（上咽頭にある耳管咽頭口が閉鎖することによる滲出性中耳炎の症状）を訴えて受診することが多い.化学放射線治療が多く選択されるが，軟口蓋を含む中咽頭や頸部全体が照射範囲に入ることから治療後の瘢痕形成や感覚低下による咽頭期障害が生じることがある.

2）中咽頭癌

中咽頭は前壁（舌根部），側壁（口蓋扁桃を含む部分），後壁（咽頭後壁），上壁（軟口蓋）の亜部位からなり，いずれの部分も嚥下機能に深くかかわる部分である.悪性腫瘍では扁平上皮癌が発生しやすく，飲酒や喫煙が深く関与しているものと，HPV（ヒト乳頭腫ウイルス）が関与しているものに分けられる.後者は飲酒歴のない比較的若年の患者にも多く発症し，扁桃の陰窩など深部に好発して頸部リンパ節腫脹を主訴として来院することも多いので注意が必要である.中咽頭癌の治療には手術および化学放射線治療が選択されるが，前者では組織欠損や変形，後者では強い粘膜炎，疼痛や瘢痕形成を生じやすいことから，治療中から治療後に咽頭の運動および感覚機能の低下をきたし，口腔期と咽頭期の障害を生じやすい.とくに舌根部の癌で機能障害が生じる場合が多く，摂食機能障害や誤嚥への対応が必要になることが多い.

3）下咽頭癌

下咽頭は呼吸や発声に重要な喉頭と同じレベルの高さで側方から後方に位置する消化管の部分で，輪状後部，梨状陥凹，後壁の亜部位からなる.悪性腫瘍では扁平上皮癌が発症しやすく，この部位の癌では飲酒が発症の原因となることが多い.とくにアルコールの代謝産物であるアルデヒドを分解するアルデヒド脱水素酵素が少ない遺伝系（お酒を飲むとすぐに赤くなるフラッシャーとよばれる体質の人）では発症率が高い.一方，飲酒歴のない一群として，貧血や痩せを伴うPlummer-Vinson（プランマー・ビンソン）症候群があげられる.早期癌では無症状のことも多く，最近では胃や食道の検査として行われる上部消化管内視鏡検査のときに検出されることが多い.進行すると嗄声（かすれ声）や嚥下障害を生じる.下咽頭癌の治療には手術および化学放射線治療が選択されるが，狭窄や運動障害により食塊の通過障害や誤嚥を生じることもあり，治療に伴う嚥下障害に十分な注意が必要である.

3．喉頭癌

喉頭は中咽頭と気管の間に位置する上気道の一部であり，そのなかほどに一対の声帯を有する．喉頭は呼吸・発声・嚥下に関して重要な機能をもち，とくに咽頭から頸部食道に食塊を運ぶ咽頭期において誤嚥を防止する重要な働きがある．咽頭期では喉頭が前上方に挙上し，喉頭蓋が後屈し，また左右の声帯が正中に内転して声門を閉鎖する．このことにより喉頭の入り口および声門レベルで嚥下物が喉頭から気管に侵入（誤嚥）することを防いでいる．進行した喉頭癌において，手術や放射線治療により喉頭蓋や声帯に変形や運動障害が生じると，この誤嚥を防止する機能が障害され，さまざまな程度の誤嚥や嚥下障害の原因になる．

喉頭癌の多くは扁平上皮癌であり，喫煙者の男性で発症の頻度が高い．声帯に生じる頻度が高いことから，嗄声により早期に検出されることが多い．治療後の機能障害の危険を減らすためにも，継続する嗄声のある場合に早期の診察を受けることが勧められる．

喉頭癌の治療として，早期癌には放射線治療ないし経口的腫瘍切除が，進行癌には頸部外切開による切除手術や化学放射線治療が行われる．喉頭全摘術を除いては，いずれの治療後にも喉頭の気道防御機能の低下により誤嚥リスクが高くなることから，治療後の嚥下機能の評価が重要である．

4．頸部食道癌

咽頭癌と同様に飲酒が原因となり，組織型の多くは扁平上皮癌である．早期では無症状のことが多いが，進行すると通過障害による嚥下障害を呈する．比較的頻度は低い疾病ではあるが，嚥下機能検査において口腔や咽頭に運動や感覚の異常がないにも関わらず食塊や唾液の停滞がみられるときには，食道癌による食塊等の停滞の可能性に留意すべきである．声帯の運動を司る反回神経が，左側では食道の近傍を通過することから，進行癌では声帯麻痺による嗄声を伴うこともある．治療では手術や化学放射線治療が行われる．治療中や治療後の合併症として食道期の通過障害が生じることがある．

5．再建治療例

近年，頭頸部の進行癌の手術で広範囲の切除部分が行われた場合には，遊離皮弁による組織再建が行われることが多い．代表的な例として，舌癌切除後の腹直筋皮弁による再建，下歯肉癌切除・下顎骨区域切除後の腓骨皮弁による再建がある．単純な創部の縫縮や有茎皮弁に比べて，遊離皮弁では術後機能を考慮した組織や形状が選ばれるが，それでも一定の摂食嚥下障害が生じる．あらかじめ手術前より予想される障害の状況を把握し，術後の義歯等による口腔機能改善やリハビリテーションの治療を計画しておくことが患者の早期回復のために必要である．

2 先天的形態異常

1．唇顎口蓋裂

胎生初期に何らかの異常が生じて口唇，口蓋，歯茎に裂け目が残る形態異常であり，それぞれの患児により裂の程度はさまざまであるが，500出生に1人程度の頻度で生じる．整容なら

びに機能的な改善を目的に，乳児期から小児期にかけて段階的な手術が行われる．口蓋裂の患児では滲出性中耳炎とそれによる伝音難聴を伴う場合が多く，形成外科・歯科・耳鼻咽喉科で協同して治療が進められる．

2．喉頭気管食道裂

喉頭や気管といった気道と食道との間に裂け目が残る形態異常であり，稀な疾病ではあるが，食道閉鎖症を合併することもあり，重篤な誤嚥，嚥下障害を伴う．手術による気道と消化管の分離，消化管の再建が治療として行われるが，呼吸や循環などに関係する重度の形態異常がある場合には手術治療を行わずに対症的なケアが選択されることもある．

3 声帯麻痺（反回神経麻痺）

声帯麻痺が生じると，嚥下の咽頭期に声門閉鎖不全が生じることにより，水分を中心とした誤嚥がみられることが多い．声帯麻痺単独で摂食不能になることは少ないが，他の合併する麻痺や年齢，呼吸状態によっては摂食嚥下障害の原因となる．発声時には声門閉鎖不全により空気の抜けるようなかすれ声（嗄声）が生じる．声帯の運動を司る神経は脳幹から頸部，胸腔に向かったあとに迷走神経から枝分かれし，反転して喉頭に向かうことから反回神経とよばれる．それゆえ脳卒中や特発性の麻痺に加えて，神経の経路と関係する甲状腺癌，食道癌，肺癌，胸部大動脈瘤といった疾病により声帯麻痺が生じる．音声や嚥下の状態を改善することを目的に麻痺声帯を正中位に移動する喉頭形成手術が行われる．

4 軟口蓋麻痺

中咽頭と上咽頭・鼻腔を境する軟口蓋の運動は舌咽神経，迷走神経が司っており，麻痺が生じると発声や嚥下に伴う鼻咽腔閉鎖が障害される．マ行やパ行の構音で開鼻声が目立つとともに，飲食物が鼻に流入する症状が生じるとともに，嚥下時に十分な咽頭圧が形成されない原因となる．

5 異 物

咽頭や食道に異物を誤飲すると嚥下障害の原因になる．とくに高齢者では魚骨，歯科材料（義歯など）の頻度が高いが，痛みが少ない場合やある程度の摂食ができている場合には医院を受診せず，長期に異物が介在していることがある．薬の包装に用いるPTPシートを切り離して用い，異物となっていることもときに経験される．原因不明な摂食嚥下障害がある場合，異物の可能性も念頭におくべきである．CTや内視鏡による検査で異物を確認し，すみやかに摘出することが必要になる．

6 食道憩室

食道壁の一部が外側に張り出す状態で，食道壁の一部が脆弱で内圧がかかることで押し出された内圧性憩室と，周囲組織と食道の癒着により牽引されて生じる牽引性憩室に分けられる．無症状のことが多いが，憩室が大きくなると憩室内に残存した飲食物が正常嚥下のあとに咽

頭に逆流して誤嚥，嚥下障害の原因となる．嚥下障害や感染を繰り返す場合，内視鏡ないし頸部外切開による手術治療が行われる．

7 Forestier 病（前縦靭帯骨化症）

非炎症性に腱や靭帯の付着部の骨化が進行する全身性疾患で，初老から高齢の男性に多く，頸椎前方の前縦靭帯の骨化が強く生じる．無症状なことも多いが，消化管である咽頭から頸部食道を後方から圧迫することや喉頭の挙上制限が生じることにより，嚥下障害を来たすことがある．診断には嚥下内視鏡検査や嚥下造影検査が有用で，特徴的な頸椎前方骨組織の隆起が確認できる．この病態のみで摂食不能になることは稀であるが，消化管の圧迫や喉頭挙上障害の進行の程度により，増殖した頸椎前方骨組織の減量手術を行うことがある．

（香取幸夫）

臨床編 I

摂食嚥下障害をもたらす要因

3章 神経内科・脳外科的対応を要する疾患

1 疾患の特性

　摂食嚥下障害をもたらす疾患のうち，神経内科・脳外科的対応を要する疾患には**表3-1**のようなものがある．

　疾患により摂食嚥下障害の病態の特色もそれぞれにあるが，疾患そのものの特色の把握，摂食嚥下障害以外の症状の理解，使える社会資源の特色についても把握しておくことが，摂食嚥下リハビリテーションでは重要である．

　疾患そのものの特色として，病態と経過，すなわち予後良好かどうか，進行性かどうか，進行のスピードはどうか，ということに加えて，随伴する症状にどのようなものがあるのか，という知識も必要となる．言語障害や高次脳機能障害はリハビリテーションにおけるコミュニケーション過程に影響するし，呼吸機能障害の有無は肺炎と関係し，どれだけ食事を許可できるかと大きく関係する．摂食嚥下リハビリテーションを行っているほかに，その他の症状や状態に対してどのようなリハビリテーションや対策がなされているかを知り，連携することは，摂食嚥下リハビリテーションの遂行にも寄与する．

　疾患によって使えるサービスが異なることも知っておく．脳血管疾患の発症から2か月以内であれば回復期リハビリテーション病棟への入院が可能だが，発症から期間のたった症例や慢性進行性疾患は，回復期リハビリテーション病棟の適応にならない．介護保険制度も，65歳以上であれば疾患を問わず利用できるが，40歳以上では要介護認定が受けられる疾患が限られており，介護保険が利用できない場合は，身体障害者手帳等を取得して，「障害者に対してのサービス」を受けることを目指すようになる．多くの神経筋疾患は，「難病認定」を受けることで，難病としてのサービス受給が

表3-1　摂食嚥下障害をもたらす神経内科・脳外科領域の疾患

◆中枢神経系の疾患・病態	脳血管疾患 頭部外傷（外傷性脳損傷） 低酸素脳症 脳腫瘍 脳炎・脳幹脳炎 Guillain-Barré（ギランバレー）症候群 筋萎縮性側索硬化症 Parkinson（パーキンソン）病 進行性核上性麻痺　その他のParkinson類縁疾患 その他の脳症；進行性多巣性白質脳症，熱中症性脳症，アルコール性脳症など
◆末梢神経（脳神経）の障害	混合性喉頭麻痺（ウイルス性など） 反回神経麻痺 代謝性ニューロパチー
◆神経・筋接合部疾患および筋疾患	重症筋無力症 筋ジストロフィー 膠原病；多発性筋炎など その他の筋疾患；甲状腺ミオパチー，アルコールミオパチー，ステロイドミオパチーなど

可能である．

　以下に，主要な疾患の場合の摂食嚥下障害の概説，理解しておいたほうがよい関連症状，そして進行性神経筋疾患に対するリハビリテーションの戦略ポイントを示す．各疾患の症例を担当する際には，それら疾患の摂食嚥下障害について解説している書籍を座右に置くことが望ましい．

2　主要な疾患の摂食嚥下障害

1　脳血管疾患（図3-1，2）

　脳血管疾患の場合には，急性発症時の摂食嚥下障害，そして遷延する球麻痺型（脳幹障害），偽（仮）性球麻痺型（両側性大脳障害），大脳半球障害型の障害，さらに加齢とともに再発・多発脳梗塞・認知障害などが関与していくことが多い．

　急性期の基本的な対応としては，急性期の（一過性かもしれない）摂食嚥下障害の時期に誤嚥性肺炎を起こさせないよう，全例に基本的な観察・評価を行い，特に問題がなければ段階的に経口摂食を進めることである．そして，障害が重篤／遷延しそうな症例はあらかじめピックアップし，慎重かつより専門的に評価と訓練等を行い，回復期リハビリテーション病棟での診療と連携する．

　回復期リハビリテーション病棟のような亜急性期での代表的な摂食嚥下障害のタイプを概説する．

　Wallenberg症候群に代表される限局型の球麻痺では，発声構音障害は軽症で，嚥下反射および食道開口の障害が中心である．軽症であれば，頸部回旋（横向き嚥下）の効果が期待でき，中等症以上でも，バルーン拡張訓練や輪状咽頭筋切断術などによる機能改善の可能性がある．上肢機能・知的機能が保たれている場合が多いため，間歇的経管栄養法の適応になる症例が多い．口腔清掃は自立，また咀嚼能力も高いため，ひとたび嚥下できるようになると，十分咀嚼することによって，さまざまな食形態に比較的スムーズに対応できるようになりやすい．

　脳幹の限局的障害ではなく，脳幹から中脳・小脳等が広範に，ときには大脳半球も含めて障

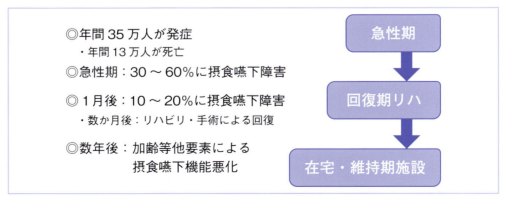

図3-1　脳血管疾患の概要

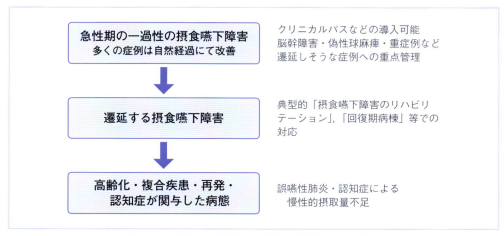

図 3-2　脳血管疾患後の摂食嚥下障害への対応

害を負うと，呼吸も含めた重度障害をきたす．急性期には呼吸管理や生命の危機があることもあり，急性期を乗り切ったあとも，体幹と四肢の重度の失調，構音障害と摂食嚥下障害，気管切開などを残し，急性期の重症期間による廃用症候群も呈していたりする．病態に合わせたリハビリテーションと，ときには輪状咽頭筋切断術，喉頭挙上術などの嚥下機能改善術の適応になる場合もある．急性期・禁食期間に口腔内の環境が悪化していることも少なくない．

　偽性球麻痺は，両側の大脳半球の障害による病態で，2回目以降の発症によって出現する場合が多い．広く先行期から咽頭期にわたる障害が生じる．四肢や体幹の機能障害もあるため，先行期の運動面の障害があることもある．さらに，「感情失禁」という，一般的にはそれほど感情を動かされない程度の外的刺激で，泣いてしまう・笑い泣きしてしまう（もちろんその際に口が開いてしまう）という症状が特徴的である．安静時から閉口障害や流涎を示す症例もある．口唇での取り込みから口のなかで食物を動かしての咀嚼，そして適切な送り込みに障害を示す．動作効率が悪く易疲労性であったり，嚥下反射のタイミングが合わず誤嚥することも多い．予後はさまざまである．

　大脳半球の片側の脳血管疾患では，一般的には一過性の摂食嚥下障害しかきたさないが，広範な障害であったり，反対側にも病巣がある場合などには摂食嚥下障害が遷延しうる．

　回復期リハビリテーション病棟では，できる限りの改善のための訓練をしつつ，その他のADLについてもリハビリテーションを行い，自宅退院を目指す．自宅退院の時点で，全量経口摂取ができる見込みのない場合には，胃瘻や間歇的経管栄養や経鼻経管栄養との併用を指導する．退院時の嚥下調整食の指導や，退院後のリハビリテーションや，再検査の手配なども要する．

　その後，脳梗塞の再発も起こりうるし，さらに他の疾患による身体機能低下や，はっきりとした発症日を持たない脳虚血（不顕性の多発脳梗塞）などが加わり，さらに認知症等も加わって複雑な病態となっていく．

2 頭部外傷（外傷性脳損傷）

　頭部外傷（外傷性脳損傷）では，部位による麻痺などの障害に加えて，全般的・広範な脳損

傷による障害がある．交通事故などの高エネルギー外傷では，頭蓋骨のなかで脳が大きく振られるため，脳細胞同士のさまざまな連携が壊れることが多い，と考えると理解しやすい．そのために，「高次脳機能障害」という注意や集中の障害，性格変化，情動の障害，記憶障害，認知の障害など，多彩な障害が起こることが多い．構音障害や失語症のように，会話してすぐにわかる障害ではないために誤解されやすい．頭部外傷患者には，年齢が若く，就職などが期待される世代が多いことから，近年は特別に「高次脳機能障害対策」が取り上げられている（高次脳機能障害は頭部外傷でなくても起こりうるが，頭部外傷症例では，手足の麻痺がなく高次脳機能障害のみである症例があるため，高次脳機能障害をおもな対象とするプログラムは，頭部外傷症例がおもな参加者となる）．

　一方，頭部外傷で摂食嚥下障害をきたしている場合は，急性期重症であった症例が多く，気管切開の影響，廃用症候群の関与も大きい．体幹や四肢の障害のある場合も多い．それらの上に，上記の高次脳機能障害の影響があるために，訓練からの汎化（食事場面で適切な注意を払うこと）の実現に観察と配慮を要する．しかしながら，頭部外傷症例のなかには若年者も多く，当初重症でも，長期にわたっての改善が期待できる場合もある．

3 Parkinson（パーキンソン）病

　Parkinson病は日本の神経筋疾患では最も頻度が高く，有病率は約1,000人に1人である．Parkinson病のほかに，進行性核上性麻痺などのParkinson類縁疾患もあり，また，多発脳梗塞等でもParkinson病様の症状が現れるParkinson症候群を呈したり，薬剤性でもParkinson症候群を呈したりする．Parkinson病は脳の黒質のドパミン神経細胞の変性を主体とする進行性変性疾患であり，4大症状として，① 安静時振戦，② 筋強剛（筋固縮），③ 無動・寡動，④ 姿勢反射障害が知られている．このほかに，⑤ 同時に二つの動作をする能力の低下，⑥ 自由にリズムを作る能力の低下がある．軽度の前傾姿勢や仮面用顔貌，動作を始めることがうまくできない，字が小さくなる，歩くのが小刻みになる，などで気づかれることが多い．

　Parkinson病の摂食嚥下障害は，早期は準備期・口腔期の障害であり，全身症状の重症度とは必ずしも一致せず，食べるのに時間がかかるなどの，咀嚼や送り込みの障害として出現する．送り込みの代償のために，上を向いて飲み込むなども観察され，咽頭期機能がよいためそれでも飲み込める時期がある．その時期は摂取量の不足が問題であるが，さらに，体幹前屈の進行で代償が難しくなり，疾患進行に伴い咽頭期にも障害が生じて誤嚥も増加する．

　Parkinson病に対してはさまざまな抗Parkinson薬が開発され，薬剤の効果は当初顕著であるが，次第に薬剤効果が減少してくる．Parkinson症候群では，薬の効果は少ないことが多い．

4 筋萎縮性側索硬化症

　筋萎縮性側索硬化症は運動ニューロンが侵される病気の代表格である．四肢から発症するタイプと，特に球麻痺症状を主とするbulber typeがある．進行性の経過をたどるが，知的能力障害は一般に出現しない．四肢体幹，構音，嚥下のみならず，呼吸筋が動かなくなっていくので，人工呼吸器をつけるかどうかが大きな選択となる．人工呼吸器以外でも，進行性の経過のなかで，代償的方法を取り入れるか，それを行わないか，要所要所で選択していくことになる．

すなわち四肢に関しては，歩行障害から車いす生活になり，電動車いすになり，電動車いすへの移乗もリフターを利用するようになる，などの変化がありうる．コミュニケーションについては，会話が可能な状態から，文字盤を指さす，パソコンを使う，キーボードではなく特殊なスイッチを使う，目の動きでパソコンを使う，口文字を使う，などに変化する．

摂食嚥下障害については，上肢障害による先行期障害もあり，また，進行の経過のなかで食形態の変更，胃瘻の導入，吸引の導入，（そしてその頃には人工呼吸器の導入）さらには，喉頭摘出術をするかどうかの選択がある．進行性の疾患で，訓練の効果は大きくない疾患であり，その時の機能での最大限の経口摂取とQOL，また代償的手法を導入する場合にはその利用の支援，活動と参加への支援を行っていく．

3 進行性神経筋疾患に対するリハビリテーションの考え方

進行性神経筋疾患に訓練してもよくならないのではないか，進行性神経筋疾患にはリハビリテーションは効果がないのではないか，という考え方があるが，そうではない．その理由は二つである．

まず，リハビリテーションは，単に「訓練による改善」を目指すのみのものではなく，現在の機能でもできるだけ生活機能や社会参加を維持するために行うものである．具体的には，「代償」，つまり食事姿勢や食形態，食環境等を調整することで得られる．現在の食形態でも量が食べられるようにする工夫や，現在の摂食嚥下機能で誤嚥と肺炎を減らす工夫を考えると，行えることは多い．呼吸機能や体幹機能を改善することで，誤嚥性肺炎の予防を図るなどの「周辺の底上げ」戦略もある．下り坂でも，そのときどきでのベストを目指し，後退していくときでも寄り添うリハビリテーションが望まれる．

第二に，進行性神経筋疾患でも改善しうる訓練のポイントがある．すなわち，一般的に「訓練」とは随意運動のことを考えがちである．舌を出してもらう，ごっくんしてもらう，などである．随意運動というのは脳からの命令が筋肉に届いてなされる．しかしながら，進行性神経筋疾患では脳から筋肉までの経路が侵されるのが病気の本体である．たとえば，Parkinson病では脳からの命令のリズムやタイミングの狂いがあり，筋萎縮性側索硬化症では，神経の通り道である側索が侵される．神経から筋肉への伝達が悪いのが重症筋無力症であり，筋肉の力が低下するのが筋ジストロフィーである．訓練を「随意運動の練習」と狭く考える，つまり，できなくなった目的動作（随意運動）そのものを練習することを訓練とよぶとすれば，それが疾患の主症状である限り，疾患そのものの進行なら改善できない．しかし，実際には，疾患を有する症例にも，廃用症候群の部分があるので，廃用の部分は訓練で改善する可能性がある．

また，病態の特異性を考え，随意運動をする以外の方法を訓練に取り入れるという戦略が可能である．たとえばParkinson病で，リズムを外から与える（メトロノームを使う）方法や，脳からの命令が日頃少ない末梢や筋肉の関節を他動的に動かしておいて，命令が弱くてもよく動くようにしておくストレッチ，などである．

(藤谷順子)

臨床編 I
摂食嚥下障害をもたらす要因

4章
加齢等による要因

1 環境因子

摂食嚥下リハビリテーションを実施する際に考慮しなければならない要因としては，リハビリテーションを行う環境がある．摂食嚥下障害をもたらす疾患の代表である脳血管疾患では，発症後，急性期病院から回復期病院を経て，医療療養病床，介護保険施設（介護老人保健施設，介護老人福祉施設，介護医療院），居住系サービス（認知症対応型共同生活介護，特定施設入所者生活介護），在宅（通所リハビリテーション，通所介護事業所，短期入所生活介護，短期入所療養介護）などにおいて，その障害の状態，目的に合わせ，本人，家族，専門職や看護介護職が連携し，摂食嚥下リハビリテーションが行われる．

1 急性期病院

急性疾患や慢性疾患の急性増悪などの患者に対して高度で専門的な医療を提供する病院．摂食嚥下リハビリテーションに必要な専門職，診断機器が比較的充実している．原因疾患の急性期を脱するまでの短期間の入院加療となるため，摂食嚥下リハビリテーションはおもに障害の診断と残された機能の維持，廃用予防，栄養管理となる．そのなかで歯科は，主として口腔衛生管理，摂食嚥下機能の維持を目的とした口腔機能管理を行う．

2 回復期病院（回復期リハビリテーション病棟）

病状が安定した発症後1〜2か月間の状態を回復期という．回復期リハビリテーション病棟では，急性期に低下した能力を再び獲得することを目的に，集中的なリハビリテーションを行う．摂食嚥下リハビリテーションに必要な専門職，診断機器は急性期病院よりも充実していることが多い．そのなかで歯科は，主として口腔衛生の自立，口腔機能の回復を目的とした指導や摂食機能療法を行う．

3 医療療養病床

症状は安定しているが長期の療養が必要とされる，慢性疾患の患者のために，病院内に設けられた長期入院用の病床．一般病院に付属していることから摂食嚥下リハビリテーションに必要な専門職，診断機器は充実している．慢性疾患の治療の必要度が高く，また介護度が高い患者が多いことから，摂食嚥下リハビリテーションは疾患の治療の状況，介護度に応じた対応が必要となる．そのなかで歯科は，主として口腔衛生状態および口腔機能の維持，回復を目的とした口腔衛生指導や摂食機能療法，補綴治療を行う．

4 介護保険施設

1．介護老人保健施設

介護を必要とする高齢者の自立を支援し，医学的管理のもと，看護・介護といった

ケアはもとより，作業療法士や理学療法士等によるリハビリテーション，また，栄養管理・食事・入浴などの日常サービスも提供する．摂食嚥下リハビリテーションに必要な専門職，診断機器は充実しており，必要に応じて3か月を超えて利用できることから，在宅療養に向け利用者個別に計画的なリハビリテーションを実施できる．

2．介護老人福祉施設（特別養護老人ホーム）

重度の身体機能の低下や認知症などで，常に介護が必要で自宅での生活が困難な要介護者に対して入浴・排泄・食事などの介護，機能訓練，健康管理，療養上の世話を行う．

3．介護医療院

長期にわたり療養が必要である者に対し，療養上の管理，看護，医学的管理の下における介護および機能訓練，その他必要な医療ならびに日常生活上の世話を行うことにより，その者が有する能力に応じ自立した日常生活を営むことができるようにする．

介護保険施設に入所している要介護者は，摂食嚥下障害に関しては病状が安定し，症状も固定してきていることから，摂食嚥下リハビリテーションは機能の維持と定期的な評価による経口摂取の支援，機能低下時の対応，栄養状態の維持が目的となる．介護老人福祉施設は，他の2施設と比べて生活介護が中心で，摂食嚥下リハビリテーションに必要な専門職は少ないことから，専門医師の訪問診療等で対応することが多い．歯科は施設の看護，介護職とともに，ミールラウンドや口腔衛生管理（体制）加算，経口維持加算などの介護保険サービスを支援し，歯科訪問診療により口腔衛生状態および口腔機能の維持，回復を目的とした口腔衛生指導や歯科治療（抜歯，う蝕・歯周病治療，補綴治療）を計画的に実施する．

5 在 宅

在宅療養とは，訪問診療，訪問看護，訪問リハビリテーション，その他介護サービスを受け，住み慣れた自宅で生活することをいう．少子高齢化が急進し，独居高齢者や高齢夫婦世帯の増加により，在宅の食環境の悪化，食支援体制の不足が深刻化している．訪問看護，訪問リハビリテーションでは摂食嚥下障害に対して食支援，リハビリテーション，栄養評価が実施される．摂食嚥下リハビリテーションに必要な専門職が頻繁に継続的にかかわることは困難なことが多く，定期的な訪問診療による口腔衛生状態および口腔機能の維持，回復を目的とした居宅療養管理指導，口腔衛生指導や歯科治療の計画的実施が期待されている．

1．通所リハビリテーション（デイケア）

通所リハビリテーションでは，日帰りで食事や入浴などの日常生活上の支援や，生活機能向上のための機能訓練や口腔機能向上，栄養改善等の介護保険サービスが短時間提供される．病院や介護老人保健施設に付属している施設では，摂食嚥下リハビリテーションに必要な専門職，機器は充足している．

2. 通所介護（デイサービス）事業所

　入浴・食事の提供（これらに伴う介護を含む），日常生活に関する相談・助言，健康状態の確認などの日常生活上の世話および機能訓練を行う．摂食嚥下リハビリテーションに必要な専門職，機器は少なく，口腔機能の低下や低栄養がみられる利用者に対して，専門職（歯科衛生士，管理栄養士等）が非常勤で口腔機能向上や栄養改善等の介護保険サービスを短時間提供することもある．

3. 短期入所生活介護，短期入所療養介護（ショートステイ）

　特別養護老人ホームなどの施設に短期間入所し，食事，入浴，その他の必要な日常生活上の支援や機能訓練などを行う．利用者家族の介護負担の軽減を図る目的で利用されることもある．摂食嚥下リハビリテーションに必要な専門職は少なく，専門医師の訪問診療等で対応することが多い．短期入所のため歯科は訪問対応となることが多いが，自宅での食事の調整を含め，かかりつけ歯科として計画的に対応することが望ましい．

4. 小規模多機能型居宅介護，看護小規模多機能型居宅介護

　「通所」，「泊まり」，「訪問」の3種類のサービスを組み合わせて利用する在宅介護．看護小規模多機能型居宅介護ではこれに「訪問看護」の要素が加わり，医療的側面が付加される．摂食嚥下リハビリテーションおよび歯科的対応については，上記三つを組み合わせたものとなる．

5. 認知症対応型共同生活介護（認知症高齢者グループホーム）

　認知症の高齢者が共同で生活する住居において，入浴，排泄，食事等の介護，その他の日常生活上の世話，機能訓練を行う施設．少人数（5〜9人）の家庭的な雰囲気の中で，症状の進行を遅らせて，できる限り自立した生活を送ることを目指す．

6. 特定施設

　有料老人ホームやケアハウス（軽費老人ホーム）のことで，これら施設は居宅と位置づけられている．利用者は，入浴，排泄，食事などの介護や，機能訓練，療養上の世話などのサービスを受けることができる．

　両施設とも摂食嚥下リハビリテーションに必要な専門職は少なく，専門医師の訪問診療等で対応することが多い．比較的介護度や認知機能が重度に低下した者は少なく，摂食嚥下機能も重度に低下している者は少ないが，加齢や認知機能の低下により，周囲の環境に影響を受けやすくなることから，施設職員と連携した食環境の調整が重要となる．歯科もかかりつけ歯科として定期的な訪問診療で対応し，口腔衛生状態および口腔機能の維持，回復を目的とした口腔衛生管理体制への支援，居宅療養管理指導，口腔衛生指導や歯科治療の計画的実施が期待されている．

（渡邊　裕）

2 免疫

本節では，ヒト免疫系の概要を記すとともに，加齢による免疫低下が誤嚥性肺炎の発症に及ぼす影響を，摂食嚥下機能の特性から全身と口腔の両観点に基づき解説する．

1 全身の免疫系

免疫とは，ヒトにとって為害性の異物（＝抗原）を非自己と「認識」し，次いで「排除」する2段階の防御システムである．そして，為害性の病原体等をくまなくかつスピーディーに「認識・排除」するため，自然免疫と獲得免疫の2系統の免疫系を備えている．図4-1に，各々の免疫系を担当する細胞や代表的な分子を記す．

2 自然免疫

病原微生物は既報でも数千種類を数え，それらの病原分子は総計で数万種類にも及ぶと推察される．さらに，未同定・未知の病原体や分子を加えると膨大な数となる．一方で，ヒトは病原体を非自己と認識する自然免疫センサーとして，わずか10種類のToll様受容体（TLR）と数種類の関連分子群（NOD, RIG等）のみを備えている．この数的な劣勢を補うため，TLR等はパターン認識を行い，為害性の抗原を網羅的に非自己と認識し，自然免疫を作動させている．すなわち，特定の細菌種やウイルス種を認識するのではなく，細菌に共通な構造物（細胞壁や線毛，LPS等）やウイルスに共通する塩基配列（CpGモチーフ等）を感知し，次なる排除機構をくまなく誘導する．TLRで病原体を認識すると，サイトカイン等の細胞間の情報伝達タンパク質が分泌され，食細胞（好中球やマクロファージ）が活性化・遊走する．血液中の補体タンパク質群は，マクロファージ等を病原体まで誘導するほか，ヒト細胞やヒト分子を誤って捕食しないように正確な認識を補助している．

3 獲得免疫

自然免疫では，初回感染の病原体でもパターン認識で排除することができる．しかしながら，

ヒトの全身免疫システム
　├── 自然免疫：生まれつき備わるパターン認識（抗原非特異的）による迅速な防御機構
　　　　　　　　（TLR等，補体，ディフェンシン，好中球，マクロファージ，NK細胞）
　├── 獲得免疫：感染を経験した後に獲得する抗原特異的で強力な防御機構
　　　　├── 体液性免疫：体液や血液中で抗原依存的に作動する．主に，細菌を認識し排除する．
　　　　　　　　　　　　（Th2細胞，Th2サイトカイン，B細胞，形質細胞，抗体，マクロファージ）
　　　　└── 細胞性免疫：細胞内寄生体に対してキラーT細胞依存的に作動する．
　　　　　　　　　　　　主に，ウイルスと細胞内寄生細菌を認識し排除する．
　　　　　　　　　　　　（Th1細胞，Th1サイトカイン，CD8$^+$キラーT細胞）

図4-1　ヒトの全身免疫システムの概要と加齢による影響
加齢に伴い機能低下と血球幹細胞からの分化が減少する細胞を二重下線で示す．また，加齢に伴い分化のみが減少する細胞は下線で示す．

排除のスピードや正確さは完全でない．そこで，ヒトには「抗原特異的な獲得免疫」が備わり，自然免疫の弱点を補完している．つまり，病原微生物種に応じて免疫系が準備され作動する．病原微生物の代表的なものとして，細菌とウイルスが存在する．細菌は傷口や口腔・鼻腔から体内へ侵入し，おもに血液や体液中で病原性を発揮する．ウイルスは，偏性細胞内寄生性という特性を有し，必ず細胞内へ侵入する性質を持つ．そこで，ヒトの獲得免疫系には，おもに細菌を標的とする体液性免疫と，おもにウイルスを標的とする細胞性免疫の二つが存在する．

4 体液性免疫と細胞性免疫

細菌がヒトの体内へ感染すると，自然免疫系が作動しマクロファージ等により貪食される．そして，マクロファージは，細菌に特徴的な抗原断片（10アミノ酸程度）をMHCクラスⅡ分子に会合し細胞表面へ提示する．MHCクラスⅡにより提示される抗原断片は，CD4分子を保有するT細胞（CD4$^+$T細胞）が認識する．T細胞は胸腺（Thymus）で産生され，細胞表層のCD分子[*1]の番号に応じて，CD4$^+$T細胞・CD8$^+$T細胞等と細分類化されている．機能に着目すると，免疫系を調節するタンパク質群「サイトカイン」を産生するヘルパーT細胞（Th細胞，＝CD4$^+$T細胞）と，ウイルス感染細胞を排除する細胞傷害性T細胞（キラーT細胞，＝CD8$^+$T細胞）に大別される．さらに，細菌断片とMHCクラスⅡ分子の複合体を認識したCD4$^+$T細胞は，Th2系のサイトカイン（体液性免疫を誘導するサイトカイン群）を産生する．B細胞は，骨髄（Bone marrow）で産生されることから名付けられており，Th2系サイトカインを受けると抗体産生細胞（形質細胞）へと分化する．抗体は，免疫グロブリンとも称される糖タンパク質で，抗原特異的な結合能とマクロファージ等の食作用を強く誘導するドメインを有している．抗原特異的に分化したB細胞は，順次，体内に保存される．そして，二度目の感染時には，速やかにかつ大量に抗体が作られ，「感染二度なし」といわれるほど感染防御に大きく寄与する．

ウイルスや細胞内寄生細菌がヒト細胞内へ侵入した場合，細胞膜に阻まれ抗体は病原体へ結合できない．そこで感染細胞は，表層にMHCクラスⅠ分子と共にウイルス断片をCD8分子へ提示し，細胞性免疫を誘導する．CD8$^+$T細胞は，Th1系サイトカイン（細胞性免疫を誘導するサイトカイン群）を受けて活性化し，ウイルス感染細胞にアポトーシスを生じさせる．そして，ウイルスとともに感染細胞を排除する．

5 全身系の免疫低下と誤嚥性肺炎

胸腺は，幼少時に一生分のT細胞を産生し，思春期以降は退縮していく．そのためT細胞は，加齢に伴い機能低下しつつも新生されない．先述のように，T細胞には免疫系を広く調節するCD4$^+$ヘルパーT細胞と，ウイルス除去に関与するCD8$^+$キラーT細胞が含まれる．したがって，加齢は獲得免疫能を広範に障害することにつながる．また，マクロファージも老化に

[*1] **CD分子**：細胞の分化を識別・分類する指標となる表層タンパク質．Human cell differentiation molecules会議で決定される．2020年5月現在は，CD371までが規定されている．

より機能障害を起こすほか，自己複製能が低下すると示されている．さらに，血液幹細胞も加齢に伴い各種免疫細胞への分化能を有意に低下させていく．つまり，免疫の実働細胞群が経年的に不足していくことを意味している．これら免疫系の質と量の低下から，高齢者は感染に対する防御力が減少していく（**図 4-1** 参照）．同じ誤嚥を起こした場合でも，青年壮年層に比して高齢者では肺組織における病原体除去が進まず，肺炎を発症しやすくなる．これが，高齢者においては誤嚥性肺炎へと転じやすい要因の一つとなっている．

6 口腔内の免疫系と誤嚥性肺炎

　口腔内にも，全身と同じく自然免疫と獲得免疫が備わっている．さらに，広義の意味においては，「咀嚼し摂食すること」も口腔に特徴的な免疫と考えることができる．咀嚼することで，外来あるいは内在性の病原微生物には，唾液中のディフェンシン（抗菌ペプチド）や抗体（主体は IgA）が結合し，病原体排除を促進させる．また，歯肉および歯根膜に対する咀嚼等の機械刺激は，口腔組織にサイトカイン分泌を促すことが証明されている．一方で，不正咬合や残存歯数の減少により，咬合性外傷が引き起こされると，異常な様態の免疫細胞誘導やサイトカイン分泌が促されることも報告されている．以上のことから，加齢に伴い歯数が減少し，咀嚼機能が低下すると，口腔内における病原微生物の排除に支障が生じることが推察される．その結果として，高齢者が誤嚥する食塊には病原体の残存しやすいことが懸念される．これらのことからも，高齢者には誤嚥性肺炎が発症しやすいと考えられる．

（寺尾　豊）

3 身体機能の減退

　老化（senescence）とは加齢によって身体機能の減退をきたすことである．老化がみられる高齢者の特徴は，

① 多様である．すなわち老化の程度は高齢者一人ひとりで異なる．たとえば身体機能が低下し手助けや介護が必要な方から，生涯現役ともいえるほどに若者同様の体力・気力を示す活動的な高齢者までさまざまである．

② 多病である．多くの病気を併存している．さらにそれらの疾患や病態が相互に関連（臓器連関）していることも少なくない．

③ 非定型である．高齢者では症状が不明瞭で，診断基準や指針に該当しない所見や経過を示し，確定診断までに難航することも多い．

　これら特徴をよく知っておくことが高齢者を診察し治療やケアするうえで重要となる．老化によってみられる身体全体や各臓器の形態的変化および機能的変化について，また高齢者の疾患・病態を総合的に捉える概念であるフレイル，サルコペニア，ロコモティブシンドローム（ロコモ）について理解しておくことが有用である．

1 老化による形態的変化

1. 外　見

　外見では皮膚のしわ，髪の白毛がみられる．身体全体として骨格では脊柱円背（後彎）変形と身長低下などがみられ，その多くは脊椎椎体骨折，椎間板変性，脊柱周囲の筋力低下によると思われる．体重については通常壮年期までは増加し，その後の加齢とともに減少を呈する変化を示す．しかしこの変化は一律なものではなく，それぞれの生活習慣や食事内容と摂取量，疾病の有無，罹病期間，活動性（運動負荷あるいは不活動）などに影響され，個人毎に多様な変動経過を示す．

2. 体組織，組成の変化

　体内の水分量の減少や筋肉量の減少（サルコペニア）がみられ，それに伴うように脂肪の相対的増加がみられる．脂肪の増加は皮下および内臓器周囲での脂肪蓄積によるもので結果として体重増加となる．筋力と筋肉量は栄養状態，ならびに身体活動強度と運動量によるものが主であり，運動量の低下や加齢によって筋萎縮（筋肉量の低下）が起こる．

3. 全身の骨と骨組織の変化

　骨量が加齢とともに減少する．通常，成長完了以後（男性では16〜18歳以降，女性では14〜16歳以降），最大骨量に達し，その後ほぼ平衡を保つものの，女性では閉経前後の頃から女性ホルモン（エストロゲン）の欠乏により骨吸収の亢進による急速な骨量減少が起こる．その後，閉経後7〜10年以降には骨量減少の程度は鈍化し，その後は緩い減少が生涯つづく．男性でも女性ほど急な変化ではないが，年齢とともに骨量は減少し，男性ホルモンの減少がその一因である．骨量減少は骨粗鬆症をきたし，その結果，脆弱性骨折（脊椎椎体，大腿骨近位部，橈骨遠位，上腕骨近位，高度骨粗鬆症では骨盤，肋骨の骨折）を軽微な外力で起こすこととなる．したがって骨粗鬆症患者では日常生活動作（寝返り，尻もち，ねじり）程度の動作でも骨折を生ずることがあることをよく理解しておく必要がある．

2 老化による機能的変化

　内臓器，すなわち心肺（呼吸循環），内分泌，消化器，腎，生殖，免疫，脳・神経，感覚系などの内臓器器官は老化とともにその形態は変化し，機能は低下する．結果として身体全体の生理機能が低下する．それらは，① 予備力の低下（通常の生活では大きな変化がないものの，侵襲時には対応できない），② 適応力と回復力の低下（環境の変化に対応することが難しく，また疲労，障害や侵襲に対する回復に時間がかかる），および，③ 感染への防御力低下（肺炎などをきたしやすく，その回復にも時間がかかるなど）として見られる．

　青年期以降，加齢とともにロコモティブシンドロームとして知られる運動機能低下があることはよく経験する．特に立位，歩行と移動が困難となり，転倒しやすく杖・歩行器などの支えを要することとなる．

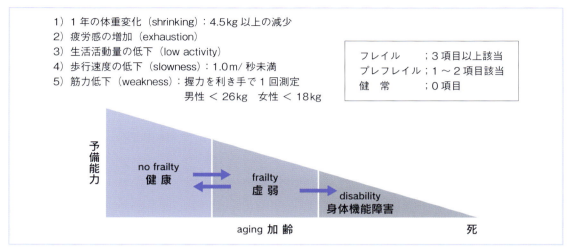

図 4-2　フレイルの概念と CHS（Cardiovascular Health Study）基準による身体的フレイルの診断基準 (Fried ら, 2001)

3 フレイル（frailty）

　介護や手助けを要する状態と健常な状態との中間に位置する状態にあり，介入により健常な状態に戻る，いわゆる「可逆性」のある状態を示している概念である（図 4-2）．フレイルには身体的，精神心理的，社会的フレイルがある．またサルコペニアをフレイルの中核的な病態としている．高齢者において口腔機能低下（いわゆるオーラルフレイル）は食欲低下，栄養状態の悪化（低栄養），誤嚥性肺炎にもつながることからその予防は重要である．

4 ロコモティブシンドローム（locomotive syndrome，ロコモ）

　運動器（四肢および脊椎・脊髄の骨，関節，軟骨，筋肉，腱，靭帯，末梢神経）の障害で移動が困難になった状態である．ロコモには骨の障害である「骨粗鬆症，骨折」，関節・椎間板の障害である「変形性関節症，変形性脊椎症・腰部脊柱管狭窄症」，筋肉の障害「サルコペニア」などがある．ロコモでは骨格筋におけるサルコペニアを念頭においていることからロコモの中にサルコペニアを包含している．これら運動器の障害は痛み，関節可動性の低下，筋力低下，バランス機能低下を招き，結果として移動機能の低下（歩行障害）に至る．

5 サルコペニア

　サルコペニアは加齢に伴って筋肉が量的，質的に低下し，歩行移動能力の低下（筋量と筋力の低下が身体活動障害をもたらす症候群（EWGSOP；European Working Group on Sarcopenia in Older People）をきたし，その結果，動けなくなり，要介護・要支援，さらには寝たきりに至るものである．病期には「前サルコペニア，サルコペニア，重症サルコペニア」がある．

1．サルコペニアと運動器疾患（骨粗鬆症，骨折，そのほかの障害）

　サルコペニア，特に骨格筋の減少と筋力低下は運動機能の低下に至る．骨粗鬆症・脆弱性骨折とサルコペニアとは加齢に伴う性ホルモンの低下，ビタミン D 不足，力学的負荷の減少など

が共通要因である．サルコペニアの存在は転倒・骨折に至り，さらに骨折は骨量減少と骨強度低下を増悪させ，骨粗鬆性脆弱骨折（骨折連鎖）のリスクを高める．サルコペニアがあることは，骨折等の重篤な障害をきたす病態として認識する．

関節リウマチ，変形性関節症などの関節疾患，脊椎・脊髄疾患（脊髄損傷），不活動（廃用）などはサルコペニアと深く関連している．特に長期臥床時にみられる廃用性症候群では低栄養をも合併している．

（遠藤直人）

4 咀嚼

1 歯

高齢者の咀嚼機能に最も影響を与えるのは，う蝕や歯周病による歯の喪失である．加齢に伴い歯槽突起部は吸収し，無機質含有量の減少，骨の多孔性の増加が起こり，顎骨の骨密度は減少するため，歯周病罹患率は増加する．厚生労働省「平成28年歯科疾患実態調査」によると，65歳でう蝕有病者率が95%を超え，歯周病の有病率は10歳代で40%，20歳代で70%，30歳代で80%，60歳代で90%と他の疾患に類を見ない高い有病率を示している．咀嚼能力[*2]に直接的な影響を与える歯の喪失状況は，2016年の調査で80歳以上での平均13歯の喪失が報告されており，天然歯の半数近くが失われていることがわかる．

残存歯数と咀嚼能率[*3]とは正相関が認められるが，歯の喪失により上下顎間の咬合支持が減少すると，咀嚼能率が低下する（図4-3）[1]．また歯数の減少により食事ごとの咀嚼回数が増加し，摂取可能食品数が減少する．上下顎歯の咬合接触により生ずるエナメル質や象牙質の咬耗・摩耗（図4-4A），義歯の長期使用に伴う人工歯の咬耗（図4-4B）は，食物の咬断，粉砕に重要な咬合面の解剖学的形態が失われるため，咀嚼能率を低下させる．

2 顎関節および咀嚼筋

顎関節部においては，加齢に伴い顎関節関節窩の平坦化や下顎頭上端部の扁平化などが生じ，関節円板の非薄化および弾性の減少が生じる．関節部の形態の変化により，開閉口速度や咀嚼時の下顎運動に変化が生じる．

一般的に，加齢に伴い骨格筋は萎縮し筋力は弱くなるとされている．若年者と比較して高齢者は，開口量が減少し，開閉口速度が遅くなることが報告されている[2]．咀嚼筋力の減退は，四肢体幹の骨格筋と比較して緩やかであるものの，咀嚼筋の筋線維数も加齢とともに減少し咀嚼能率が低下する[3]．また高齢群では咀嚼時における咬筋と側頭筋の筋活動量が低下するこ

[*2] **咀嚼能力**：咀嚼機能が発揮された結果，食品がどの程度咬断・粉砕・混合されたか，あるいはどのような食品を食べることができるかで評価したもの．

[*3] **咀嚼能率**：咀嚼能力の尺度の一つ．一定の咀嚼回数や咀嚼時間における一定の試験食品の咬断・粉砕・混合の程度を定量的に測定したもの．

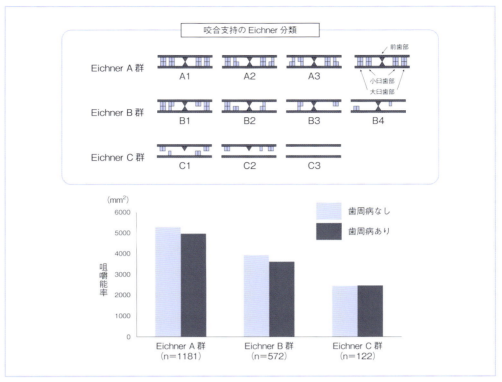

図 4-3　50〜70 歳代の日本人都市部一般住民の咀嚼能率（咀嚼能力測定用グミゼリー 30 回咀嚼後の咬断片表面積増加量の平均値）に対する咬合支持と歯周病の影響

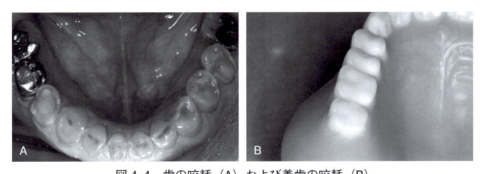

図 4-4　歯の咬耗（A）および義歯の咬耗（B）
歯（人工歯）の咬耗は，歯の解剖学的形態を喪失させるため，咀嚼能率が低下する．

と[4]，加齢に伴い咀嚼筋の機能異常の有病率が増加すること[5]が報告されている．

3 腺組織

　嚥下しやすい物性の食塊を形成するには適正量の唾液分泌量が必要であり，唾液分泌量が過少であれば咀嚼能力の低下を惹起する．唾液腺は加齢により，腺房細胞の萎縮，細胞数の減少などから，腺全体の萎縮が認められる．機能的な加齢変化として，腺房細胞の消失，脂肪や結合組織への置換が起こり，唾液分泌予備能の低下が起こる．また，高齢者の約 27％が口腔乾燥症や，これに関連する症状を訴えるという報告がある[6]．多くの場合，その原因として，循環

器疾患，精神・神経用薬，糖尿病など，口腔乾燥を惹起する薬物を服用していることが考えられる[7]（次節参照）．

4 咀嚼機能の神経学的変化

　咀嚼運動の指令は大脳皮質から発せられ，そのリズミカルな運動パターンは脳幹のパターンジェネレータによって作り出されている．食物が円滑に咀嚼され嚥下に至るには，顎の開閉口（三叉神経支配）により，歯列上で食物が細分され，口唇・頬（顔面神経支配）および舌（舌下神経支配）の補助的な働きによって食片と唾液とが混和され，食塊が形成され咽頭へ移送される必要がある．こうした一連の過程は food oral processing とよばれており，口腔・咽頭領域の感覚系と運動系の神経・筋機構により調整・制御されている．

　加齢による大脳皮質の萎縮，あるいは高齢期に多発する脳血管疾患や神経筋疾患によって，末梢感覚情報を中枢で統合し，それに基づいて咀嚼運動を調整する神経・筋機構のはたらきが低下したり喪失したりすると，この food oral processing の進行が障害される．たとえば，摂取食品の物性を随時判断しながら下顎の動きの方向や噛む強さを調節する速度が低下すると，食塊形成までの時間が延長する．また舌運動の巧緻性や，舌運動と下顎運動との協調性が低下すると，食塊の形成不良，食片の口腔前提への停滞，咀嚼中の舌の誤咬などが生じる．

（長谷川陽子，小野高裕）

5 唾液・味覚・嗅覚

1 唾 液

1．唾液の変化

　従来，唾液腺の機能は加齢とともに低下すると考えられてきたが，現在では，健常高齢者における大唾液腺からの唾液分泌量は減少しないことが報告されている[1]．しかし，組織学的には，加齢とともに分泌細胞が減少するため，加齢によって唾液分泌の予備力は低下すると考察することができる．実際，高齢者の唾液腺は，若年者と比較して薬物の有害作用に対して影響を受けやすく，特に全身疾患を有する高齢者や薬物療法を受けている高齢者における唾液分泌量は減少していることが多い[2]．一方，唾液分泌量に変化がない場合，唾液の電解質，タンパク質などは減少しない[3]．

2．唾液分泌量低下の原因

　唾液分泌量が低下する原因は一つだけではなく，複数の要因が影響していることが多い．認知症がある場合や，口腔乾燥への慣れが生じている場合は，本人からが乾燥感を訴えないことが多い．そのため口腔内をよく観察することが大切である．高齢者における唾液分泌低下のおもな原因を列挙する．

1）薬剤の副作用

　処方される薬物の約8割は口腔乾燥を引き起こす[4]．抗コリン作用を有する三環系抗うつ薬，

抗ヒスタミン薬，抗高血圧薬などがその代表例である．処方薬の数が増えるほど，唾液分泌量が低下する可能性がある．

2）自律神経の失調

唾液分泌は自律神経の支配を受けるため，ストレスなどによる自律神経の失調は唾液分泌の低下を招く．また，主にタンパク質分泌を司る交感神経活動が優位になると，唾液の粘性が亢進する可能性がある．

3）全身疾患

Sjögren 症候群や糖尿病，腎疾患，甲状腺疾患などにより唾液分泌量が低下する．
また，脱水によって体液量が低下すると，唾液分泌量も低下するため，水分補給に留意する．

2 味 覚

1．味覚の変化

1980 年代の日本における味覚障害患者の受診年齢は，男性は 60 歳代，女性は 50 歳代が多い[5]．米国で行われた調査でも，味覚障害の 40％が 65 歳以上であった[6]．味覚障害と認知症に関する報告は，後述する嗅覚障害と比較すると少ない[7]．

味覚が障害されると，食事がおいしくないために食欲が低下し，栄養摂取量減少につながる恐れがある．また，食事の楽しみが失われると，QOL が著しく低下するばかりでなく，友人や家族との外食を避け，閉じこもりがちになる可能性もある．さらに，味付けが濃くなることに伴う塩分過剰摂取を招く可能性もあるため注意が必要である．

2．味覚障害の原因

高齢者の味覚障害は，単純な加齢による生理的な味覚閾値の上昇以外に，多くの要因が加重されて引き起こされる[5]．高齢者における味覚障害のおもな原因を列挙する．

1）薬剤性味覚障害

高齢者は薬剤を服用していることが多いため，特に頻度が多い．おもな発現機序としては，薬剤の亜鉛に対するキレート作用があげられる．

2）亜鉛欠乏性味覚障害

亜鉛が欠乏すると，味細胞に顕著な微細構造上の変化が生じる[8]．亜鉛欠乏の原因は，「不適切な食物摂取」，「亜鉛の吸収障害」，「亜鉛の排泄増多」の三つに分けられている[9]．食事の偏りや摂取量の減少によって亜鉛摂取不足に陥りやすいため注意が必要である．

3）中枢神経障害

味覚の中枢伝導路障害が生じるために発症する．濾紙ディスク法や電気味覚検査など局所的な味覚検査によって，左右差が認められた場合は，中枢神経障害の可能性が高くなる．

4）全身疾患に伴う味覚障害

腎疾患，肝疾患，糖尿病，消化器疾患，甲状腺機能障害，ビタミン欠乏症，唾液分泌量低下などによって味覚障害が生じる．

3 嗅 覚

1．嗅覚の変化

　嗅覚が低下すると，食品腐敗に気付かない，ガス漏れに気づかない，食事がおいしくないなど，日常生活において支障が生じる[10]．男性は60歳代，女性は70歳代から有意な嗅覚低下を認めたが[6]，嗅覚低下者の78％は自分の嗅覚が低下していることに気づいていないという報告もある[11]．嗅覚低下は，Parkinson病，Alzheimer病やLewy小体型認知症などの神経変性疾患において，発症前の早期症状として現れることが数多く報告されているため，注意が必要である[10]．

2．嗅覚障害の原因

　嗅覚障害は，その病態により，四つに大きく分類される[12]．

1）呼吸性嗅覚障害

　鼻腔内の異常により，におい分子が嗅粘膜まで到達しないために発生するもので，慢性副鼻腔炎，アレルギー性鼻炎などが代表的疾患である．特に前者は，高齢者の嗅覚低下のおもな原因となっている．

2）嗅粘膜性嗅覚障害

　嗅神経が変性脱落して発生するもので，感冒後嗅覚障害が最も多い．

3）末梢神経性嗅覚障害

　嗅神経軸索が嗅粘膜から篩孔を通過し，嗅球とシナプスを形成する前の軸索レベルでの障害である．頭部顔面外傷あるいは脳神経外科手術によって発生することが多い．

4）中枢性嗅覚障害

　嗅球から上位の嗅覚経路の障害によって発生するもので，頭部外傷により発生することが多い．

（伊藤加代子，井上　誠）

6　薬剤と摂食嚥下障害

　内服薬は口から確実に体内に送られてその薬効が発揮される．薬剤を確実に服薬できない「服薬障害」は，内服治療の効果判定を不正確なものとするとともに，患者の服薬アドヒアランスを損なう．

　一方，薬剤性嚥下障害については，比較的副作用が少ないとして処方されている非定型抗精神病薬などによっても，重篤な摂食嚥下障害が報告されている．本節では，摂食嚥下障害の視点からみた内服薬の服薬障害と薬剤性嚥下障害について述べる．

1 服薬障害

　摂食嚥下障害認定看護師と摂食嚥下障害に関わる医療職の協力を得て，服薬困難のある患者223名の嚥下機能や服薬状況の観察と剤形や服薬方法，基礎疾患，剤形，服薬困難の状況，平

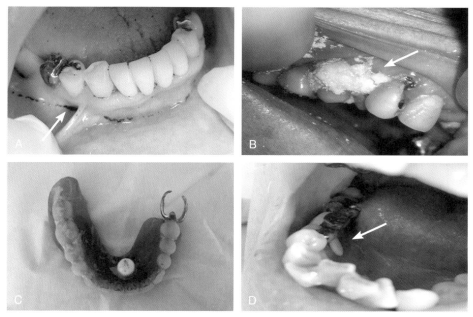

図 4-5　口腔内残薬
A：口腔前庭への残薬（写真提供：大阪大学歯学部）　B：歯間への残薬（広島大学歯学部）　C：義歯への残薬（田中病院）　D：食後2時間，舌下部への残薬（前橋赤十字病院）

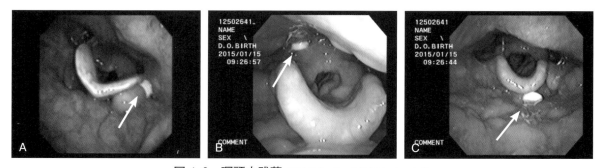

図 4-6　咽頭内残薬（写真提供：関西医科大学耳鼻咽喉科）

素の食形態，嚥下機能について分析した結果を以下に述べる[1-3]．

　服薬困難患者の基礎疾患は，脳血管疾患と神経筋疾患で全体の6割を占めた．

　また，患者背景として，普通食を食べていても服薬障害はあり，服薬が自立していても服薬障害のみられることが示唆された．服薬障害の内訳は，3回以上飲み込む動作，何度も流し込む，むせなどが全体の半数以上であったが，口腔内残薬や咽頭残薬が約1/3でみられた．

　服薬障害と同定できたものは，錠剤，カプセル，口腔内崩壊錠，散剤のいずれの剤形でもみられた．

　口腔内残薬・咽頭内残薬は内服治療効果の判定に影響を及ぼすため，具体的な症例提供を依頼した．口腔内残薬が明らかなもの（図4-5），咽頭残薬が除去できないもの（図4-6），糖衣錠と口腔内崩壊錠（OD錠）を同時服薬すると，OD錠のみ咽頭残留するものがあり，ほとんどの場合，患者に残薬の自覚はなかった．OD錠が食後（服薬後）の口腔清掃で除去されている

ことが判明し，服薬方法が見直された結果，薬効が改善された症例もある．

　口腔・咽頭残薬については薬剤の付着性が関与している可能性があり，水平なアートアセテートフィルム板に置いた異なる剤形の4種類の薬剤において，水滴下後10秒後に板を垂直に立てるという付着性の実験では，剤形によって付着性が大きく異なることが判明した．すなわち，糖衣錠では付着性が極めて少なかったが，OD錠・フィルムコート錠・裸錠では付着性がみられ，かつ，OD錠は崩壊状態のまま付着していることが観察された[2,3]．

　高齢者において，OD錠と従来の錠剤を内視鏡所見で比較すると，気道侵入については，従来の錠剤と差はないとの臨床的観察研究もある[4]．

　OD錠は崩壊性に優れ，外出時の急な頭痛・腹痛時などに，嚥下障害がない場合は水なしでも服用可能であり，また，経管注入の場合には懸濁しやすく投与が容易であるとの利点もある．OD錠のメリットだけではなく，付着性が強いという注意点をふまえ，簡易懸濁法法などの服薬方法の指導が重要である．

　薬剤によって剤形の規格は異なり一概に比較はできないが，異なる剤形の薬剤を一緒に服薬する場合の注意喚起も必要であると考えられた．

2 薬剤による摂食嚥下障害[1,2]

　薬剤性嚥下障害を起こす薬剤の作用としては以下のものがある（**表4-1**）．

1）意識レベルや注意力を低下させる作用

　抗不安薬・睡眠薬・抗精神病薬・抗てんかん薬・抗ヒスタミン薬など．

2）唾液分泌低下

　抗コリン薬・抗うつ薬・抗ヒスタミン薬など．

3）運動機能低下，錐体外路症状

　定型／非定型抗精神病薬・抗うつ薬・筋弛緩薬など．

4）粘膜障害（カンジダ症発症の副作用をもつものも含む）

　抗癌剤・抗菌薬・非ステロイド系抗炎症薬・ビスホスホネート製剤（骨粗鬆症）・点鼻薬・吸入ステロイド．

　高齢者の療養において，不穏・譫妄・うつ症状・不眠などに対して向精神薬が処方されることがある．向精神薬のうち，非定型抗精神病薬・抗うつ薬・抗不安薬は，処方される頻度が高いが，時に重篤な摂食嚥下障害を引き起こす．摂食嚥下障害は誤嚥性肺炎や栄養障害を合併して予後決定因子となる．一方，軽度な嚥下障害でも処方薬の服薬困難をきたし，薬効に影響を

表4-1　薬剤性嚥下障害を引き起こす薬剤

意識レベルや注意力を低下させる作用	抗不安薬・睡眠薬・抗精神病薬・抗てんかん薬・抗ヒスタミン薬
唾液分泌低下	抗コリン薬・抗うつ薬・抗ヒスタミン薬
運動機能低下，錐体外路症状	抗精神病薬・抗うつ薬・筋弛緩薬
粘膜障害（カンジダ症を含む）	点鼻薬・吸入ステロイド・抗癌剤・抗菌薬・非ステロイド系抗炎症薬・ビスホスホネート製剤（骨粗鬆症）

及ぼす場合もある.

比較的副作用が少ないとして，最近頻用されている非定型抗精神病薬のリスペリドンについても，少量の投与でも重篤な嚥下障害を引き起こす．中止後回復することもあるが[5]，重度の嚥下障害で胃瘻が造設された[6]，投与中止後も遷延した，などの症例報告がある.

最近の前向き調査研究によると，リスペリドンを投与された54名の高齢者で24％に摂食嚥下障害を認めた．その摂食嚥下動態は錐体外路症状であることが判明したが，過半数は投与後1日で嚥下障害が発症し，また，ほとんどが常用量服用でも発症していた[7].

摂食嚥下障害看護認定看護師や摂食嚥下障害に関わる医療職231名に，薬剤性嚥下障害症例の病態と経過についての文書によるわれわれの後ろ向き調査では，薬剤による摂食嚥下障害の症状（複数回答）は食事中の眠気が最も多く，次いで動作緩慢，誤嚥，むせであった.

摂食嚥下障害を引き起こした薬剤のうち最も多いのは，リスペリドンであったが，投与量は常用量であった．摂食嚥下障害出現までの期間はほとんどが服薬開始後1週間以内で，服薬中止から摂食嚥下障害回復までは2週間以内であったが，回復しなかったとの回答が3件あった.

以上を踏まえ，摂食嚥下障害を引き起こす可能性のある薬剤の投与後は，

① 1週間以内は常に摂食嚥下障害の発症に留意し，早期発見に努める.

② 発症した場合は，投薬調整などの対応をすみやかに行う.

③ 回復するまでは，摂食嚥下障害の程度に応じて，食形態調整や経口摂取中止など，誤嚥予防に努める.

これらについて，医療職・介護職・家人が共通認識をもち，連携することにより，安定した在宅（または入所）療養の継続やリスク管理に寄与することができる.

（野﨑園子）

臨床編 I
摂食嚥下障害をもたらす要因

5章 発達期の機能不全を生じる疾患

1 中枢神経障害，末梢神経障害，筋障害

発達期の摂食嚥下障害の大部分は，胎児期，周産期をはじめとした乳児期以前の原因によるものとされる[1]．摂食嚥下障害を伴う疾患は多岐にわたり，機能獲得に与える影響や摂食嚥下障害の症状もさまざまであるため，患児の疾患や全身の発達状態を把握することは，摂食嚥下リハビリテーションを行うにあたり必要不可欠と考えられる[2]（図5-1，2）．

1 中枢神経・末梢神経障害

胎児期に中枢神経に障害が生じた場合，呼吸，吸啜，嚥下に機能不全が生じる．また，発達期では吸啜から咀嚼への摂食機能獲得がなされないことがある．さらに，これらの機能の協調が正常に働かないことも，さまざまな程度の摂食嚥下障害の大きな

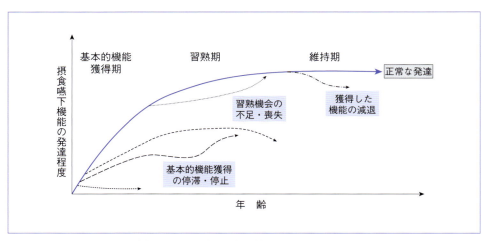

図 5-1　発達期における摂食嚥下機能発達と障害（金子，1990.[3]）

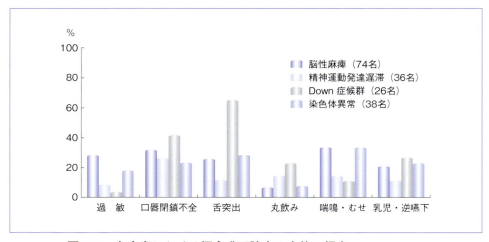

図 5-2　各疾患における摂食嚥下障害の症状の頻度（大岡，2004.[4]）

100

表 5-1 脳性麻痺の摂食嚥下障害の特徴

① 捕食時・嚥下時の舌突出
② 筋緊張による過開口
③ 呼吸と嚥下の協調不全による喘鳴・誤嚥
④ 開咬・上顎前歯唇側傾斜などの歯列不正
⑤ 側弯による胃食道逆流

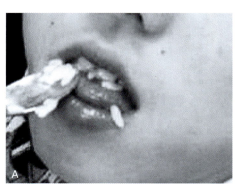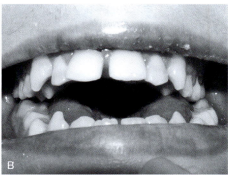

図 5-3 脳性麻痺患児にみられる舌突出（A）および前歯部開咬（B）

原因となる．以下に中枢神経・末梢神経障害の原因となるおもな疾患について解説する．

1. 脳性麻痺

脳性麻痺は，受胎から新生児期までに生じた中枢神経系の障害によって生じる運動障害であり，発達期の摂食嚥下障害において最も重要な疾患の一つである．その原因はさまざまであり，摂食嚥下障害の症状や程度も多岐にわたる．また，てんかんを併発することも多く，全身の筋緊張の亢進により呼吸の管理も重要な問題となる．特に呼吸障害に関連した問題は思春期以降に増悪する傾向にある（**表 5-1**，**図 5-3**）．

2. Arnold-Chiari 奇形

小脳から下位脳幹にかけての形成異常を伴う疾患であり，小脳扁桃，延髄・小脳虫部・第四脳室の脊椎管内への陥入を認める．脊髄髄膜瘤を伴い，呼吸障害や下肢の運動障害を呈することも多い．

延髄の障害により，嚥下反射の遅延やそれに伴う誤嚥を認めることもある（**図 5-4**）．

3. 奇形症候群・染色体異常

出生前の多様な原因によって解剖学的な構造異常，中枢・末梢神経障害，筋障害などが複合的に生じる．また全身状態や精神発達面，心理的問題なども併発するため，摂食嚥下障害の症状も多様である（p.103 以降参照）．

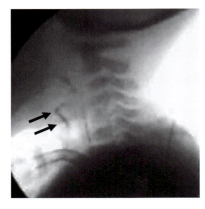

図 5-4　Arnold-Chiari 奇形患児（4 歳）の VF 像
→部に誤嚥を認める．

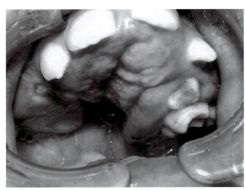 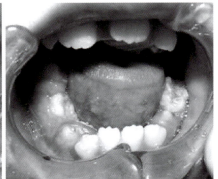

図 5-5　先天性ミオパチー患児（11 歳）の口腔内写真

2 筋障害

　頭頸部の筋に障害が生じた場合，嚥下に関連する筋の筋力低下によって摂食嚥下機能の発達が阻害される．

1．先天性ミオパチー

　生下時から乳幼児期早期より筋緊張低下があり，発達・発育の遅れをみる筋疾患である．筋力低下は全身性だが，摂食嚥下，呼吸機能に関連する多くの筋も障害されるため，哺乳障害や摂食嚥下障害を呈することが多い．咽頭筋の障害による舌骨挙上に起因する嚥下障害，顔面筋の障害による閉口不全のみならず，こうした機能障害に伴う歯列・口蓋形態の異常も併せもつ場合がある（図 5-5）．

（大岡貴史，向井美惠）

●フロッピーインファント：全身の筋緊張低下がみられる乳児の総称であり，代表的な疾患では筋ジストロフィー，先天性ミオパチー，Prader-Willi 症候群などがある．

2 | 染色体異常・症候群（Down 症候群等）

　顎・口腔系に形態異常などがある染色体異常や症候群では，摂食嚥下機能に何らかの問題を認める可能性が高い．たとえば，歯の形態や歯数の異常では，前歯咬断を難しくしたり，咀嚼能率に影響をきたす．また，咬合の問題は，下顎前突では嚥下時に舌尖が口蓋前方部に接することが難しいために舌突出，小顎症では嚥下時の舌根沈下といった問題を認める．また，障害の特性により機能的な問題以外の影響も認められることがある．

　本節では，歯科医療者が臨床で出会うことの多い染色体異常や症候群の摂食嚥下機能に関する特徴について記述する．

1 Down 症候群

　日常の臨床場面で接することの多い症候群として，Down 症候群があげられる．Down 症候群は 21 番染色体が 1 本多いこと（トリソミー）に由来する症候群であり，先天性心疾患，聴覚障害，消化器系の障害など多くの合併症を認める．その他，身体的特徴だけでなく口腔内の特徴も多く認められる（**表 5-2**）．これらの特徴は，摂食嚥下機能の発達にとって悪影響となり，摂食嚥下障害を引き起こす要因となりうる．哺乳期には低緊張のため，哺乳力が弱く哺乳障害をきたすことが多い．合併症としての先天性心疾患や消化器系の障害もその一因と考えられる．離乳が開始されてからは，「舌突出嚥下」や「丸飲み」が特徴としてみられる．これらは誤嚥や窒息のリスクを高め，ときには命を奪う危険性もある．早期からの医療的介入によって適切な機能発達を促すことで障害の重症化を予防できる場合が多い．人懐っこい性格からリハビリテーションの受容が可能なことが多いが，その一方で，「一品食べ」や「白い物しか食べない」あるいは「白い物は食べない」など偏食傾向があったり，頑固な性格からリハビリテーションの受容が困難なこともあり対応に苦慮することがある．

表 5-2　Down 症候群における全身および口腔の特徴

全身的な特徴	合併症	口腔内の特徴
・低身長，短い手足 ・肥満傾向 ・短　頸 ・頸椎の亜脱臼 ・短い手指 ・低緊張 ・皮膚の乾燥 ・特徴的な顔 　・短　頭 　・扁平後頭 　・内眼角贅皮 　・眼瞼裂斜上 　・扁平な鼻根と鼻背（鞍鼻） 　・耳介の変形：小さな耳，耳介低位 　・眼間解離	・知的能力障害 ・先天性心疾患（50％） ・消化器の奇形（20～30％） ・目の障害 ・てんかん ＊40 歳以上に Alzheimer 病発症率高い	先天欠如 乳歯の晩期残存 萌出遅延 矮小歯・円錐歯 短根歯 反対咬合 狭口蓋 溝状舌 低緊張による舌の弛緩 （巨舌）

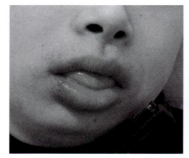 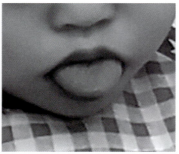 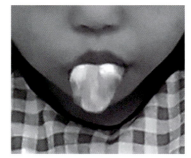

図 5-6　低緊張による舌の弛緩　　　　　　　　　　　　図 5-7　舌突出嚥下
※舌に付着した白い物はヨーグルト．

1．低緊張による口唇閉鎖不全や舌の弛緩

　全身の低緊張が認められるため，体幹の保持困難に加え，哺乳力の弱さを認める．また，口唇閉鎖不全による開口，舌位の異常や舌突出を認めることが多い（図 5-6）．

2．舌突出嚥下（図 5-7）

　嚥下時に舌突出を伴うこと（舌突出嚥下）は特徴的で，なかには舌根部がみえるまで突出するケースもあり，対応に苦慮する．低緊張という筋力の問題だけでなく，上顎の劣成長のために適切な舌位をとることができない．舌を突出させることによって，食塊を咽頭部へ落下させて食道に送り込むため，誤嚥や窒息の危険性が高まる．さらに，このような嚥下様式は舌の前後運動によって嚥下が行われるため，適切な運動を促さないと舌の上下運動による押しつぶし機能や側方運動を必要とするすり潰し機能の発達の阻害因子となり，「丸飲み」の獲得を助長する可能性がある．

3．歯の萌出遅延や欠損，形態異常による影響

　歯の萌出遅延や欠損を認めることが多い．1歳を過ぎても歯の萌出をまったく認めない症例も稀ではない．萌出歯がない状況で，保護者が暦年齢を参考にして育児書に記載されている定型発達児と同等に離乳を進めた場合では，乳臼歯の萌出がないなかで硬すぎる食形態が提供されることになり，「丸飲み」が誘発されてしまう．さらに，保育所や幼稚園などで周囲の同年齢の子ども達に合わせて，硬い食形態にも関わらず自分で食べることを推し進められることで詰め込むようになり，「丸飲み」がますます習慣化される恐れがある．また，歯の形態異常（矮小歯，円錐歯）を認める場合には，咀嚼能率の低下を認める（図 5-8）．

4．反対咬合

　上顎の劣成長が認められるため，口蓋は狭く（狭口蓋），咬合様式としては反対咬合の傾向を示す（図 5-9）．反対咬合では咬合接触する歯の減少だけでなく，異常な咬合様式に加え側方運動にも制限が加わるために臼歯での臼磨運動が阻害される．嚥下時には舌尖を口蓋前方部に接することが困難となり，舌突出を誘発してしまうなど多くの問題を引き起こす．また，狭口蓋

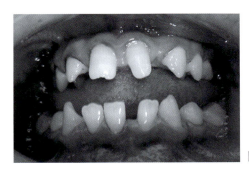

図 5-8　先天欠如歯と歯の形態異常

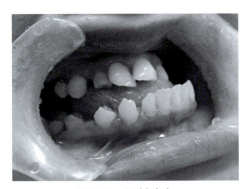

図 5-9　反対咬合

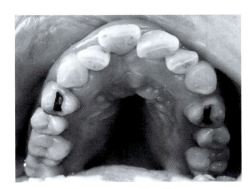

図 5-10　狭口蓋

のために舌による押しつぶしが難しく，食物の移送なども困難となる（**図 5-10**）．

5．歯の早期喪失

　医療技術の進歩によって Down 症候群の寿命は格段に延びており 60 歳近い．しかし，老化が早く，若年期から歯周病に罹患しやすいことや短根歯のために歯の早期喪失が認められる．欠損部位の補綴的な対応が可能な場合には，咀嚼機能の回復ができる場合もあるが，多くは補綴的対応への受け入れが困難なため，喪失したまま放置されている．無歯顎のまま摂食していることも多く，成人期には歯の残存歯数に応じた対応が必要となってくる．このような咀嚼および嚥下ともに機能障害を認める際には食形態での対応となってしまう．

6．退行現象

　成人期，特に 30 代から動作緩慢，歩行困難，口腔周囲筋の機能低下などの運動機能や身体機能の低下が顕著に現れる場合がある．同時期に，急な引きこもり，顕著な頑固さやこだわり，強い拒否といった情緒不安定が顕著になることがある．このような状態を退行現象という．食事に関しては，今まで問題のなかった食物形態で窒息したり，使用していた義歯の拒否による咀嚼不全，情緒面として食欲減退によって急速な体重減少を認めることがある．退行現象を伴うと，身体機能低下だけでなく，情緒の不安定さから受け入れが困難となり，リハビリテーションの遂行が困難になることも多いので食形態の変更による対応が中心となる．

2 上顎骨劣成長を伴う症候群

Down 症候群と同様，上顎骨劣成長を伴う症候群では反対咬合となる．代表的なのは Crouzon 症候群や Apert 症候群，鎖骨頭蓋異形成症などで，咀嚼能率の低下や嚥下機能の問題が生じる．これらの症候群では，歯列矯正治療を検討することがある．

3 小顎症を呈する症候群

小顎症を特徴とする症候群は，呼吸動態に問題が認められる．Treacher Collins 症候群，Pierre Robin 症候群が代表的である．嚥下動作は，呼吸との協調運動が重要であり，小顎症を伴う場合では初期の哺乳機能への配慮は必要となる．また，Pierre Robin 症候群などでは心疾患を伴うことがあり，一層，嚥下と哺乳の協調に問題が生じる．また，舌根沈下も認められるため，呼吸や舌の運動動態に影響を及ぼす可能性が高い．

小顎症の場合，成長とともに相対的に上顎前突となり，前歯部の咬合が失われてしまう．捕食機能の一部である前歯咬断によって物性に合わせた口腔機能を引き出すがそれらも行えないことが多い．また，機能歯数も減少するため，咀嚼運動にも影響する．さらには上顎前突により嚥下時に下唇を巻き込むため，上顎前歯の唇側傾斜や下顎前歯の舌側傾斜により咬合様式が変化してしまい，咀嚼能率のみならず口唇閉鎖不全となる．

そのほかにも，染色体異常として 13 トリソミー，18 トリソミー，症候群として Hallermann-Streiff 症候群，Russell–Silver 症候群などがある．

4 心理・行動的問題のある症候群（Corneria de Lange 症候群，Costello 症候群）

新生児期から哺乳障害を伴う Corneria de Lange 症候群は，小顎症や口蓋裂，歯の先天欠如などを合併する頻度が高いことから，歯科医療者が出会うことの多い症候群である．ほかには，薄い口唇や多毛などを特徴とする．新生児期の哺乳障害や呼吸障害が重度であるとともに，胃食道逆流などもあるために経管栄養となることがある．また，身体的特徴として接触過敏が特に口腔周囲で強く現れることが多く，長期にわたる経管栄養に加えて食事に対して心理的拒否を示して拒食となり，最終的に経管栄養依存症に移行する場合も少なくない．

Costello 症候群は，低身長，大きな口，厚い口唇，縮れ毛などを特徴とする症候群である．Corneria de Lange 症候群と同様に口腔周囲に接触過敏を認め，摂食拒否となり経管栄養へ移行することが多い．経口摂取していたとしても食事にムラを認めることも多い．

5 その他（Rett 症候群）

乳児期から自閉スペクトラム症に似た発達遅滞が出現する Rett 症候群では，ブラシキシズムや歯列不正，摂食嚥下障害を認める．特に無呼吸発作を認める場合には，SpO_2 が短時間で低下し酸素吸入が必要になることもある．したがって，呼吸と嚥下との協調運動が難しい場合が多く，窒息などのリスクを高めるので注意が必要である．また，特徴である手もみも食事場面での問題となることもある．

（野本たかと）

3 解剖学的な構造異常

摂食嚥下器官である口腔咽頭領域に解剖学的異常がある場合，嚥下運動や食物の移送が物理的に阻害されたり，正常嚥下に必要な機能が欠如し，摂食嚥下障害を生じたりすることがある．このような解剖学的な構造異常による摂食嚥下障害のことを「器質的」または「静的」嚥下障害とよぶ．

摂食嚥下障害を引き起こす解剖学的構造異常には，**表 5-3**[3]に示すような先天性のものと後天性のものがある．以下にその一部を紹介する．

1）先天的な解剖学的異常

口腔の発生は，胎生 3 週より形成が開始される．第一，第二鰓弓は口，舌，咀嚼筋を，第三鰓弓は喉頭，咽頭上部を，第四鰓弓は咽頭下部を形成する．先天的な解剖学的異常は，このような形成過程の異常によって生じる．

2）後天的な解剖学的異常

外傷や炎症，う蝕のために形態が変形して生じることが多く，原因となる疾患の治療によって回復が期待できる．また，主疾患の治療のために生じた二次的な障害（歯肉増殖，腫瘍術後など）では，治療方法の選択や治療中・後の摂食嚥下障害への対応が必要になる．

1 唇顎口蓋裂 （図 5-11）

出生数の約 0.14％に認められる先天性構造異常疾患である[1]．口蓋裂があると，口腔と鼻腔が交通しているために，口腔内の食物が鼻腔に漏れることがある．また，哺乳時に必要な口腔内の陰圧形成ができずに生じる哺乳障害や，摂食嚥下時において食塊形成や食塊の移送，押しつぶしなどの摂食嚥下障害を生じる．また，口唇裂があると，口唇での捕食が困難になる．対応としては，裂を閉鎖させることが基本だが，手術が困難な場合は，Hotz 床などの口蓋床を用いて鼻腔への漏れを防いだり，口蓋への食物の押しつけを補助したりする．

表 5-3　器質的嚥下障害の原因 (田角，2003．[3]を一部改変)

	先天性疾患	後天性疾患
口腔領域	・唇顎口蓋裂 ・上顎・中顔面劣成長（Apert 症候群） ・小顎（Pierre Robin 症候群，Treacher-Collins 症候群など） ・顎，歯列狭窄（未熟児，Möbius 症候群など） ・巨舌（Beckwith-Wiedemann 症候群など）	・歯肉増殖 ・腫瘍，腫瘍術後 ・炎症性疾患（舌炎，扁桃炎など） ・多数歯の喪失 ・巨舌（リンパ管腫など）
咽頭領域	・喉頭軟化症 ・喉頭裂・欠損	・膿瘍（扁桃膿瘍） ・扁桃肥大
食道領域	・先天性食道閉鎖症 ・食道狭窄症	・食道裂孔ヘルニア ・食道狭窄症（炎症によるもの）

5 章　発達期の機能不全を生じる疾患　**107**

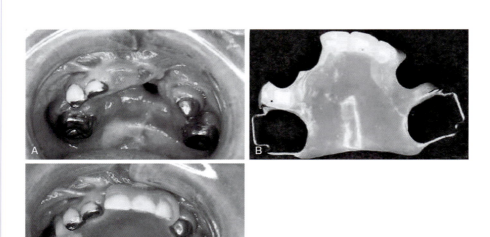

図 5-11　口蓋裂の口腔内（A）および口蓋床（B，C）
Cは口蓋床装着時．

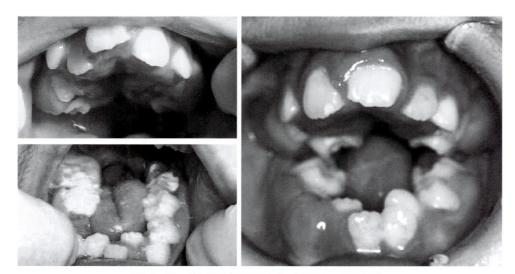

図 5-12　歯列狭窄の口腔内（Möbius症候群）

2 小顎症

　Pierre Robin症候群やTreacher-Collins症候群などの遺伝子疾患患児に多く認められる．下顎が後方位をとりやすいために，舌根沈下による上気道狭窄（閉鎖）が生じやすく，舌の上方への押しつけも弱くなる．そのため，乳児期では哺乳障害（吸啜圧産生不足，呼吸との協調不全），幼児期では摂食嚥下障害〈準備期（咀嚼期）・口腔期・咽頭期の機能不全〉が認められることがある．

3 歯列狭窄（図5-12）

　未熟児やMöbius症候群などに顎および歯列の狭窄が認められる．狭窄が著しい場合には，

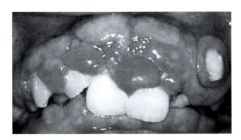
図 5-13 歯肉増殖症の口腔内

舌の可動域が制限されるため，準備期（咀嚼期），口腔期，咽頭期の舌機能が十分に機能できないため，摂食嚥下障害が生じる．

4 舌小帯付着異常（舌小帯強直症）

舌小帯の付着位置が通常より前方にある場合，舌の運動が制限されるために摂食嚥下障害を生じることがある．特に重度の舌小帯強直症の場合には，舌尖部がほとんど動くことができないために，押しつぶし機能や嚥下時の送り込み機能が十分に発揮できない．また，構音障害（/ra/音に多い）も生じることがある[2]．

5 先天性食道閉鎖症

上部食道と下部食道が分断され，通過障害を生じる疾患である．気管支に瘻孔を形成していることが多く認められる．医学的対応として，生後すぐに胃瘻を造設し，その後，食道閉鎖の根治術がとられる．おもに認められる摂食嚥下障害の症状は，吻合部の狭窄による食道の通過障害である．しかし，長期にわたる吻合部の狭窄によって，経口摂取経験がほとんどなされていない症例では，口腔の感覚異常，摂食機能発達不全など，準備期（咀嚼期）・口腔期の障害が認められる場合もある[4]．

6 多数歯欠損（無歯症）

嚥下時の喉頭挙上や食道入口部の開大などは，舌骨と喉頭の運動によって引き出される．この運動は，下顎が固定されていないと効果的に引き出されない．外胚葉異形成症などの先天的に歯胚が欠損している場合[5]では，咀嚼機能障害が生じるだけでなく，咬合が安定しないために摂食嚥下障害を生じることがある．

7 歯肉増殖症 (図 5-13)

抗てんかん薬やカルシウム拮抗薬などの，歯肉増殖を副作用として有する薬剤を長期服用している患者に認められることがある[6,7]．重度な歯肉増殖になると，食物を口蓋に押しつけたり，食塊形成時に舌と口蓋との接触ができないため，口腔内に食物残渣がみられることがある．また，歯肉増殖症によって口腔内の清掃が困難になり，歯肉炎を併発することによって，さらに歯肉が肥大化することもある．歯肉肥大が重症化する前に専門的な口腔清掃や歯肉切除など

の外科的処置も必要である．

（村田尚道，向井美惠）

4 精神・心理的問題

　摂食嚥下機能は，自分が「食べよう」と思った物を口から捕食して，食物の物性に合わせて口腔内で処理を行い，気道に入らないように咽頭から食道，胃へと運ぶ機能である．ただし，「上手に」食べるためには「機能」，「形態」，「意欲」がバランスよく整っていなければならない．そのため，発達期には「形態」や「機能」の発達のみならず，「意欲（食欲）」の発達も促さなければならない．

　健常児の生後間もない時期では，反射の動きが中心となって母子の相互作用（吸啜と乳汁射出）により栄養摂取（授乳）が営まれるが，離乳期から幼児期にかけて嗜好も発達するため，いわゆる「好き嫌い」などもみられるようになる（図5-14）[1]．また，社会的な活動範囲が広がるにつれ心理的ストレスが増長し，それが食行動に影響を与えることも出てくる．したがって，年齢があがると「偏食」，「拒食」など精神・心理的な問題を抱えることも多い．このような場合，無理強いすると逆効果になることが多いため，行動心理での「正の強化」（ほめる）を利用したりする．一方で，集団（同年代）のなかでの食事は模倣等を促すという効果もある．

　これに対し，生後まもなく何らかの障害が生じた場合には，本来快適であるはずの口腔刺激

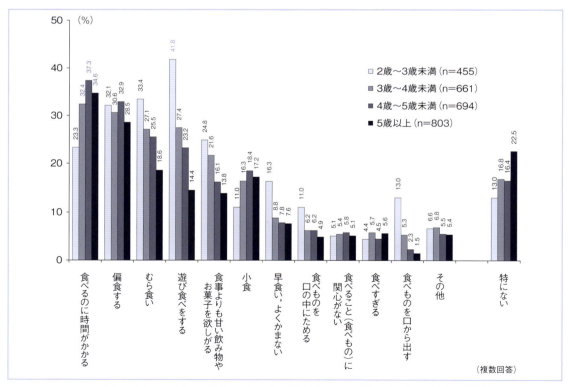

図5-14　現在子どもの食事で困っていること（回答者：2～6歳児の保護者）
（厚生労働省「平成27年度乳幼児栄養調査」[1]より）

表 5-4　典型的な「幼児経管栄養依存症」の特徴

1) 空腹時に経管からの注入を要求する
2) 知的能力障害はないか，あっても軽度である
   （指示や命令に従える程度の理解がある）
3) 摂食機能に影響するような全身的な運動障害がない
   （自分で座位あるいは立位を保持できる）
4) 摂食機能に関連する構造そして機能上に経管栄養を必要とする
   障害がない．ただし二次的な摂食機能障害はみられる
   （二次的な摂食機能障害とは練習や経験不足による口唇の閉鎖
   する力が弱いこと噛む力が弱いようなことである）
5) 摂食機能の完成していない新生児期，乳児期に経管を必要とす
   る基礎疾患をもつ
6) 経管栄養期間は数か月から数年にわたる

（栄養摂取）が不快となり，経口からの栄養摂取を拒絶することもみられる[2,3]．また早期に経管栄養を留置せざるを得なかった場合には，経管栄養から持続的に血糖が維持されるため，不快な経口刺激を拒絶して，経管栄養に依存することもみられる．田角[4]は，これを幼児経管栄養依存症と報告している．本疾患では，早期から長期の経管栄養を持続することにより，時間に関係なく血糖が維持され，口腔の感覚体験不足が顕著となり，口腔からの栄養摂取に対して異物反応や拒否行動を示す，と報告している．表5-4 に典型的な幼児経管栄養依存症の特徴を示す．

経管栄養の問題点を考えると早期抜去が望ましいが，早く抜管しようと焦れば無理な経口摂取になり，「むせ」や「誤嚥」を増やし，摂食拒否につながることもある．そのため，発達期であるがゆえの精神・心理的対応も問題点として留意しなければならず，「口腔刺激」＝「快適」であることを心掛けなければならない．

また，小児患者はしばしば，場所がかわっただけで食物を摂取しない場合もある．診療所や病院等の慣れない場所で摂食嚥下機能を評価する際には，その点も十分考慮して，人形や好きなキャラクターの絵を置いておいたり，あらかじめ家庭でビデオ撮影してもらうなど，診断や訓練に工夫が必要な場合もあることも忘れてはならない．

（弘中祥司）

臨床編 II

摂食嚥下リハビリテーションの臨床

臨床編II
摂食嚥下リハビリテーションの臨床

1章

総論

　歯科医療領域におけるリハビリテーションの捉え方には，歯の疾患や咬合の回復そのものがリハビリテーションであるという，歯科補綴を中心にした従来からの基本となる考え方がある．さらに形態回復が中心であった歯科医療領域にあって，1990年代中頃から摂食嚥下に対する機能面への診断とリハビリテーションテクニックが独立した診療領域として認知され今日に至っている．歯科における摂食嚥下リハビリテーションの医療領域としての認知は医科とほぼ同時期であるが，対象となる疾患とその対応は医科と若干異なっており，脳性麻痺などによる重度重複障害児に対する発達療法を主とした障害児の歯科領域[1]，および口腔・顎顔面領域腫瘍術後の摂食嚥下障害への対応[2]から発展してきた．

　重度の機能障害を伴う脳性麻痺などでは，う蝕などの歯科疾患がない，いわゆる「健康」な歯や歯列を有する摂食嚥下障害患者も多く，低栄養や脱水だけでなく窒息などの事故も多くみられていた．このような生活と医療の密接に関係する領域への対応方法として，「摂食機能療法（p.19参照）」が歯科から発展した．また，口腔領域の腫瘍術後への対応は，顎・口腔領域の形態に傷害（損傷）を生じることがあるため，顎補綴による形態回復に機能回復をあわせた，顎・顔面領域における機能疾病へのリハビリテーションの一つとなっている．

　一方，脳血管疾患の患者を中心にした摂食嚥下リハビリテーションがリハビリテーション医学領域で急速に拡大していったが，リハビリテーション医学においても歯科と医科との密な連携の必要性と重要性が臨床の場で示され，歯科医療領域における摂食嚥下リハビリテーションが発展した．

　このように歯科医療領域における摂食嚥下リハビリテーションの臨床と研究の柱は，三つ（機能発達不全，腫瘍の術後，脳血管疾患などの中途障害）であった．これに加えて，歯科における摂食嚥下リハビリテーションの第四の領域として急速に発展してきたのが，高齢者を対象とした摂食嚥下リハビリテーションである．これにより，老化に伴う機能低下，多くの疾患を抱えて複雑化した病態，認知症の進行などと要介護高齢者における摂食嚥下障害は社会問題の一つとして取りあげられる機会が増えている．訪問診療による歯科治療，口腔衛生管理，種々の訓練による機能の維持・向上はこれからの歯科医療に求められるものとして注目されている．

　歯科医療で対象となる摂食嚥下障害は，図1-1に示したようにすべてのライフステージをとおして対応が必要となっている．摂食器官である口腔の形態は，各ライフステージにおいて大きく変化する．このような変化に対する歯科医療の基本は，歯列咬合や口腔形態の成長変化（老化）を考慮した機能の獲得や回復を行うことと，逆に補助装置を利用することで機能を補完しながら機能回復や維持を行うことにある．摂食嚥下リハビリテーションにおける歯科の大きな特性の一つは，口腔という摂食嚥下器官の形態と機能を発育と機能不全や老化に常に対応できるところにある．

　摂食嚥下機能は，ライフステージを発達期，維持期，減退期と大きく三つの領域に分けて考える．機能を獲得する発達期，獲得した機能を維持する維持期，獲得した機能が減退していく減退期である．摂食嚥下リハビリテーションの大きな枠組みのなか

114

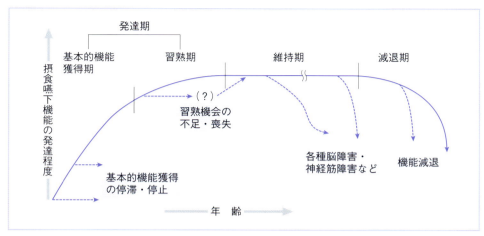

図1-1 ライフステージからみた摂食嚥下障害の発生

で3領域の特徴は以下のようになる．
1. 発達期の摂食嚥下障害は，疾患（脳性麻痺，遺伝子疾患，各種症候群など）が原因の機能未獲得の状態から機能獲得を目指す「ハビリテーション」の領域．
2. 維持期の摂食嚥下障害は，獲得された機能が疾病（脳血管疾患，神経疾患など）や事故などにより機能の一部または全部に機能不全を生じ，その不全となった機能の再獲得を目指す「リハビリテーション」の領域．
3. 機能低下期の摂食嚥下障害は，加齢に伴い環境因子に対する脆弱性が高まったフレイルやサルコペニア，認知症などによる摂食嚥下機能の低下の進行を可能な限り遅くする，または一部回復を目指す対応領域．

これら3領域に対して歯科医療が主として担当する口腔のリハビリテーションの特徴は，
1. **発達期のハビリテーション**：乳幼児期，学齢期，成人期の摂食機能未獲得の患者に対しては，乳歯の萌出，永久歯への交換といった成長変化を考慮して，年齢に関わらず摂食機能を発達的視点から細分化（捕食，軟性食品の押しつぶし，咀嚼，食塊形成，咽頭への移送など）し，各機能の獲得を目指したハビリテーションが必要となる．医科歯科連携を基盤にしてそのハビリテーションに必要な診断や関連職種に指導訓練の指示を担当するのが歯科医師の役割である．
2. **維持期のリハビリテーション**：疾患によって口腔領域の下顎，舌，口唇，頬などの動きの麻痺や形態の部分的な欠如などに起因して摂食嚥下障害が起こる．これらに対しては，補綴処置による歯列咬合の回復と捕食・咀嚼・嚥下の各機能に関与する口腔領域の筋のリハビリテーション，舌の運動範囲を形態面から補う嚥下補助装置の必要性などの診断評価と治療，指導訓練の指示を歯科医師が担当し，医科を始め他領域の多職種との連携を進めていく．
3. **機能低下期の機能維持（回復）**：獲得された機能が老化とともに低下し，咀嚼力，嚥下力の低下に加えて唾液分泌の低下による口腔乾燥などの口腔内環境の悪化が摂食嚥下機能全体の低下による栄養不良を招き，感染に対する免疫能も低下して誤嚥性肺炎を招くこ

とも多い．これらに対する口腔衛生管理や口腔機能管理は機能減退を遅らせ，機能を維持して食事の経口摂取の期間を長くすることが可能となる．口腔領域の機能低下程度の診断を行い，診断に基づく口腔健康管理（口腔衛生管理・口腔機能管理・口腔ケア）などを歯科医師が指示や指導を行い，医科を始め多職種との連携を進めていくことが求められている．

（向井美惠，弘中祥司）

臨床編II
摂食嚥下リハビリテーションの臨床

2章 リスク管理

　摂食嚥下リハビリテーションにおいては，誤嚥・窒息・肺炎・低栄養などの合併症を起こさないリスク管理と，多職種連携をスムーズに進めるためのリスク管理，感染対策，医療安全対策などが必要である．

1　誤嚥を起こさせない

　診察中や，リハビリテーション中に誤嚥を起こさせないためには，段階的に評価を行い，誤嚥を起こしそうな症例には，不用意に経口摂取（評価のために行うフードテストや水飲みテストも含む）をさせない．また，もし誤嚥しても喀出できるように，あらかじめ喀出をしてみてもらい，喀出できることを確認してから，フードテストや水飲みテストを行う．

　吸引可能な体制を整えておいたほうがよい場合もある．

　含嗽も要注意である．臨床的には，誤嚥のリスクのために経口摂取を禁じられている症例では，含嗽のための水を渡したとたんに，ごっくんと飲みこんでしまい，誤嚥することがある．含嗽の水を渡す際にも，「飲み込まないでください」と強調しておくか，あるいは，飲みたくならないように，含嗽薬を入れておいたりするほうがよい．

　吸引の設備がない場合には，前傾座位で，口から含嗽の水を出しやすくしておく，臥位の場合には側臥位にして，やや顔が下を向くようにして，含嗽の水が落ちやすいようにしておく，などの姿勢の工夫をする．

2　肺炎の予防

　誤嚥すれば必ず肺炎になるのではない．**図 2-1** に示すように，誤嚥物の量，pH，汚さ（細菌の量）が肺炎の発症に関与する．また，患者側の要因も関与する．体力（防衛体力）が落ちている症例や，呼吸器疾患がある症例（肺の予備能力が少ない症例）では肺炎を発症しやすい．

　また，肺炎につながる誤嚥は，経口摂取をした際に誤嚥する場合だけではない．自分の唾液を誤嚥する場合もあるので，経口摂取を禁じていても，誤嚥することも，誤

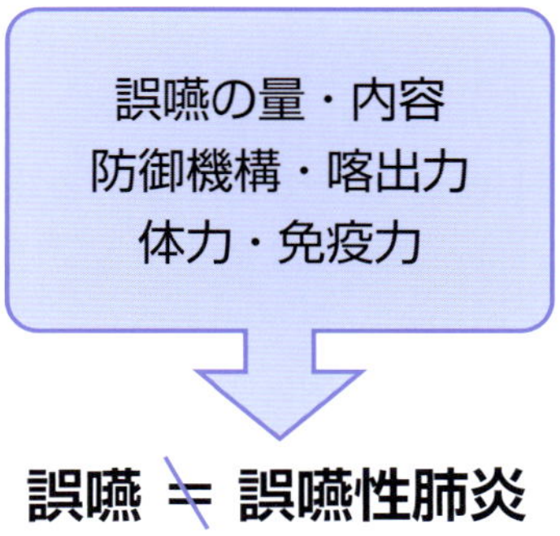

誤嚥の量・内容
防御機構・喀出力
体力・免疫力

↓

誤嚥 ≒ 誤嚥性肺炎

図 2-1　誤嚥性肺炎に関与する要因

表 2-1　誤嚥性肺炎対策

Step 1： 摂食に伴う誤嚥の最少化	嚥下機能の改善（低下予防） 摂食時の誤嚥予防
Step 2： 摂食に伴わない誤嚥への対策 （唾液・逆流）	口腔衛生管理 胃食道逆流の防止 臥床時の姿勢
Step 3： 防御機能の活性化	咳反射・喀出能力 栄養と体力
Step 4： 早期発見と早期治療	体制づくり

嚥性肺炎を起こすこともある．また，胃に入った栄養剤や食物が，胃食道逆流により食道に戻り，さらに咽頭にまで戻って，誤嚥することもある．

　したがって，肺炎を予防するには，表2-1 に示すようにさまざまな段階でのリスク管理を行う必要がある．

　第一に，摂食に伴う誤嚥の最小化である．もちろん，誤嚥をしないように，嚥下機能のリハビリテーションを行うのだが，上記「1　誤嚥を起こさせない」に述べたように，その経過での誤嚥を起こさないようにする．

　第二に，摂食に伴わない誤嚥の対策が必要である．唾液の誤嚥対策と，胃食道逆流対策である．唾液の誤嚥を減少させることは困難な場合が多く，対策は唾液誤嚥時の細菌の誤嚥を減らす，つまり口腔衛生管理によって，唾液中の細菌数を減らすことになる．口腔衛生管理によって肺炎の発症を減らすことができるのは，日本発のエビデンスであり，日本の歯科医師らが研究した，世界に誇れる成果でもある．

　唾液の誤嚥の理由の一つは，自然な唾液の嚥下が起こらないことである．障害の程度が軽い場合でも，あおむけに寝ていると口が開いてしまい，自然な唾液の嚥下が難しいことがある．側臥位のほうが，口も閉じやすく，頸部も後屈しにくく，自然な唾液の嚥下が起こりやすいことが多いので，観察して姿勢に配慮する．

　胃食道逆流の予防は，胃に物を入れた直後に臥床しないこと，つまり，食後（経管栄養のあとも含む）に座っている，ベッドをアップしておく，などである．胃瘻から栄養を入れている場合には，液体栄養剤ではなく半固形の栄養剤を入れることで，胃から食道への逆流が減少することが報告されているため，管理栄養士にも相談する．夜間の逆流がある場合には，夜間ベッドアップすることを検討する．

　第三に，防御機能を活性化することで，誤嚥しても肺炎を起こしにくい状態を目指す．防御機能の活性化としては，咳・喀出系の強化と，全身状態の改善がある．

　誤嚥をしてむせが生じ，それが強ければ，誤嚥物を喀出することができる．しかし，多くの場合は咳反射が低下しており，むせのない誤嚥（＝不顕性誤嚥）となっているし，もしむせた場合でも，咳の力（喀出力）が弱いために誤嚥物を喀出することができない．

　咳反射強化には，薬物療法が奏功する場合があるので，主治医に相談する．

　喀出力自体の改善のために，呼吸排痰訓練を行っておく．咳嗽能力は腹筋・背筋力と関連し，

全身運動によっても増強される．まずは離床を励行することであるが，詳細は理学療法士に相談するとよい．排痰のための体位ドレナージや呼吸訓練も理学療法士が詳しい．

全身状態の改善のためには，低栄養の改善，微量元素などの補充を行っておき，また，体力増強のための運動（全身持久力訓練）を励行しておく．栄養と運動の両方の要素が必要である．主治医・管理栄養士・看護師・理学療法士などと相談する．

第四に，肺炎の発症が完全に防止できなくても，肺炎を早期に発見・治療することにより，肺炎による本人への被害，および医療的コストを最少に食い止めることができる．発熱したり，咳や痰が増える，などの肺炎の症状があったらすぐに，主治医や看護師に相談するような日ごろの説明が重要である．もちろん，歯科で直接訓練を開始する際には，主治医にも相談してから開始する．体力の低い高齢者の場合には，典型的な肺炎の症状である咳や痰，発熱などの症状が出ないで，ただぐったりしたりしているだけのこともある．いつもと違う状態に気づいたら，まめに医療者に相談するよう指導をしておく．

3 窒息対策

窒息は，不慮の事故による死因のトップである．しかしながら，摂食嚥下障害があるから窒息するとは限らない．健常者でも，慌てて食べることで窒息することはあり，また，かたまり状のもので窒息することが多い．もちろん誤嚥は窒息の要因になるため，摂食嚥下リハビリテーション中には，慎重な経口摂取が望ましい．

窒息は，バイスタンダー（窒息した際にそばにいた人）の素早い処置により，大きな事故にならずに済むことが多い．もし窒息を発見した場合には，表2-2 に示すような緊急処置が必要である．ハイムリッヒ法（図2-2）の実施，心肺蘇生法，吸引機の使い方など，摂食嚥下リハビリテーションにかかわる前に，一とおり練習しておくほうがよい．

表 2-2　窒息を発見したら

◎人をよぶ・119番をする
・119番で状況を説明すると，何をすればよいかの指示もしてくれる．
・意識・呼吸・心拍を確認する．
・意識障害や心拍の停止があった場合には，まず，心肺蘇生術を行う．
◎窒息物の除去を図る
・口の中の物を掻き出す．
・ハイムリッヒ法を行う．
・吸引する．
・救急隊は，鉗子を持参してくれる．
◎たとえ素人目に窒息物が出たようにみえても，肺にまだ落ち込んでいる可能性があるので，医療機関に搬送する．

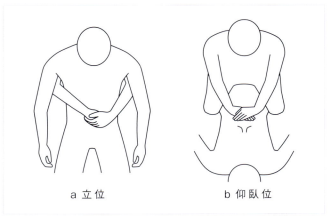

図 2-2　ハイムリッヒ（Heimlich）法（腹部突き上げ法）（井上編, 2019.¹⁾）
いずれの場合も右手を患者のみぞ落ちにあて，左手で右手をもって力強く圧迫し，横隔膜を押し上げる．強い気流が気道内に生じ異物が押し出される．肋骨骨折などに注意．

窒息は，介護事故として，訴訟数の多い事故である．窒息自体の発症が防げなかったのか，ということについては，あらかじめリスクの説明をしてあることが多いが，発見の遅れや，発見後の対処の遅れ・不適切さが争点になる場合が多い．つまり，窒息のリスクが高い対象者に経口摂取訓練をする場合には，窒息が起こりうることであると予見しておいて，その対処を想定しておくことが望まれている．

4 低栄養を起こさせない

摂食嚥下リハビリテーションを必要とする症例は，低栄養であることが多い．経口摂取に困難があれば，経口摂取できる量が減り，それはほとんどの場合，栄養摂取が少ないことを意味する．食べる量が少ないうえに，水のみを加えて軟らかくした食物（例：ごはんに対するおかゆ）では，摂取体積あたりの栄養が少ない．また，複数回嚥下，咳払いなどで，経口摂取時に消費するエネルギーは，摂食嚥下障害のない場合よりも多くなっている．

栄養状態が悪いと，肺炎を起こした際の回復率が悪く，また，訓練に対して筋力がつくためにも，栄養は必要である．

経口摂取だけで十分な栄養を摂取するには，栄養効率を上げる（一口あたりのエネルギー量を上げるために，高エネルギーの食品を選択する／高エネルギーのものを混ぜて食物を調理する）ということや，疲労に配慮して食事回数を増やすということがあげられる．

経口摂取では十分な栄養が摂取できないときには，**表 2-3** に示すような方法から，その症例に適した栄養補助方法を選択することになり，主治医と相談する．重要なことは，しばしば，補助栄養を経口摂取の禁止・あきらめ（「胃瘻になったら経口摂取はもうできない」，「胃瘻を勧

表 2-3　経口摂取以外の栄養投与方法

方　法	特　色
末梢静脈栄養	末梢血管からの点滴．在宅でも刺入できるがあまり濃いものは入れられない．
中心静脈栄養	太い静脈に点滴するために，必要栄養量のすべてを入れることは可能だが，点滴の挿入，維持にリスクがあり，末梢点滴ほど一般的ではない．往診医の協力があれば病院でルートを入れて在宅でも管理は可能．
間歇的経管栄養	栄養を入れたいときに，経口または経鼻から管を抜き差しする方法．本人または周囲の技術習得が必要．
経鼻経管栄養	鼻から栄養チューブを留置する．太いチューブでは，嚥下を阻害する．また日頃の不快感がある．半固形化栄養剤は使いにくい．
胃瘻	腹壁皮膚から胃に直接入れられる瘻孔をつくる．多くの場合，経内視鏡的に胃瘻造設は可能．さまざま液状〜半固形化食品を入れることができ，また点滴につながれていないため社会参加の幅も広がりやすい．
腸瘻	術後などの理由で胃瘻をつくれないときに選択する方法．腸に直接入れるため，胃瘻よりも下痢のリスクが高く注入に配慮が必要．
経皮経食道胃管挿入術（PTEG）	頸部の皮膚から食道に直接細い管を入れ，その先端を胃に置く方法．胃瘻よりも術侵襲が軽いため，より全身状態の低い症例で選択される．実施施設（施行医）は少ない．

めるのは，経口摂取の見込みがないからだ」など）とみなす誤解があることである．もちろん，経口摂取の改善の見込みがない場合もあるが，改善の見込みがある場合でも，補助栄養を改善のために（リハビリテーションを促進するために）行う場合もあるということをよく説明する必要がある．

5　過度な期待や誤解によるトラブルを避ける

　摂食嚥下リハビリテーションは，それを望む患者にとっては，たいへん期待の大きいものである．「食べてはだめ」といわれていた患者や家族は，「食べられることになる」ことに大きな期待を寄せるため，ともすれば楽観的にリハビリテーション関係者の話を解釈することがある．そのため，評価の際に「意外に飲めますね」とつぶやいたりすると，「食べてよいといわれた」と誤解したり，検査や訓練の際にゼリーを少量食べて安全だと，次の日に自分たちだけでいろいろな物を食べたりすることがある．
　また，Parkinson病やAlzheimer病などの進行性の疾患，あるいは超高齢者では，リハビリテーションを開始したときにはある程度の効果を得たが，次第に嚥下機能が低下してくる場合もある．そのような際に，当初の回復モードのまま医療者や家族が「訓練」や「改善」にこだわっていると，本人および家族のQOLを低下させることにもなりかねない．
　リハビリテーションは，「常によくなる万能の方法」ではないことを理解し，現在の嚥下機能を的確に把握して，本人や家族にも理解してもらい，そのなかでよりよい対応をできるように支援する．

6　診察時の感染管理

　感染管理には，標準予防策（スタンダードプレコーション：どんな症例に接する際にも基本的に行わなくてはいけない感染予防手技）と，感染者・保菌者に対する，感染経路別の対策がある．後者については，主治医の指示およびその患者のいる施設のルールに従って対応する．
　標準予防策（スタンダードプレコーション）（図2-3）は，感染症の有無や病態にかかわら

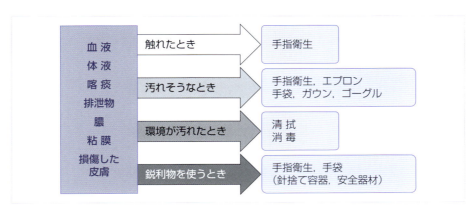

図2-3　標準予防策の考え方 (国立国際医療研究センター医療安全ポケットマニュアル．[2])

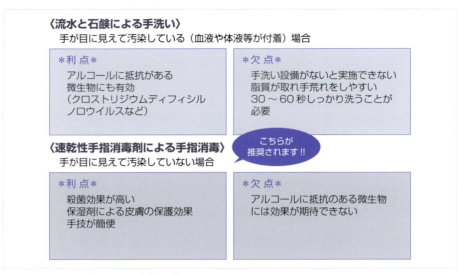

図 2-4　手洗い・手指消毒（国立国際医療研究センター医療安全ポケットマニュアル.[2]）

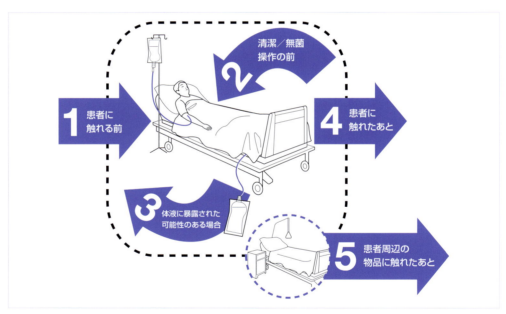

図 2-5　手指衛生の五つのタイミング（WHO, 2009.[3]）

ず，すべての患者に行う基本的な感染対策で，「血液・汗を除く体液・分泌物・排泄物・粘膜・損傷皮膚を感染性がある」と考える対策である．摂食嚥下リハビリテーションは，口のなかに触れたり，咳や喀出により分泌物が飛び散ったりする行為である．基本は手指消毒であり，感染管理は「手指消毒にはじまり，手指消毒に終わる」といわれるほどである（図 2-4）．手指消毒をすべきタイミングとしては，WHOによって五つのタイミングが提唱されている（図 2-5）．病院や施設のようにあちこち洗面台やアルコールボトルのない場合には，手指消毒がなおざりにならないように特に気をつける．

7 | 医療安全の基本はインシデントの報告・分析から

　どんなに気をつけていても，アクシデントやインシデントは起こりうる．摂食嚥下リハビリテーション自体にかかわること（誤嚥や窒息）だけではなく，リハビリテーションの後に点滴やドレーンが抜けた（あるいは抜けていることを発見した），移乗時の転倒，異物の誤飲（スポンジブラシのスポンジを噛んで飲み込んでしまう・プラスチックスプーンを噛んで割ってしまうなど）もありうる．

　さまざまなアクシデント予防のためにも，インシデントを報告し，分析し，対策を立てるシステムが必要である．

（藤谷順子）

臨床編II
摂食嚥下リハビリテーションの臨床

3章 検査と評価

1 医療面接

　医療面接の目的は，患者や家族が抱えている問題を把握し，問題解決の対策をたてることである．摂食嚥下障害は食べる楽しみといったQOL，経口摂取の可否，ひいては生死に直接関わる問題でもあるため，摂食嚥下機能を診査・診断するのみでなく，患者や家族の生活上の価値観や人生観といった部分も含めて多面的に聴取することが重要である．

1 問診を行う前の診察ポイント

1．外来患者の場合

　一人で来院しているか，同行者がいるか，また自立歩行しているか，姿勢や歩き方に問題はないか（図3-1），杖や車いすなどの補助器具を利用しているか，顔色や表情は良好かなど，診療室に入室するまでの間に患者の全体像に注意を向ける．たとえばParkinson病や神経疾患を持つ患者は，歩き方や表情に特徴が現れることが多く，それで疾患や摂食嚥下障害の原因や程度を予測できる場合がある．

2．入院患者や介護・福祉施設への訪問診療の場合

　病棟や施設からの依頼で訪問診療を行う場合は，既往歴，現病歴，生活歴や現症の情報を事前に入手できることが多いので，初診の段階であらかじめ患者の病態を予測したうえで接することができる．意識があるか，こちらをみて目線が合うか，好意的な様子かどうかなど，訪室時の患者の様子を確認する．また，ベッドサイドにどのような器具類が設置されているかをチェックすることで，摂食嚥下機能の状態を予測する．たとえば，ベッドサイドの吸引バックに痰が満たされているようであれば，頻回に吸引が必要になるほどの重篤な摂食嚥下障害である可能性が高い．

3．在宅への訪問診療の場合

　居住環境は戸建か集合住宅か，独居か家族と同居しているか，家族と同居しているのであれば患者とどのような関係性なのか，部屋のなかの清掃状況，家屋の環境整備

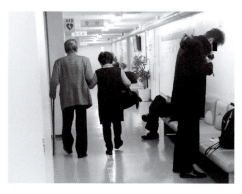

図3-1　摂食嚥下障害患者の外来風景
同行者の存在，自立歩行の可否，杖あるいは車いす利用の観察から，全身ひいては摂食機能の状態を予測することができる．

なども含めた患者の生活状況を観察する.

医師,訪問看護師やケアマネジャーなどから事前に患者の情報を得ることが可能である.介護保険を利用している場合は,どのような職種(理学療法士,作業療法士,言語聴覚士,栄養士,ケアマネジャー等)が担当しているか,デイサービス利用であれば1週間のうちの日程を把握したうえで,訪問日時を検討することも重要である.

問診を開始する前からすでに診察は始まっている.診療の依頼元は,本人か,あるいは家族,関連職種かを認識し,さまざまな視点からの情報を得て問診を開始する.

2 問診・視診の要点

1. 主 訴

主訴は,本人から発せられたものとは限らない.家族から,あるいは周辺職種からの場合もある.摂食嚥下機能の回復について誰が何を望んでいるのかを知り,同時に希望と主訴とをすみ分けることも忘れてはならない.

2. 現病歴

全身疾患の症状を聴取する.続いて摂食嚥下障害の病態,すなわち摂食の5期のいずれの時期に障害があるのか,その程度と変化の状態について問診をする.経口摂取であれば,食事形態(常食,きざみ食,ペースト等)が何であるか.常食以外であれば,いつからその形態になったのか.経鼻経管や胃瘻などの代替栄養の場合には,それに至った経緯を聴取する.

3. 既往歴

以前にどのような病気にかかり,どのような経過を示したか,たとえば誤嚥性肺炎の既往の有無について確認し,その既往があり経口摂取を継続している患者では,誤嚥性肺炎と診断された前後の食事状況などを聴取する.

現病歴,既往歴といった問診により得られる情報は,患者側からの情報であり,必ずしも真実を把握できるとは限らない.これらは重要な参考資料として認識し,さらに現在の症状(現症)について診察を続けていく.

摂食嚥下障害は,窒息や誤嚥といった咽頭期障害に目が向けられがちである.しかし歯科医師である以上は,歯や歯周組織,義歯の使用状況,そして咀嚼といった口腔機能の診察は従来どおり必須であり,これからも変わることはない.食事が安全であることはいうまでもないが,「いかにおいしく,楽しく」といった生活のなかにおける食事の質的位置づけについて,把握しておくようにする.

(阿部仁子,植田耕一郎)

2 全身のアセスメント

1 全身のアセスメントの重要性

　全身のアセスメントを行う目的は，第一に，摂食嚥下障害のある患者に経口摂取という誤嚥リスクのあるリハビリテーションを開始するにあたり，全身状態がよいことが誤嚥性肺炎を起こさないことにつながるからである．全身状態が悪いと，少量の誤嚥でも肺炎を発症し，さらなる全身状態の悪化につながる．第二に，訓練による筋力の改善は全身状態がよいときのほうが得られやすいからである．上記二つの理由により，摂食嚥下リハビリテーションは全身状態がよいほうが成功率が高い．摂食嚥下リハビリテーションに歯科の立場から専門家としてかかわるにあたっては，他の部門に全身状態をよくしてくれるように要望することになる．そのため，摂食嚥下リハビリテーションの成否にかかわる全身状態のアセスメントについて，ある程度知っておく必要がある．

　また，途中経過で，毎日，経口摂取訓練を継続していて全身状態が悪化したら，同じ訓練を継続してよいのかどうか見直す必要がある．全身状態の不良なときには，摂食嚥下機能も低下する．高熱が出てぼうっとしているようなとき，あるいは，肺炎で頻呼吸のときなど，嚥下機能自体も低下し，誤嚥のリスクも高くなる．その日の訓練の前には，全身状態を把握する習慣をつける．計画していた訓練でも，全身状態が不良のときは中止したり，ワンランク落としたりすることもできるようになっておく．途中経過で，経口摂取の内容や量をアップするのは，全身状態がよい・安定しているときに行うのが基本である．全身状態不良が続く場合に，毎日いくら訓練を行っても，摂食嚥下機能のみを改善させることはできない．

　なお，終末期で全身状態が悪化・低下し，その回復のしようがない時期もある．そのような場合には，むしろ家族や主治医と相談のうえ，QOL重視で「待てば全身状態がよくなる時期」とは違った決断（例：好きな物を経口摂取してもらう）を下す必要がある場合もある．倫理的な判断を要する．

2 意識レベル

　意識レベルは，Japan Coma Scale（JCS）（**表3-1**）で示すことが多いが，脳血管疾患の症例では，Glasgow Coma Scale（GCS）（**表3-2**）を用いる脳外科医・神経内科医も多い．GCSのほうが，細かい違いをよりよく反映できる．

　一般に，脳血管疾患の急性期症例では，JCS1桁（刺激しないでも覚醒している状態）になってから，経口摂取可能かどうかの評価を行う．

　意識レベルを低下させる要因としては，脳出血や脳梗塞など脳血管疾患，外傷性脳損傷，てんかん，そして，睡眠薬や向精神薬の作用による場合や，昼夜逆転により日中睡眠している場合などがある．

　嚥下訓練は，覚醒しているときに行うことが基本である．

126　臨床編II──摂食嚥下リハビリテーションの臨床

表3-1　Japan Coma Scale（JCS）(日本脳卒中学会)

Ⅲ. 刺激をしても覚醒しない状態（3桁の点数で表現） (deep coma, coma, semicoma)	
300	痛み刺激にまったく反応しない
200	痛み刺激で少し手足を動かしたり顔をしかめる
100	痛み刺激に対し，払いのけるような動作をする
Ⅱ. 刺激すると覚醒する状態（2桁の点数で表現） **(stupor, lethargy, hypersomnia, somnolence, drowsiness)**	
30	痛み刺激を加えつつ呼びかけを繰り返すと辛うじて開眼する
20	大きな声または体を揺さぶることにより開眼する
10	普通の呼びかけで容易に開眼する
Ⅰ. 刺激しないでも覚醒している状態（1桁の点数で表現） **(delirium, confusion, senselessness)**	
3	自分の名前，生年月日が言えない
2	見当識障害がある
1	意識清明とはいえない

注　R：Restlessness（不穏），I：Incontinence（失禁），
　　A：Apallic state または Akinetic mutism
　たとえば30R または30 不穏とか，20I または20 失禁として表す．

表3-2　Glasgow Coma Scale（GCS）(日本脳卒中学会)

1. 開　眼（eye opening, E）	E
自発的に開眼	4
呼びかけにより開眼	3
痛み刺激により開眼	2
なし	1
2. 最良言語反応（best verbal response, V）	**V**
見当識あり	5
混乱した会話	4
不適当な発語	3
理解不明の音声	2
なし	1
3. 最良運動反応（best motor response, M）	**M**
命令に応じて可	6
疼痛部へ	5
逃避反応として	4
異常な屈曲運動	3
伸展反応（除脳姿勢）	2
なし	1

正常ではE, V, Mの合計が15点，深昏睡では3点となる．

3 バイタルサイン

　バイタルサインとして一般的にチェックするものは，体温，心拍，血圧，呼吸数，酸素飽和度である．

　体温が高いときには，感染症または誤嚥性肺炎，その他の発熱性疾患を疑う．高齢者では，胆嚢炎，尿路系の感染症，皮膚皮下組織の感染症（蜂窩織炎）や，炎症性関節疾患（偽痛風など）で発熱することもある．摂食嚥下リハビリテーションの対象患者は摂食嚥下障害や誤嚥があるため，発熱すると誤嚥性肺炎を疑って禁食になることが多いが，発熱原因が異なる場合には，禁食しても益にはならない．誤嚥性肺炎以外の発熱要因について鑑別する必要がある．

　心拍数は，発熱や心不全で上昇する．不整脈には，致死的な状態につながりやすい不整脈と，それほどではない不整脈がある．心房細動は，高齢者での頻度が高く，脳梗塞などのリスクが上昇するために抗凝固薬の内服は必要ではあるが，心拍数がコントロールされていたら，その場では何かする必要はない．失神につながる徐脈性不整脈や，心室性不整脈の頻発などが生命のリスクの高い不整脈である．脈の不整を感知したときには，それが既知の（すでに医師が把握している）ものであるかどうかを確認し，未知のものであれば報告し，検査を依頼する．

　呼吸数が頻呼吸であることは，肺炎や呼吸不全，心不全の兆候であると同時に，経口摂取（摂食嚥下）に不利になる．頻繁に呼吸しないといけない状態のとき，嚥下に必要な呼吸停止が十分にできなかったり，嚥下後の吸気で咽頭残留物を吸引して誤嚥してしまう可能性があるからである．

　酸素飽和度は，指尖から簡便に測定することができ，酸素飽和度モニターでは酸素飽和度と

表 3-3　栄養評価

・BMI：Body Mass Index＝体重 kg÷(身長 m)^2
　　BMI は 20 以下で低栄養のリスクが高い.
・体重減少
　　体重減少率が 1 か月に 3%以上 5%未満の場合は低栄養の中リスク. それ以上では高リスク.
・血清アルブミン値(Alb)　3.8 g/dL 以下の場合

脈拍が画面に示されるために有用である. 摂食嚥下リハビリテーション対象者では, 誤嚥が重度のとき, あるいは食事などでの頻繁な息こらえがその患者の呼吸機能に負担になっているとき, 肺炎が重症のときには酸素飽和度が低下する. 酸素飽和度モニターはそれほど高額でもなく, 携帯に便利のため, 摂食嚥下リハビリテーションを行うにあたっては備えておくとよい機器の一つである.

　酸素飽和度は一般的に 95〜99%が標準値とされ, 90%を下まわる場合には何らかの(酸素投与などの)対応が必要である. また, リハビリテーション中などで短期間で 3%も下がるようなときには休憩をはさみ, 深呼吸してもらうなどの対処が必要である. しかしながら, 長期間の慢性呼吸不全症例などで, 安静時・運動時の酸素飽和度の目標値が低い症例もあるため, 慢性呼吸不全の症例では, あらかじめ主治医に確認する必要がある.

4 栄養状態

　低栄養は, 摂食嚥下障害の結果である場合もあるが, そのほかに, さまざまな生活習慣によるものや, 病気による消耗によってもたらされている場合もある. 何らかの疾患に罹患すると, 多くの場合, 食欲が低下したり調理ができなくなったりして経口摂取量が減り, 発熱や咳・痰でエネルギー消費は増加し, 入院する頃には低栄養になっている場合が多い. 入院後に摂食嚥下障害を疑われ, 誤嚥への恐れから経口摂取が禁止され, かつ, 点滴での栄養補給量が少ないと, 入院後も低栄養が進行することになる.

　簡便な低栄養の指標は, **表 3-3** に示したような項目である. もちろん, 採血もできない, 体重も測定できない, 以前の体重もわからないという条件の場合もあるが, その場合には, 外見上の痩せや, 同じことをした場合の疲れやすさ(たとえば会話の継続など)でも評価し, 低栄養を疑うことができる. 診察前の一定期間(数日, 1 週間, 1 か月)に摂取できているエネルギーを経口摂取量・点滴量などから推察し, 摂取エネルギーが少ない場合には低栄養を疑う.

　低栄養を判断し改善するためには, 必要なエネルギー量を知っておく. **表 3-4** に, エネルギー必要量の計算式をあげた. 重要なことは, 現在の体重が低く, あまり動いていなくても, 肺炎などの病気と闘っている状態であれば, より多くのエネルギーを必要とする(それがストレス係数として示されている)ということである.

5 身体活動性

　どのくらい動けているのか, どのくらい動ける人なのか, という体力を知ることは重要である. 歩くことができる患者では, 日常生活の最小限を歩いている場合(トイレや食卓との往復のみ)から, 実用的に屋外移動もしている場合, さらに散歩やトレーニングとして屋外歩行を

表 3-4 エネルギー必要量の計算（ハリスベネディクト計算式〈Harris-Benedict Formula〉）

- 基礎エネルギー消費量（Basal Energy Expenditure）
  男性 BEE：66.47＋（13.75×体重）＋（5.00×身長）－（6.76×年齢）
  女性 BEE：655.10＋（9.56×体重）＋（1.85×身長）－（4.68×年齢）
    体重は kg，身長は cm，年齢は歳で表す
- エネルギー必要量＝BEE×活動係数×障害係数
  活動係数　　安静状態：1.2，歩行：1.3
  ストレス係数
    手術マイナー：1.1，メジャー：1.2
    感染症軽度：1.2，中程度：1.4，重度：1.8
    骨格への外傷：1.35
    閉鎖性損傷：1.35
  発熱付加：37.0 度以上では 1 度上昇につき BEE の 13％を加える

表 3-5 PS（Performance Status） (国立がん研究センター)

0	まったく問題なく活動できる．発症前と同じ日常生活が制限なく行える．
1	肉体的に激しい活動は制限されるが，歩行可能で，軽作業や座っての作業は行うことができる．例：軽い家事，事務作業．
2	歩行可能で，自分の身のまわりのことはすべて可能だが，作業はできない．日中の 50％以上はベッド外で過ごす．
3	限られた自分の身のまわりのことしかできない．日中の 50％以上をベッドかいすで過ごす．
4	まったく動けない．自分の身のまわりのことはまったくできない．完全にベッドかいすで過ごす．

表 3-6 障害老人の日常生活自立度（寝たきり度）判定基準

生活自立	J	何らかの障害等を有するが，日常生活はほぼ自立しており独力で外出する． 1. 交通機関等を利用して外出する． 2. 隣近所へなら外出する．
準寝たきり	A	屋内の生活は概ね自立しているが，介助なしには外出しない． 1. 介助により外出し，日中はほとんどベッドから離れて生活する． 2. 外出の頻度が少なく，日中も寝たり起きたりの生活をしている．
寝たきり	B	屋内の生活は何らかの介助を要し，日中もベッド上での生活が基本であるが，座位を保つ． 1. 車いすに移乗し，食事，排泄はベッドから離れて行う． 2. 介助により車いすに移乗する．
	C	1 日中ベッドで過ごし，排泄，食事，着替において介助を要する． 1. 自力で寝返りをうつ． 2. 自力では寝返りもうたない．

している場合まで幅がある．歩くことができない場合でも，寝たきりなのか，車いすやいすに移って過ごす離床時間がどのくらいあるのか，ということが，体力の大まかな指標として，その患者の状態の推移を把握するのに有用である．

一般的な指標としては，おもに癌患者で利用されてきた PS（Performance Status）（**表 3-5**）や，介護保険の要介護認定書類等で用いられている日常生活自立度（**表 3-6**）がある．

摂食嚥下リハビリテーションにおいては，このような大きな指標のほかに，「食事をどこで摂

取しているのか」も指示上重要になるので記録しておくとよい．

(藤谷順子)

3 咀嚼の検査

1 摂食嚥下リハビリテーションにおける咀嚼検査の意義

　咀嚼の意義（図3-2）は，食物を咬断・粉砕し，唾液と混合することによって嚥下しやすい性状（軟らかさ，付着性，凝集性，ぬれ性など）の食塊を形成することである．咀嚼が不十分な場合，嚥下しづらい食塊物性となり，食塊が嚥下後に口腔や咽頭に残留することによって，誤嚥や窒息のリスクとなる．したがって，摂食嚥下障害を有する患者の咀嚼機能を的確に把握することは，安全に摂取できる食形態を決定するうえで非常に重要である．

　咀嚼は多くの器官が協調することによって遂行されるきわめて複雑な運動であるだけに，単一の方法で評価することは難しい．臨床で用いられる咀嚼とその関連因子の評価法は，「形態レベル」，「疾患レベル」，「機能レベル」，「能力レベル」，「生活レベル」などに分類できる（表3-7）．本項では摂食嚥下リハビリテーションの臨床において特に重要な，咀嚼能力を定量的に評価するための検査法を紹介する．

2 咀嚼能力測定法

　咀嚼を「能力レベル」で評価する方法は，ピーナッツなどの破砕性の食品やグミゼリーなどの咬断性の食品，あるいは模擬食品を一定回数咀嚼した後回収し，どの程度粉砕されているか（分割能力）を調べる方法，食品を一定回数噛んで色の変化からどの程度混合されているか（混合能力）をみる方法，食品を咀嚼して嚥下できるまでに要した回数や時間（嚥下閾）を調べる方法などに大別される．現在では分割能力と混合能力の評価が一般的である．

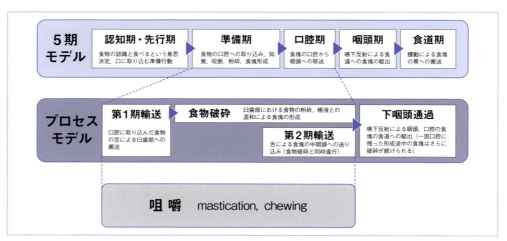

図3-2　摂食嚥下モデルにおける咀嚼の位置付け
咀嚼は，5期モデルにおける準備期と口腔期，プロセスモデルにおけるstage I transport（第1期輸送），食物破砕，stage II transport（第2期輸送）に相当する．

表3-7 咀嚼とその関連因子の評価法

種　類	方　法（評価対象）
形態レベル	口腔内診査（歯数，咬合接触，咬合支持）
疾患レベル	口腔内外の診査（う蝕，歯周病，腫瘍，顎関節症，顔面領域の神経筋疾患）
機能レベル	検査（咬合力，筋活動，下顎運動，唾液分泌） 口腔内外の診査（義歯の形態）
能力レベル	検査（咀嚼能率，混合能力，咀嚼回数，咀嚼時間） アンケート（食品摂取状況）
生活レベル	アンケート（口腔関連QOL）

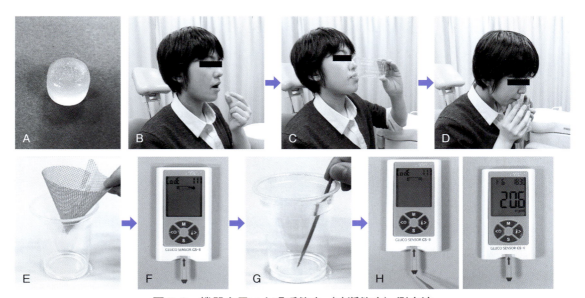

図3-3　機器を用いた咀嚼能力（咬断能力）測定法
A：咀嚼能力検査用グミゼリー．B：グミゼリーを主咀嚼側で20秒間咀嚼させる（咀嚼中，唾液は飲まないように指示する）．C, D：咀嚼後，水10 mLを口に含み，グミと一緒に篩に吐き出してもらう．すべてを吐き出そうとせずに軽く吐き出してもらう．E：コップから篩をすみやかに除去する．F：グルコセンサーにチップを挿入する．G：コップを軽く攪拌して濾液を均一にし，濾液をブラシで採取する．H：被験試料をセンサー点着部の前方から点着すると，数秒後にグルコース濃度が表示される．（日本歯科大学・志賀　博先生のご厚意による）

　分割能力の測定法としては，粉砕された食片の粒子の大きさを一定の篩を通過する粒子の重量で評価する方法が古くから行われてきたが，測定に多大の時間と手間を要するという欠点があった．近年は，専用の測定機器を用いて粒子から溶出する成分（グルコース）を定量する方法（図3-3），粒子の大きさを視覚的に判定する方法（図3-4），光学的に記録して画像処理によって粒度分布を分析する方法など，より簡便で正確な方法が確立されている．
　混合能力の評価法としては，専用に開発された「色変わりガム」（図3-5）を使う方法や，色の異なる2種類のガムを噛んで撮影し色の混ざり具合を画像解析によって求める方法などがある．また，嚥下内視鏡検査において，2色の米飯を咀嚼させることによって，嚥下前の食塊の「形成度」を評価することができる（図3-6）．

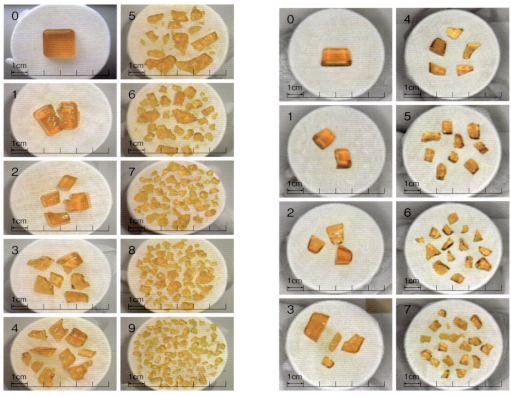

全量グミゼリー　　　　　　　　　半量グミゼリー

図 3-4　目視による咀嚼能力（咬断能力）測定法
グミゼリーを 30 回咀嚼した後に咀嚼片を吐き出し，写真を参照しながらスコアで判定する．左は標準的な全量グミゼリーを用いた 10 段階のスコア法．右は咀嚼能力が低下した患者向けの半量グミゼリーを用いた 8 段階のスコア法．

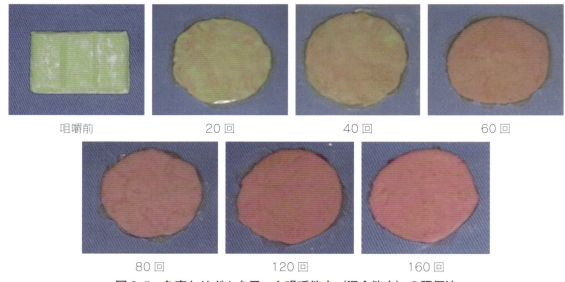

咀嚼前　　　　20 回　　　　40 回　　　　60 回

80 回　　　　120 回　　　　160 回

図 3-5　色変わりガムを用いた咀嚼能力（混合能力）の評価法
咀嚼回数が増えるとよく混合されていることが変色状況に表れる．（東京医科歯科大学・水口俊介先生のご厚意による）

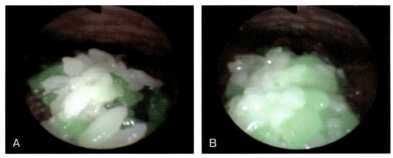

図 3-6　嚥下内視鏡検査で観察した2色米（白と緑）の食塊
A：咀嚼が不十分な場合．B：十分に咀嚼された場合．
（東京医科歯科大学・古屋純一先生のご厚意による）

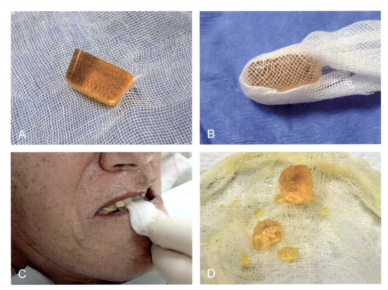

図 3-7　重度嚥下障害患者に対する咀嚼能力評価の例
A：咀嚼能力が低下しているため，半量グミゼリー（図 3-4 参照）を用いる．
B：咀嚼中の誤嚥や誤飲を防ぐためにグミゼリーをガーゼに包む．
C：患者の口腔内に挿入して咀嚼を指示する．D：30回咀嚼後咬断状態を評価する．

3　摂食嚥下リハビリテーションにおける咀嚼能力評価

　上記の咀嚼能力評価法は，基本的に健常者を想定して開発されたものであるため，摂食嚥下障害患者を対象に行う場合は，リスクへの配慮が必要である．経口摂取を禁じられている症例や咀嚼を必要としないゼリー食を摂取している症例の場合は，まず形態レベル，疾患レベル，機能レベルの咀嚼関連事項を診査して，咀嚼のポテンシャル（潜在能力）を評価する．次に，実際の食品を用いて咀嚼能力を評価するに際しては，咀嚼中の検査用食品の咽頭早期流入や誤嚥を予防しなければならない（図 3-7）．仮に，咀嚼によって食塊が形成できている場合でも，咽頭期において形成された食塊が残留したり誤嚥されたりすることなく，咽頭を通過して食道に送り込まれることをVFやVEで確認してから経口摂取を開始する，あるいは食事形態をレ

ベルアップするという慎重な姿勢が必要である．

（小野高裕）

4 食事場面評価

1 食事場面の観察

　食事場面を観察する場合には，問診の内容等を踏まえたうえで，姿勢，食物，食べ方に注意を払う．まずは摂食時の姿勢に着目し，表3-8に示すような姿勢で食べているかどうかを観察する．よくない体勢をとっている場合には，まず姿勢を補正して摂食させ，摂食嚥下障害を疑う症状が改善するかどうかを観察する．

　ついで，実際の食事の内容を観察しながら，特定の食物でむせている，もしくは特定の食物を噛めなかったり飲み込めないことがあるかを観察する．一般的には，表3-9に示した内容の食物が食べづらい．むせやすい，食べづらい食物に調整を加えるか，そのような食物を避けることで症状を軽減できるかどうかを観察する．

　さらに食べ方を観察し，表3-10に示すような異常な食べ方を行っている場合には，調整を行って症状の変化を観察する．

表3-8　食事場面の観察と対応1（姿勢）

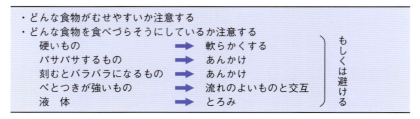

表3-9　食事場面の観察と対応2（食物）

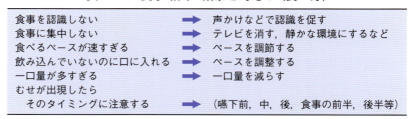

表3-10　食事場面の観察と対応3（食べ方）

食事を認識しない	➡	声かけなどで認識を促す
食事に集中しない	➡	テレビを消す，静かな環境にするなど
食べるペースが速すぎる	➡	ペースを調節する
飲み込んでいないのに口に入れる	➡	ペースを調整する
一口量が多すぎる	➡	一口量を減らす
むせが出現したら 　そのタイミングに注意する	➡	（嚥下前，中，後，食事の前半，後半等）

そのほか，飲み込むときに上を向いて食べる場合は，舌の動きの低下を代償するための toss-ing とよばれる食べ方をしている可能性が疑われる[8]．飲み込むときにうなずくように飲んでいる場合には，飲む力を自発的に補っている可能性が疑われる[9]．食事を観察する際には，「むせの有無」のみを観察するのではなく，姿勢，食物，食べ方を細かく観察して，異常な点をより具体的に抽出するように心がける．

（戸原　玄）

5 スクリーニング（咳テスト以外）

1 スクリーニングテスト

　摂食嚥下障害の問題の所在および対応の必要を大まかに把握することができるスクリーニングテストとして，以下の検査法がある．

　口腔に水や食物を入れる検査では，検査前に口腔内の衛生状態がよいこと，必要な義歯などが正しく装着されていることを確認して行う．また，覚醒状態や応答関係がよいことも確認して行う．失語症や聴覚障害，認知症などが疑われる場合は一つ一つの指示をゆっくりと行い，指示が理解できているかどうかを確認しながら進めるとよい．

　また，ここに紹介するいずれの検査も嚥下を行う検査であり，これらの検査の前に対象者の喉頭（甲状軟骨），舌骨の位置とその可動性，唾液嚥下の状況を確認しておく．唾液の分泌が少ない場合は，歯肉マッサージやアイスマッサージなどで唾液腺を刺激し，唾液の分泌を促進しておくとよい．嚥下反射が惹起しにくく口腔内に唾液が停留している場合は，正確な量の試料を口腔に入れにくくなるので試行前に唾液を吐出させておく．自己喀出が難しい場合は吸引などで条件を整えておく．そのあとで，適量の唾液を嚥下させて（空嚥下），嚥下反射の惹起性，喉頭挙上の範囲や力強さ，むせの状況を観察しておくとよい．この段階で嚥下反射の惹起性がない，むせが必発するという場合は，下記検査のうち RSST および頸部聴診法の一部のみが検査の適応となる．

・・・

1．MWST（Modified Water Swallowing Test：改訂水飲みテスト）[1]

　座位やベッド上リクライニング位などの安全姿勢をとり（顎があがらないよう留意），3 mL の冷水をシリンジやスポイトなどで口腔底に注ぎ入れて嚥下を命じる．舌上から咽頭へ向けて入れると咽頭へ早期流入し本来の嚥下の状態が観察できなくなるばかりでなく，誤嚥を招く恐れがあるので，図 3-8 のようにシリンジやスポイトを立てて入れるよう留意する．

　1 回の嚥下後にさらに反復嚥下を促し，評価する（図 3-9）．評点は，

① 嚥下なし，むせる and/or 呼吸切迫（穏やかで安静ではない呼吸）

② 嚥下あり，呼吸切迫あり（不顕性誤嚥〈silent aspiration．むせのない誤嚥〉の疑い）

③ 嚥下あり，呼吸良好，むせる and/or 湿性嗄声

④ 嚥下あり，呼吸良好，むせない

⑤ ④に加え，空嚥下の追加を指示し，30 秒以内に 2 回空嚥下可能

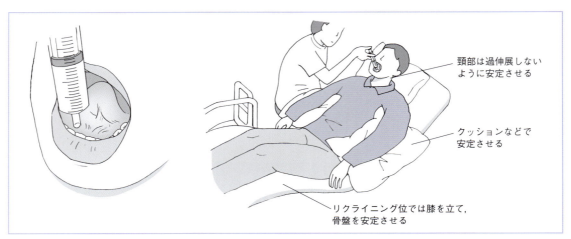

図 3-8 水飲みテスト：姿勢の注意

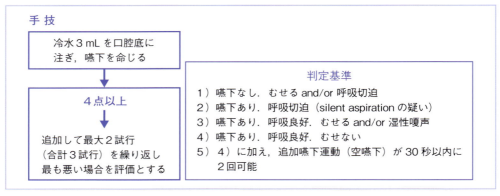

図 3-9 改訂水飲みテスト（馬場，才藤，2000.[1]より一部改変）

以上の結果が④以上なら加えて2回実施し，最も低い評点を結果とする．

2. RSST（Repetitive Saliva Swallowing Test：反復唾液嚥下テスト）[2,3]

30秒間に唾液の嚥下（空嚥下）ができる回数を計測する．口腔内が乾燥しているようであれば，口腔衛生管理や人工唾液などを用いることによって湿潤させてから行う．リラックスした姿勢で，頸部が過伸展しないよう留意して舌骨や喉頭隆起に検査者の指を軽く当てなるべく多く嚥下するよう指示して，30秒間に確実に舌骨や甲状軟骨が挙上して下降することを確認し（図 3-10），その回数を数える．挙上運動がみられなくはないが確実でない場合などは，その旨記録しておくと後に改善度合いを検討する際に参考となる．

30秒間に3回がカットオフ値で2回以下の場合，嚥下障害を疑う．若年者に比して高齢者では低下すると報告されている[2]．

3. FT（Food Test：フードテスト）

フードテストは，ティースプーン1杯（約4g）のプリンを舌背前部に置き，嚥下を命じる．改訂水飲みテストと同様の手順で行い評価する（図 3-11）[4,5]．

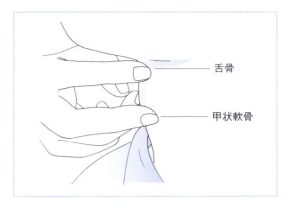

図 3-10　喉頭周辺の触診

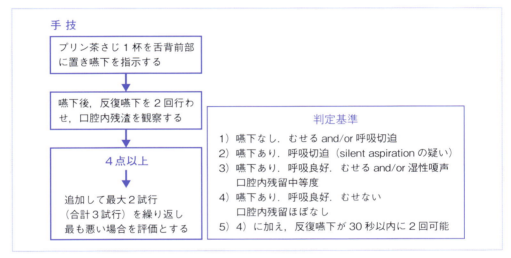

図 3-11　フードテスト

嚥下後に反復嚥下を2回行わせ，それが30秒間に2回以上可能かどうかということと口腔内残留の様子を観察する．口腔内残留は舌背や口腔底などに25％以上残留した状態を3点とする．

フードテストに用いる試料は，原法では均一で付着性が少なく食塊形成や口腔内移送が容易に行えるゼラチンプリンが用いられている[4,5]が，消費者庁の定める特別用途食品「えん下困難者用食品　許可基準Ⅰ」の許可を取得した市販のゼリーを用いると同一の評価基準で使用することができる．また，粥やペースト食品など，段階をあげて実際に摂食訓練に用いる食品を用いてもよい[6]．

4．頸部聴診法[7,8]

嚥下時に咽頭部で生じる嚥下音や嚥下前後の呼吸音を聴取して，その変化を評価する．甲状軟骨脇やや下方の頸部（図 3-12）に軽く聴診器をあてて聴取する．異常音が聞かれる場合は，咽頭残留や誤嚥を疑う．喉頭挙上と音のタイミングで異常を感知したり，左右差で残留部位を推察したりすることができる．聴診器で圧迫したり，嚥下しかけたタイミングで触れるなどし

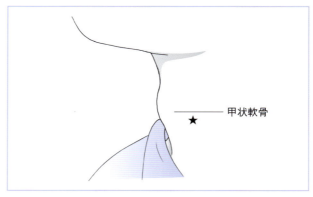

図 3-12　頸部聴診法の聴診部位

表 3-11　頸部聴診の手技 (高橋, 2017.[7])

A　指示に従える患者の場合

1. ハッフィング（強い呼気）または強い咳嗽による咽喉頭の貯留物の排出
   排出が不完全な場合は鼻腔からの吸引
   ↓
2. 呼気の意識的な産生とクリアな呼気音の聴取*
   ＊　クリアな呼気音が聴取できるようになるまで咽喉頭の貯留物の除去操作である1を繰り返す
   ↓
3. 試料の嚥下と嚥下音の聴取
   ↓
4. 呼気の意識的な産生と呼気音の聴取**
   ＊＊　2. で聴取したクリアな呼気音との比較

B　指示に従えない患者の場合

1. 咽喉頭の貯留物の鼻腔からの吸引
   ↓
2. クリアな自発呼吸音の聴取*
   ＊　クリアな自発呼吸音が聴取できるようになるまで咽喉頭の貯留物の鼻腔吸引を繰り返す
   ↓
3. 試料の嚥下と嚥下音の聴取
   ↓
4. 自発呼吸音の聴取**
   ＊＊　2. で聴取したクリアな呼気音との比較

て患者の嚥下に支障を与えないよう留意して行う．嚥下困難が強い患者の咽頭残留のある呼吸音を聞き，残留の部位や量を推測することもあるが，基本的に嚥下反射がある患者に検査としての適応がある．

　使用する聴診器は，頸部に当てやすいよう新生児用の聴診器を使用するとよい．接触子はベル型，膜型のどちらでも使用できるが，膜型のほうが扱いやすい．まず，口腔内の衛生状態をよくし，表 3-11 に示す手順で行う[7,8]．

　検査資料や一口量，姿勢調整や嚥下法を用いて検査を進め，清明な呼吸音を確認し，安全に嚥下できる範囲や方法を判定する．

　呼吸音による判定の指標としては，清明でない呼吸音，たとえば湿性音や咳に絡むような嗽音，液体に絡むような振動音が聴取される場合は喉頭侵入，咽喉頭残留，誤嚥が疑われる．嚥下前に聴取した呼吸音との相違を慎重に判別する．

　臨床上の応用として，観察上喉頭挙上が確認しにくく咽頭期嚥下の遂行を確認したい場合，また，慎重に聴くと呼気相，吸気相のどちらで嚥下が行われるかなどの確認をすることもできる．

（清水充子）

6 発声発語機能の評価

1 摂食嚥下障害と発声発語の異常

　口腔や咽喉頭の諸器官の多くが摂食嚥下と発声発語のいずれにも使われるため，摂食嚥下障害患者では，しばしば発声発語機能にも異常がみられる．摂食嚥下障害患者によくみられる発声発語の異常に，音声障害と構音障害がある．音声障害とは，発声の過程に生じた障害によって起こる，声の高さ，強さ，音色，持続の異常である．おもな原因には，声帯病変（声帯癌など）や反回神経麻痺などによる声帯の運動障害がある．

　摂食嚥下障害患者によくみられる構音障害には，運動障害性構音障害（dysarthria）と器質性構音障害がある．運動障害性構音障害とは，構音にかかわる神経や筋の障害により生じる構音障害である．発声，共鳴，構音，韻律（プロソディ：抑揚やリズム）などに異常が現れる．おもな原因には，神経疾患（脳血管疾患，Parkinson病，脊髄小脳変性症，筋萎縮性側索硬化症など），筋疾患（筋ジストロフィーなど），神経筋接合部疾患（重症筋無力症など）などがある．器質性構音障害とは，構音器官の形態の異常や欠損などにより生じる構音障害で，構音や共鳴に異常が現れる．おもな原因には，口唇口蓋裂や先天性鼻咽腔閉鎖不全症，頭頸部腫瘍摘出術による構音器官の形態変化などがある．

2 摂食嚥下障害に関連する発声発語機能評価

　患者の発声発語の状態を評価することで，摂食嚥下障害についても重要な情報を得られることが多いため，基本的な発声発語機能の評価法について理解しておく必要がある．声の評価では呼吸機能や声帯の機能を，また構音の評価では顎，口唇，舌，軟口蓋などの形態や運動機能を知ることができる．ここでは，発声発語の障害のうち，摂食嚥下障害患者によくみられる症状と，その簡便な評価法について紹介する．

1．声の評価

1）声の聴覚心理的評価（GRBAS尺度による声の聴覚印象評価）[1]

　嗄声の程度を聴覚印象で評価する方法である．粗造性（rough）とは，ガラガラした聴覚印象で，声帯振動が不規則な場合に生じる．気息性（breathy）とは，カサカサとした，息が漏れるような聴覚印象で，声門閉鎖不全などによる息漏れがある場合に生じる．無力性（asthenic）とは，弱々しい聴覚印象で，声帯の低緊張などで声門音源が弱い場合に生じる．努力性（strained）とは，無理に声を出しているような聴覚印象で，喉頭癌などで声帯粘膜が硬い場合や声帯の過緊張などで生じる．以上四つの評価項目から，音声の総合的な異常度（grade of hoarseness）を評価する．

① 方　法：日本語の5母音（あ，い，う，え，お）を，順に1音ずつ息をついで，自然な高さと大きさで1音2秒程度発声させる．

② 判　定：R（Rough），B（Breathy），A（Asthenic），S（Strain）の各要素につき4段階の尺度（0：嗄声なし，1：軽度，2：中等度，3：重度）で評価する．G（grade of hoarseness）

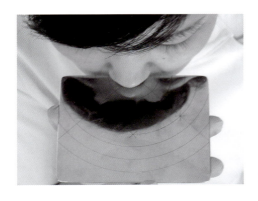

図 3-13　鼻息鏡を用いた呼気鼻漏出の計測

は各要素の評価結果を踏まえて，総合的な音声の異常度を判定する（GRBAS 尺度）．結果は，たとえば G（2）R（0）B（2）A（1）S（0）のように表記する．

2）最長発声持続時間（Maximum phonation time：MPT）

音声障害や構音障害における発声能力の評価である．MPT が短い場合は，呼吸機能低下や声門閉鎖不全が疑われ，嚥下障害が潜在する可能性がある．

① 方　法：最大吸気後にできるだけ長く「あー」と発声させ，その持続時間を計測する．
② 判　定：男性では 14 秒，女性では 9 秒以下が異常とされている[1]．

2．鼻咽腔閉鎖機能の評価

発話や嚥下時には軟口蓋は挙上し，また咽頭側壁・後壁が接近することにより鼻腔と咽頭腔とが遮断される．鼻咽腔閉鎖機能不全の場合，発話時には開鼻声や呼気鼻漏出による子音の歪みを生じ，嚥下時には食物や水分が鼻腔へ逆流することがある．ここでは，特別な機器を用いない簡便な鼻咽腔閉鎖機能検査法を紹介する．

1）ブローイング時の鼻漏出

① 方　法：ストローでコップの水を吹かせ，患者の鼻の下に鼻息鏡をあて，ブローイング時の呼気の漏出の程度を鼻息鏡で判定する．
② 判　定：鼻息鏡の半円の中心に近い方から 1 度，2 度と目盛りの値が大きくなるほど鼻漏出が多いと判定する．

2）発声時の鼻漏出

① 方　法：「あー」と 3 秒程度持続発声させ，患者の鼻の下に鼻息鏡をあて，発声時の呼気鼻漏出の程度を鼻息鏡で判定する（**図 3-13**）．
② 判　定：上記ブローイング時に同じ．

3．構音の評価

構音機能を評価することにより，口唇や舌など摂食嚥下に必要とされる口腔器官の機能を知ることができる．口唇音の異常は，口唇による食物の取り込みの障害と関連する．舌音の異常は，舌による食塊形成や送り込みの障害を示唆する．また，発話のリズムや明瞭度を評価することにより，口腔器官の一連の動作に関する情報も得ることができる．

1) 単音の復唱

① 方　法：「パ」、「タ」、「カ」、「ラ」を1音ずつ復唱させ、聴覚印象ならびに視診により評価する。

② 判　定：音が歪んでいるかどうかを聴覚的に判定する。視診では、「パ」は口唇の運動について、「タ」や「ラ」では舌尖の挙上について、カでは舌後方部の挙上運動について観察する。

2) 構音の交互反復（oral diadochokinesis，オーラルディアドコキネシス）

① 方　法：「パパパパパパ…」、「タタタタタ…」、「カカカカカ…」とできるだけ速く連続して発音させる。

② 判　定：成人では1秒間で4回以上が正常の目安である[2]。

3) 会話明瞭度

　患者の発話の明瞭さを、検者が主観的に評価する。構音障害の重症度の判定に用いられる。構音の誤りだけでなく、韻律の障害（発話速度の異常や変動、声の大きさ、高さの単調性など）も含めて聴取する。患者の発話全体が聞き手に理解され、コミュニケーションとして有用であるかどうかを判断する。

① 方　法：検者は患者と簡単な会話をし、患者の発話の明瞭さを5段階で評価する。

② 判　定：1：よくわかる、2：時々わからない語がある、3：聞き手が話題を知っていれば分かる、4：時々わかる言葉がある、5：まったくわからない。

（兼岡麻子）

7　嚥下内視鏡検査

1 嚥下内視鏡検査とは

　嚥下内視鏡検査（VE：videoendoscopic examination of swallowing）とは、内視鏡を経鼻的に挿入し、安静時、嚥下時の咽頭・喉頭を観察するものであり、特に訪問診療でも実施できるという点から、歯科の領域においても急速に広まりつつある検査である（**図 3-14**）。

　問診や食事観察、頸部聴診で治療方針が決定できるのであれば嚥下内視鏡検査は不要である。内視鏡を用いないと観察できない・わからない点があったときに、目的を明確にして検査を行うべきである。

2 嚥下内視鏡検査のユニット

　嚥下内視鏡検査は内視鏡単体では実施できない。検査ユニットの1例を**図 3-15**に示す。内視鏡本体だけでなく検査視野を照らす光源が必須であり、所見を供覧するモニター、音声を記録するマイク、記録メディアなどもあるとよい。それぞれの機器が分かれたユニットもあるが、近年、ノートPCを利用した携帯性に優れたものも開発・使用されている。

　実際に挿入するシャフト部の直径は、小児用の直径約2mmのものも存在するがやや解像度が低く、通常の嚥下内視鏡検査では3〜4mmのものを使用することが多い。

　嚥下内視鏡検査で咽頭・喉頭腫瘍、その他の疾患がみつかることがある（**図 3-16**）。画像上

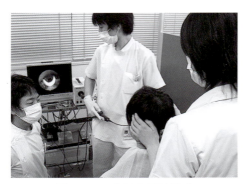

図 3-14 嚥下内視鏡検査
合併症への対応や抑制のため必ず複数人で行う．

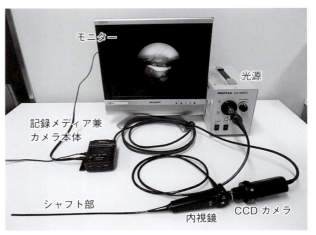

図 3-15 嚥下内視鏡検査のユニットの 1 例
内視鏡だけでなく種々の機器で構成されている．

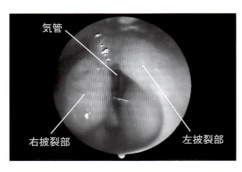

図 3-16 喉頭癌（右披裂部）
嚥下内視鏡検査にて偶然発見された．右披裂部が左と比べて腫脹している．生検の結果，扁平上皮癌であった．

疑わしい所見が認められた場合，ただちに耳鼻咽喉科などの専門診療科に照会する．

3 嚥下内視鏡検査の視野

　嚥下内視鏡検査ではシャフト部を挿入する深さにより，鼻咽腔と咽頭・喉頭腔をおもに観察する[2]．咽頭・喉頭腔での視野は大きく high position，low position に分けられる（**図 3-17**）．
　鼻咽腔では鼻咽腔閉鎖や食物の鼻腔への逆流の有無が観察できる．High position は舌根，咽頭，喉頭の観察に適しており，口腔から流れてくる食塊の状態を観察するのにも適している．Low position は喉頭，声帯，気管の観察に適しており，この位置では喉頭侵入，誤嚥の有無を見るのに適している．
　検査中は，鼻咽腔を含めた三つの position を適宜使い分けることにより，嚥下時の関連器官の動き，嚥下動作が起こるタイミング，食塊の流路，誤嚥の有無などを観察し診断を行う．

4 嚥下内視鏡検査の利点と欠点 (表 3-13)

　嚥下造影検査と比べた嚥下内視鏡検査の利点は，被曝なく長時間の検査ができ，かつ検査ユニットが小さいために持ち運びが可能という点であろう．また，唾液を観察しやすいというのも，嚥下造影検査と比べた大きな利点である．

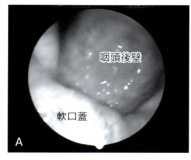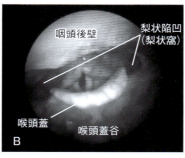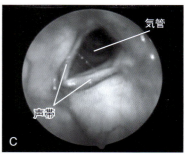

図3-17 鼻咽腔内視鏡の視野
A：鼻咽腔（閉鎖運動中），B：high position，C：low position．

表3-13 嚥下内視鏡検査の利点と欠点

利　点	欠　点
長時間の観察が可能	嚥下動作の瞬間がみえない
検査ユニットが小規模	準備期・食道期がみえない
普段の食事摂取の評価が可能	不快感がある
唾液や喀痰の観察が可能	気管後壁がみえない
患者や介護者の説明に有用	

　一方，欠点としては咽頭期における咽頭筋の収縮によって視野がさえぎられる，食道期の観察が不可能である，内視鏡挿入時に不快感がある，内視鏡の挿入角度のために気管後壁がみえにくいという点があげられる．とくにリクライニング位で検査した場合には誤嚥物が気管後壁を流れていくことが多く，誤嚥の観察が困難となる．

5 嚥下内視鏡検査の目的

1. 咽頭衛生状態の確認
　ほとんど，もしくはまったく経口摂取をしていない症例では，咽頭が非常に不潔になっていることがあるため（図3-18），咽頭の状態を内視鏡で確認し，不潔になっている場合は口腔や咽頭のケアを指導する．

2. 機能評価
　発声や指示嚥下などにより軟口蓋挙上の状態を確認し，鼻咽腔閉鎖機能の状況を評価したり，誤嚥の有無を診断するのにも有用である（図3-19）．しかしながら，内視鏡検査での誤嚥＝誤嚥性肺炎ではない[4]．内視鏡検査での誤嚥はあくまで参考所見であり，これまでの肺炎歴や嚥下障害の原因疾患，日々の様子などを総合的に判断して以下に述べる訓練や経口摂取の可否，食事メニューを決定する．

3. 訓練メニューの決定
　嚥下後に多量の咽頭残留が認められた場合には，咽頭収縮力の改善を期待してShaker法などを指導する．また，誤嚥が認められた場合は，喀出機能を高めるために呼吸訓練を行うなど，

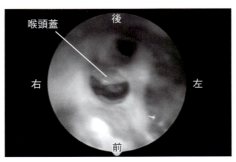

図 3-18　経口摂取を行っていない症例の咽頭腔
白い膜状のものすべてが痰である．咽頭部の視野のほぼ全面が痰で覆われている．

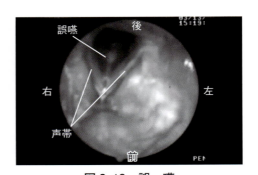

図 3-19　誤嚥
牛乳を嚥下したあと low position にて確認したところ気管前壁に少量の誤嚥が認められる．

検査を行うことで病態にあった訓練メニューを立案することができる．また，漫然と同じ嚥下訓練を継続することは避けるべきである．訓練効果があったかどうかを嚥下内視鏡で確認することもできる．

1) Best swallow の確認

誤嚥防止に適している姿勢や食品などを用いて，最善と思われる条件下での嚥下状態（best swallow）を検査で確認する．誤嚥のない条件が見つかれば，その条件を直接訓練のメニューに取り入れる．

2) 指示なしでの嚥下および worst swallow の確認

嚥下に詳しい専門職が常駐していない在宅や施設では，直接訓練や日々の食事で best swallow が行えるかはわからない．その場合は，あえて何も指示せずに行った日常で行われているであろう嚥下を検査で確認しておくとよい．指示せずに行った嚥下で誤嚥がなければ，比較的安全に日々の食事を摂取できるだろうと考える．認知症患者などにおいて抑制下で行った検査は worst swallow（最も悪い条件下での嚥下状態）をみていることが多いが，同様にその状態で誤嚥がなければ普段はより安全に嚥下できていると考えてよい．

4．食事メニューの決定

経口摂取開始の時や食事内容のレベルを上げるとき，反対に経口摂取を制限する時や食事レベルを下げるときなどに嚥下内視鏡検査の所見は非常に有効となる（**図 3-20**）．嚥下内視鏡検査の所見をもとに安全に摂取できる食事メニューの決定が可能となる．

5．患者・介護者・他職種に対するプレゼンテーション

経口摂取を進めたり止めたりするとき，たとえその判断が正しかったとしても検査所見が無いと患者や他職種に理解されない場合がある．嚥下内視鏡検査の画像はわかりやすいため，検査結果を示しつつ説明を行うと，患者や他職種も理解しやすい．

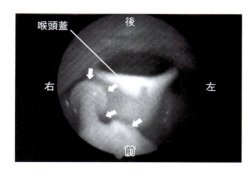

図3-20 咀嚼機能が低下した症例の嚥下内視鏡検査所見
一口大の食事が摂取できるかを検査したところ，まったく咀嚼されていない状態の茸（矢印）が咽頭腔に流れてきた．この所見から，一口大の食事は窒息のリスクがあるため危険と判断した．

6 嚥下内視鏡検査の合併症

嚥下内視鏡検査は比較的安全な検査であるが，合併症がゼロというわけではない．代表的な合併症である神経原性ショック，鼻・咽頭出血，誤嚥などには対応できるような準備が必要である．また，現場での対応が不可能であるときには，すみやかに対応可能な医師，歯科医師，医療機関の協力を仰げるようにしておく．

最も気をつけるべき合併症は声帯損傷である．声帯粘膜は損傷しやすく，シャフト部先端で声帯を傷つけると不可逆性の嗄声をきたすことがある．内視鏡検査に習熟するまでは声帯付近での観察は避けたほうがよい．

（野原幹司）

8 嚥下造影検査

嚥下造影検査（VF：videofluoroscopic examination of swallowing）は，エックス線透視下で造影剤または造影剤を含有した模擬食品を摂取させる検査である．口腔期，咽頭期，食道期についての評価が可能であり，嚥下検査のゴールドスタンダードとされている．口腔から食道までの食塊の流れや嚥下関連器官の動きを観察し，摂食嚥下障害の症状と病態の関係を明らかにすること（診断的側面）と，姿勢，食形態，一口量，嚥下法などの調整を行い，安全な経口摂取を目指すこと（治療的側面）の二つを目的とする．前者は，病態把握と問題点を抽出し，そこから訓練メニューを検討するために有用であり，後者は，直接訓練や食事場面において，現在の機能で安全に食べるための即時効果を検討するために有用である．

嚥下内視鏡検査と比較した際の長所としては，口腔から食道にいたる評価が可能であること，疼痛を伴わないこと，嚥下反射中の食塊の動態が確認できることがあげられる．一方，短所は，検査場所の制限があること，被曝を伴う検査であるため，検査時間が制約されること，造影剤入りの模擬食品を使わなければならないことなどである．

1 検査の準備

1．必要な機器

VFに用いるエックス線透視装置は，消化管造影などに使用される装置を用いる（図3-21）.

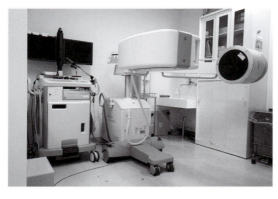

図 3-21　C アーム型 X 線ビデオ装置
(シーメンス社製 ARCADIS Avantic Gen2 mobile imaging system)

側面観の撮影では，口腔から咽頭，喉頭，頸部食道まで撮影範囲に含まれるように被写体の位置を決定する．被写体が管球から遠く検出器に近いほど，撮影範囲は広くなる．

嚥下時の姿勢調整は，口腔移送に加えて喉頭侵入や誤嚥を改善するために有効と報告されており[1]，姿勢を規定する検査用椅子は重要である．体幹角度を任意に変更でき，方向転換が容易なVF専用検査椅子も市販されている．また，酸素化および心拍数をモニタするパルスオキシメータ，誤嚥物や咽頭残留物の喀出が困難な場合に備えて吸引装置の準備も必要である．

2. 造影剤

コントラストの良さ，経済性などの点から，最もよく使用されている造影剤は消化管造影検査用の硫酸バリウムである．VFでの使用量は50〜100 mLほどであり，上部消化管造影で使用される量より少なく，便秘を認めることは稀であるが，必要に応じて下剤の服用を検討する．また，硫酸バリウムは誤嚥量が多いと排泄されずに残存してしまうため，誤嚥リスクが高い場合や喀出力が弱い場合には，尿路・血管造影検査用の低浸透圧性非イオン性ヨード系造影剤を用いる．ヨード系造影剤の使用前にはヨードアレルギーの有無の確認が必須である．

3. 模擬食品

検査には懸濁液，増粘剤を用いて作製したとろみ付き液体を使用する．また，造影剤を含有した模擬食品としてゼリー，ペースト，粥のほか，咀嚼を必要とする食品として米飯，コンビーフなどを用いる．小児などで特に拒否が強い場合は，好きな食べ物に造影剤を混ぜる配慮が必要なこともある．とろみ濃度を含めて使用する検査食は，日本摂食嚥下リハビリテーション学会嚥下調整食分類2013[2]などに従って物性を規格化し，さらに1回量も規定して検査を実施することが望ましい．

2　摂食嚥下障害の診断

検査は，喉頭侵入・誤嚥の有無を判断しやすい側面の観察（**図 3-22, 23**）から開始し，続いて正面の観察を行う．正面観では，口腔および咽頭における食塊の左右の動態および食道の動態が観察可能である．液体，固形物それぞれの単体摂取により，液体嚥下，咀嚼嚥下の評価に加えて，2相性食品として液体と固形物同時摂取を行うことで咀嚼嚥下中の液体処理の評価も

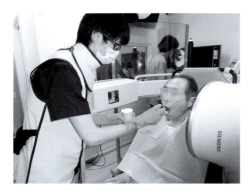
図 3-22　嚥下造影検査の様子

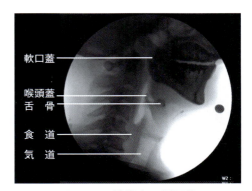
図 3-23　健常者の側面像

行う．
　摂食嚥下の5期[3]に基づき，各期（stage）ごとのVFの着眼点を以下に列挙する．

1．準備期（preparatory stage）
・捕食時の口唇漏出
・咀嚼中の食塊形成

2．口腔期（oral stage）
・口腔内保持
・口腔から咽頭への食塊移送，口腔内残留

3．咽頭期（pharyngeal stage）
・軟口蓋挙上による鼻咽腔閉鎖，鼻咽腔逆流
・嚥下時の舌骨移動と喉頭挙上
・嚥下時の舌根および咽頭運動，食道入口部の開大
・咽頭部〈喉頭蓋谷，梨状陥凹（梨状窩）〉の残留（**図 3-24**）
・喉頭侵入および誤嚥，咳嗽による排出

4．食道期（esophageal stage）
・食道の蠕動運動，移送速度
・食道の停滞および逆流（**図 3-25**）

　最も重要な所見の一つである誤嚥（**図 3-26**）は，嚥下反射と誤嚥の時間的関係性から，嚥下前，嚥下中，嚥下後誤嚥に識別される．Logemann[4]によると，嚥下前誤嚥は口腔での食塊形成中に舌での制御ができない，または気道が開いている状態で食物が咽頭に落ちる嚥下反射誘発遅延に起因する．嚥下中誤嚥は十分に閉鎖できていない喉頭内へ食物が入りこむことにより生じる．嚥下後誤嚥は咽頭内に食物が残留した際に生じ，残留物が嚥下後に呼吸とともに気道内に吸入または落下することに起因するとされる．また，嚥下と咳嗽の両方の機能を反映させた喉頭侵入・誤嚥の重症度スケール[5]（**表 3-14**）も，VF評価として使用されている．

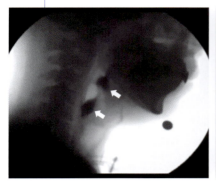

図3-24 咽頭残留像（とろみ）
喉頭蓋谷および梨状陥凹（梨状窩）残留（矢印）．

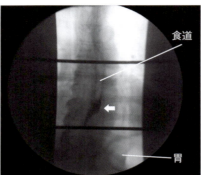

図3-25 食道停滞像（とろみ）
食道裂孔部の停滞（矢印）．

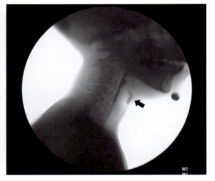

図3-26 誤嚥像（とろみ）
気管前壁を流れる誤嚥物（矢印）．

表3-14 喉頭侵入・誤嚥の重症度スケール

1. 食塊が気道に入らない．
2. 食塊が声門より上方の気道に入り，気道から排出される．
3. 食塊が声門より上方の気道に入り，気道から排出されない．
4. 食塊が声門まで到達し，気道から排出される．
5. 食塊が声門まで到達し，気道から排出されない．
6. 食塊が声門下まで到達（誤嚥）し，喉頭内または気道外へ排出される．
7. 食塊が声門下まで到達（誤嚥）し，咳嗽しても排出されない．
8. 食塊が声門下まで到達（誤嚥）し，咳嗽が生じない．

（辻村恭憲）

9 咳テスト

1 咳テストの背景

　摂食嚥下障害のスクリーニングテストとして報告されているのは，ほとんどが誤嚥のスクリーニングテストである．しかし，誤嚥のタイプには不顕性誤嚥とよばれる咳反射の欠如する場合があるため，従来のテストでは不顕性誤嚥患者をスクリーニングすることは困難である．そこで咳反射を誘発する刺激で反射が起きた場合を確認することにより，不顕性誤嚥のリスクを検出するために用いられるのが咳テストである[4,5]．20％酒石酸を用いる方法では，吸入により咳反射が誘発されない場合と弱い咳が誘発された場合を異常所見とし[1,2]，クエン酸を用いる方法では，最低5回の咳反射が出るまでクエン酸の濃度を0.03～36％まで増加させている[3]．いずれの結果も，咳反射の減弱は肺炎のリスクと強い関連があったという報告がある．

　このテストは前述のとおり不顕性誤嚥のスクリーニング（あくまでも誤嚥の有無判別ではない）に用いたもので[4,5]，不顕性誤嚥検出の感度は0.87，特異度は0.89と高い[4,5]．30秒以内に1回咳が出た場合を咳反射が誘発されたとする簡易な判定方法でも感度および特異度が下がらないこと[6]，1.0％濃度のクエン酸溶液を用いた咳テストが不顕性誤嚥の検出に有用であること[7]，メッシュ式の小型ネブライザーを用いても不顕性誤嚥検出に有用なテストが可能であること[8]

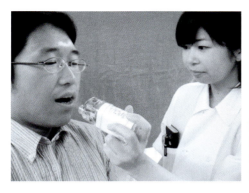

図 3-27　咳テスト
酒石酸を用いる方法とクエン酸を用いる方法がある．ネブライザーで噴霧し口から呼吸させて，咳反射の有無を観察する．

などが報告されている．

2 咳テストの方法

　クエン酸生理食塩水溶液を超音波ネブライザーより噴霧し，口から吸入させて咳反射を誘発させる（図 3-27）．鼻からの吸入では鼻粘膜に粒子が吸着してしまい，咳を誘発することができないので注意する．なお，喘息患者は禁忌である．

　不顕性誤嚥との関連をみたものでは，1％W/V 濃度のクエン酸生理食塩水溶液を用いた咳テストが不顕性誤嚥の検出に有用であったと報告されている[4,5]．

（戸原　玄）

10　筋電図検査

　筋電図では，筋収縮に伴い筋線維に発生する筋活動電位を記録する．筋電図検査は電気生理学的検査の一つであり，疾患そのものの診断に用いられることは多いが，摂食嚥下障害の病態解明に用いられることは少ない．一方，基礎研究においては，VF や VE との併用により，摂食嚥下機能を多面的，総合的に理解するうえでは有用とされる．

　筋電図検査では，嚥下関連筋活動を針電極，ワイヤー電極，表面電極などを用いて記録する（図 3-28）．なかでも表面電極を用いる表面筋電図は，侵襲性も少なく，顎筋，舌筋，舌骨筋などを対象として広く用いることができる．一般的には，銀／塩化銀からなる皿電極を用いて，対象とする筋の筋線維の走行に沿ってこれを貼付して記録する．近年，シールタイプのディスポーザブル電極が使われることも増えたが，舌骨上筋の記録時には，電極貼付部位が狭くて可動性も高いためにシールがはがれやすいので注意が必要である．

　表面筋電図記録では電極貼付の簡便さの反面，対象とする筋の同定が難しい．たとえば舌骨上筋群の表面筋電図の場合，対象となる筋は顎二腹筋前腹，顎舌骨筋，オトガイ舌筋，内舌筋などを含むであろう．ときとして，嚥下時の筋活動パターンのみで嚥下運動と同定することが難しいこともあり，他の手段と併用する場合が多い（図 3-29）[1]．

　表面電極ではアプローチが難しい内舌筋，口蓋筋，咽頭筋，喉頭筋などへは，針電極やワイヤー電極を用いた記録を行う．針電極を使用する場合，目的とする筋に直接針を刺入する．針電極による記録では，目的とする筋線維の単一ユニット記録が可能であり，安静時や軽度な随

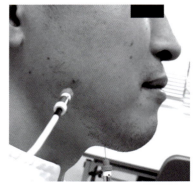
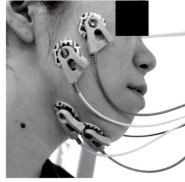

図 3-28　各電極の使用
針電極（左）およびシールタイプのディスポーザブル表面電極（右）を用いた咬筋，舌骨上筋群へのアプローチ．

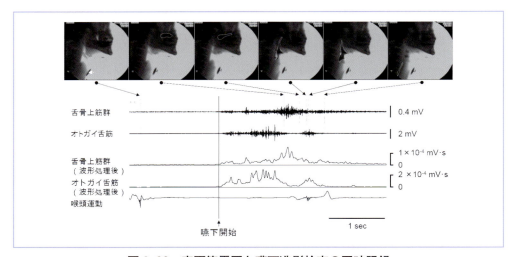

図 3-29　表面筋電図と嚥下造影検査の同時記録
食塊の流れと筋活動様式を同期させて記録することで，食塊移送に関わる筋活動の変化が観察できる．

意運動時の波形を観察して筋疾患や神経疾患の診断に用いる．輪状咽頭筋を針筋電図を用いて記録すると，安静時に認められる持続発火が嚥下時に消失するのが観察できる（**図 3-30**)[2]．Wallenberg 症候群などでは輪状咽頭筋の一過性の弛緩が認められないことを筋電図で観察することができるが，これは医師にのみ認められている検査である．

　以上，筋電図検査は，手技の難しさや被験者への侵襲の高さに加えて，得られる情報が限られていることから一般的な手法とはいえないものの，対象とする筋を限定する，目的に応じた記録方法の選択をすることで，嚥下時のより詳細な筋活動パターンを知ることができるであろう．

（井上　誠）

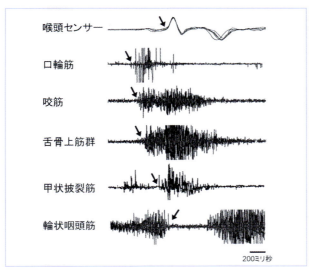

図 3-30　水 3 mL 嚥下時の筋電図同時記録
喉頭センサーの矢印は喉頭挙上の開始，輪状咽頭筋以外の各筋電図の矢印は筋活動開始を示す．輪状咽頭筋では，咽頭期に一過性に活動がなくなる．

11　栄　養

　最近，日本人を対象とした調査結果から，Body Mass Index（BMI）に関して新たな報告がなされた．従来，総死亡率が低いと考えられていた BMI〔体重（kg）÷〈身長（m）〉^{2}〕18.5～24.9 kg/m^2 は，18～49 歳の年齢層に適応し，70 歳以上では，22.5～27.4 kg/m^2 が適正という報告である[1]．BMI 22.5～27.4 kg/m^2 とは，身長 160 cm の場合，57.6～70 kg に相当する．65 歳以上の高齢者を 12 年間追跡調査した結果，BMI 27.0～27.9 kg/m^2 が最も死亡率が低いという報告もある[2]．

　つまり，中年まではメタボリックシンドローム予防や治療のために体重コントロールに留意する必要があるが，高齢期になると痩せていることがリスクと考えることができる．

　高齢化が急速に進む日本では，高齢期の機能低下に関連した用語，フレイル（虚弱），サルコペニア（筋肉減少），ロコモティブシンドローム（運動器障害）などに触れることが多くなっている．フレイルやサルコペニアの原因には，栄養の摂取不足が関わる．

　通常，栄養は食事から摂取する．エネルギーを有する栄養素はタンパク質，糖質，脂質の三つであり，それぞれのエネルギー量はタンパク質 4 kcal/g，糖質 4 kcal/g，脂質 9 kcal/g である．日常的に食事量が多いと摂取エネルギーが消費エネルギーを上まわることで肥満に向かい，食事量が少ないと体重減少する．体重減少とは，体内の構成成分が減少することである．体内の構成成分減少の意味するところは，体内に蓄積されている糖質（グリコーゲン）が消費され，次いで，体脂肪とタンパク質（筋肉）が分解されエネルギー産生に使われるということである．栄養の摂取不足で特に問題となる点は，筋肉が減少することである．下半身には大きな筋肉が分布しており，高齢者では，このような筋肉の量が低下すると，階段昇降しにくい，歩行速度が低下するなどの現象が生じる．食事量の不足が続くと，筋肉量の減少のみならず，アルブミンなどの内臓タンパク質の減少，免疫能の低下などが起こる．免疫能が低下している低栄養の患者が肺炎などに罹患すると回復に時間を要する．

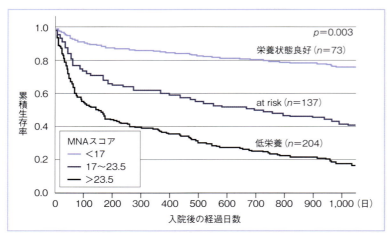

図3-31 入院時の栄養障害の重症度と転帰
(Kaganskyほか，2005．[3])

栄養状態と死亡率を調査した結果では，栄養状態が生命予後に大きく影響することが報告されている[3]．

図3-31は，栄養状態評価質問紙MNAを用いて栄養状態良好群，at risk群（将来，低栄養状態となる可能性の高い群），低栄養群に分類し，入院後1,000日間の生存率をみたものである．栄養状態良好な群は，入院1,000日後に約8割の患者が生存していたが，低栄養群では2割しか生存していなかった．このことは，栄養状態に留意し，低栄養状態であれば，すみやかに投与エネルギーやタンパク質などの栄養管理を行うべきである．また，MNAを使用した報告では，低栄養患者の割合は，一般病院の入院患者では38.7%，リハビリテーション病院では50.5%，老人施設13.8%と報告され，栄養状態良好な割合は，一般病院の入院患者では14.0%，リハビリテーション病院では8.5%，老人施設32.9%と報告されている[4]．栄養状態の判定には，様々なツールがある．MNA-SF（図3-32）は，6項目の質問から栄養状態を判断する簡便な質問紙である．そのほかに，血液中のアルブミン（Alb）を用いることも多い．血清アルブミン値3.5 g/dL以下は低栄養と考えられる状態であるが，入院患者で調査すると約4割がこの値以下である．2016（平成28）年から低栄養患者への対応として，管理栄養士の栄養食事指導に保険点数が付与されたが，その際の低栄養を判断する基準の一つにAlbが用いられ，Alb 3.0 g/dL以下を対象としている．

血清アルブミンに影響する要因を調査した研究では，下痢，摂食嚥下障害，食事摂取不足，過去1年以内の転倒経験の順で影響することが報告されている[5]．つまりAlbの低下には，食事摂取不足以外の要因も影響していることがわかる．ただし，Albを指標とする場合には，炎症により生じるCRP（C-Reactive Protein）の値に注意する必要がある．CRPは0.3 mg/dL以下が基準値とされ，1.0 mg/dL未満を軽度の上昇，1.0 mg/dL以上を中等度の異常と判断する．CRPが高い場合には，エネルギーやタンパク質の投与量を増加させてもタンパク質の異化亢進が進むため，Albが上昇しにくく，まずはCRPを下げることを優先する．

食事から摂取するエネルギー量の目安は，体重×基礎代謝基準値×活動係数から求める．基礎代謝基準値は，男性50歳以上22.3 kcal/kg/日，女性50歳以上20.7 kcal/kg/日，活動係数は，生活の大部分が座位で静的活動が中心の場合1.5を乗じる．つまり，体重×22.3 or 20.7×

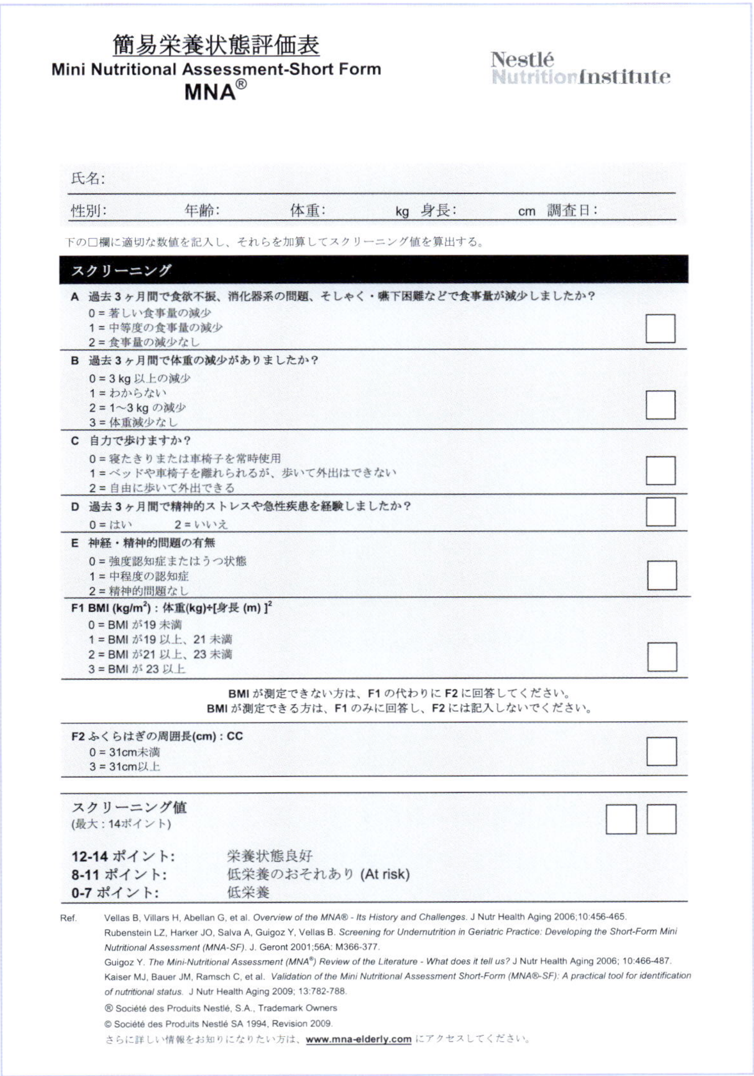

図3-32　MNA-SF

1.5 なので，体重×30 kcal 程度が目安となる.

　高齢者は，摂取したタンパク質が骨格筋になりにくいことが報告されている[6]．摂取するタンパク質の推奨量は，69歳以下では 0.9 g/kg であるが，70歳以上では 1.1 g/kg と報告されており[7]，高齢者では十分な栄養，特にタンパク質を摂る必要があることを示唆している.

　高齢者は咀嚼機能や嚥下機能が低下している場合も多い．咀嚼機能が低下すると軟らかい食品を好んで摂取する．軟らかい食品は，水分含量が多いため単位重量あたりの栄養成分は少ない（p.182以降参照）．摂取量を増やすことができれば，必要栄養量の確保は可能であるが，多くの摂取量を継続的に摂取するのは難しい．このような場合には，経口摂取可能な濃厚流動食を摂取することを検討する.

　入院患者を対象に歩行能力と食形態の関連を調べた研究では，常食が食べられる患者は，自力歩行できる患者では70％，車いすを使用している患者では34％，寝たきりの患者では5％と報告されている[8]．つまり，常食を摂取するためには，自力歩行できる体づくりを心がける必

要がある．厚生労働省の「健康づくりのための身体活動基準 2013」では，65 歳以上の高齢者では，毎日 40 分（強度を問わず）の運度を奨励している．おいしい食事を口から食べるためには，自立歩行できる能力を維持することが重要である．

（栢下　淳）

12　その他の検査

1　舌圧検査

　舌の役割は，口に入った食品の臼歯部への移送，咀嚼時の食塊形成と咽頭への移送，口腔期における口腔と咽頭との遮断，奥舌部による咽頭圧形成などであり，摂食嚥下運動のなかで最も重要な機能を担う．

　内舌筋は起始・停止部ともに舌体のなかにあり，他の骨格筋のように形態変化と筋収縮の関係を把握することが容易ではない．加えて，舌表面は粘膜で覆われているため，表面筋電図記録のような古典的な方法のみでは舌筋活動や舌運動を解明することは難しい．そこで，舌運動中に舌が口蓋に与える圧力（舌圧）を舌運動評価に用いることが主流となっている．具体的な手法としては，口腔内に挿入したバルーンを舌で口蓋に押しつけて発生した圧を計測する方法[1]，または圧センサーシートを口蓋に貼付して計測する方法[2]が開発されてきたが，現在では前者が保険診療における舌圧検査として認められている（**図 3-33**）[3]．嚥下時には，舌の運動がバルーンの存在により大きく妨げられてしまうため，随意的な口蓋への舌の押しつけによる舌圧計測のみが可能であるが，加齢などの影響により最大舌圧が低下することから，舌の運動機能評価として有用であると考えられている（**図 3-34**）[4,5]．

　舌圧記録に際して注意すべきは，検出された値がどのような機能を反映しているかを考えなければいけないことである．舌圧は直接的には舌の表面が口蓋を押し当てて発生させるものであるが，舌の大きさや安静時の活動レベル，口蓋に対する位置，さらに舌に付着する咽喉頭筋，

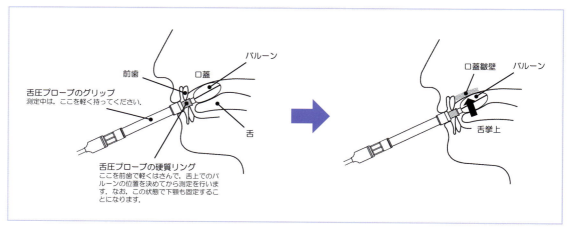

図 3-33　舌圧検査の方法 （株式会社ジェイ・エム・エス[3]より）
プローブ先端のバルーンを舌と口蓋で押しつける．

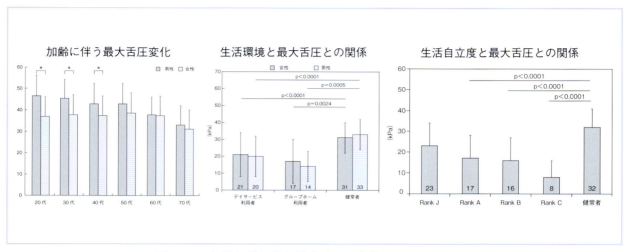

図 3-34　加齢などに伴う最大舌圧の変化（文献4,5)より一部抜粋）
年齢，生活環境，日常生活自立度と最大舌圧の関係を示す．年齢のみならず，日常介護を必要とする生活レベルの低下を来たしたデイサービスやグループホーム利用者，また障害高齢者などでは最大舌圧が低下する．

軟骨，骨などの位置や，脳血管疾患や頭頸部腫瘍などの疾患が舌圧に大きく影響することを考慮する必要がある．

舌圧検査は 2016（平成 28）年度に保険収載された．当初は舌接触補助床（palatal augmentation prosthesis）の適用症例のみに限られていたが，2018（平成 30）年度の診療報酬改定にあたっては対象症例が広く拡大されている（**図 3-35**）[6]．それには高齢者の口腔機能低下によって現れる病態の管理を目的として口腔機能低下症という保険病名が新設され，これを診断するための検査の一つに舌圧検査があげられたことが背景にある．口腔機能低下症が進行すると，摂食嚥下障害や咀嚼機能不全など経口摂取を著しく障害する状態に陥る危険があり，栄養摂取バランスが阻害されることでフレイルや全身機能の低下にもつながるため，栄養管理の一環としても重要である．口腔機能低下の症状や患者の特性に応じた口腔機能訓練の指導を行うことで，機能の維持・改善を図ることが推奨されている．

2 マノメトリ

舌圧検査同様，運動力学的情報を得る検査として知られているのが咽頭圧を計測する嚥下圧検査（マノメトリ）である．これは嚥下時咽頭内圧を複数のチャンネルを使用して計測することにより，その時間的，空間的圧発生のパターンを調べるものである．食塊が咽頭に送り込まれると咽頭筋が順に収縮した後に，食道入口部が開大して食塊は食道へと移送される．マノメトリでは，その際の咽頭圧および食道圧を計測する．筋電図などのように電気的なノイズに悩まされることがなく，また従来のカテーテル型のセンサーは数個であったが，近年，センサーを 1 cm 単位の間隔で搭載した高解像度マノメトリが開発されている[7,8]．圧測定用プローブの挿入と固定に時間がかかること，被験者に与える多少の違和感を考慮しつつ，今後は他の記録ツールや他の検査と併用することで，より詳細な嚥下運動の定量的評価に用いることができるであろう．

> **【舌圧検査】**
> **[対象患者]**
> （月に 2 回に限り算定）
> ・舌接触補助床を装着した患者または予定している患者
> ・顎補綴・口蓋補綴による装置を装着する患者
> ・広範囲顎骨支持型補綴を装着する患者
> （6 月に 1 回に限り算定）
> ・咀嚼能力検査，咬合圧検査と同様（下記の通り）
>
> **[対象患者]**
> ・歯科疾患管理料，歯科疾患在宅療養管理料または在宅患者訪問口腔リハビリテー
> 　ション指導管理料を算定し，継続的な口腔機能の管理を行っている患者
> **[算定要件]**
> ・問診，口腔内所見または他の検査所見から加齢等による口腔機能の低下が疑わ
> 　れる患者に対し，<u>口腔機能低下症の診断を目的として実施</u>した場合

図 3-35　2018（平成 30）年度診療報酬改定によって示された舌圧検査の適用（厚生労働省，2018．[6]より抜粋）
舌圧検査の対象患者が拡大している．

3 その他

　嚥下時の喉頭運動として，声門閉鎖と，舌骨や甲状軟骨を含む舌骨甲状軟骨複合体挙上などがある．前者の評価には声門閉鎖による喉頭内のインピーダンス変化をグロトグラフにて記録する方法，後者の評価には喉頭挙上に伴う前頸部の圧変化をピエゾセンサーによって経皮的に記録する方法，屈曲センサーを用いる方法，あるいはフォトセンサーによってセンサーと前頸部との距離を計測する方法などが用いられる．喉頭は視覚的にも嚥下運動を観察することが容易であることから，喉頭の動きを記録することは嚥下運動の同定に適しているものの，嚥下時に顎下部に入り込んで見えなくなる甲状軟骨部をどのようにトレースするのか，また嚥下運動の反射成分と嚥下に至るまでの随意性運動をどのように区別するのかといった多くの課題が残されている．

　超音波エコー検査による舌運動の評価は，簡便で侵襲性がないというメリットがある反面，プローブによる顎運動の制限やプローブの固定の難しさ，変形しながら立体的に運動する舌や口蓋の標準的な位置決定の難しさの問題から，計測の再現性が課題である．

（井上　誠）

臨床編II 摂食嚥下リハビリテーションの臨床

4章 治療計画とリハビリテーション

1 急性期

1 脳血管疾患の摂食嚥下障害は時期により頻度が異なる

本節では，脳血管疾患の急性期の摂食嚥下リハビリテーションについて述べる．

病名が脳血管疾患でも，急性期か，回復期か，維持期（生活期）かによって，重点項目や注意項目が異なる．また，脳血管疾患では，脳のどの部位が損傷されたかによっても，摂食嚥下障害の頻度や病態が異なる．

脳血管疾患の摂食嚥下障害で典型的なのは，球麻痺と偽（仮）性球麻痺である．球麻痺は，延髄病変により，嚥下反射そのものや咽頭期の嚥下障害がおもに出現している場合である．偽（仮）性球麻痺は，両側の大脳障害により，先行期・準備期・口腔期・咽頭期が障害された状態である．そのほかに，より大きな，呼吸や意識も障害されるような脳血管疾患では当然嚥下機能も低下する（摂食嚥下障害をきたす脳血管疾患のタイプについては p.80 以降を参照のこと）．

一方，急性期の脳血管疾患は，高い頻度で摂食嚥下障害が出現している．しかしながら，単純な片麻痺の症例など，多くの患者は自然経過にて障害が改善する．諸報告によると，発症から5日未満の脳梗塞症例では摂食嚥下障害の有病率は50～100％，発症から2週間経過した脳梗塞では10～20％といわれている（報告により，どの程度のものを摂食嚥下障害とよぶかについては，評価方法の差もあり違いがある）．

2 急性期の役割

図4-1に示すように，脳血管疾患の摂食嚥下障害が時期により異なった様相を呈しているため，時期により対応の主眼も異なる．

急性期には，一過性のものも多く，そのような症例は自然経過でも改善する．しかし，そのなかに，1か月後，2か月後まで障害が遷延する場合がある．そのような患者は，時期的にも回復期リハビリテーション病棟に入院中のことが多く，理学療法・作

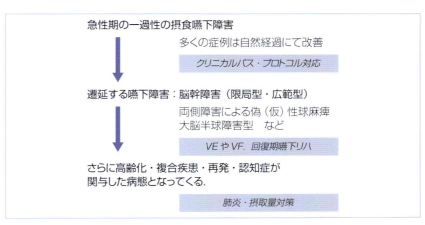

図4-1 脳血管疾患の摂食嚥下障害

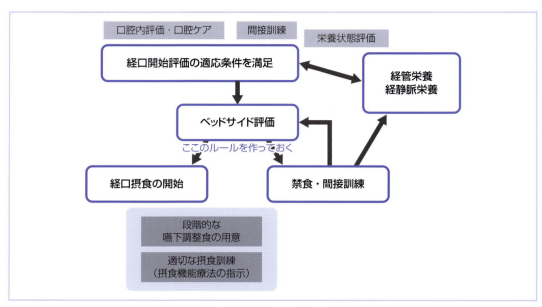

図4-2 急性期の対応

業療法とともに、摂食嚥下障害のリハビリテーションも受ける（次章参照）。そこでの集学的治療で、摂食嚥下障害の一定の改善を得、退院すると、在宅でさらによくなるケースと、維持することに努力のいるケースがある。そして、脳血管疾患自体も再発しうる疾患ではあるし、加齢やその他の疾患、認知症等によって、より虚弱な状態となり、摂食嚥下機能が悪化したり、低栄養や肺炎の出現率が高い状態となる。

急性期としてすべきことは、図4-2に示したように、急性期の一過性の摂食嚥下障害症例への的確な対応（誤嚥性肺炎を起こさせない・段階的に経口摂取を進める）と、一部の摂食嚥下障害遷延予測症例に対して、専門的な初期対応を行うことである。

前者では、栄養状態の維持、口腔ケアの励行、覚醒度が条件を満たせばスクリーニングテストを実施、段階的に嚥下調整食を食べてもらい段階的にアップしていく、というステップを踏む。具体的には、図4-3に示すようなイメージをスタッフ全員が共有することである。報告では、嚥下障害スクリーニングプロトコルを有している施設は脳血管疾患急性期の誤嚥性肺炎の発症が少ないと報告されており、システムを整備することが重要とされている。

3 急性期での評価

急性期の摂食開始基準としては、表4-1に示すものが知られている。1・2・3の条件がそろえばスクリーニングテストを行って、「4．嚥下反射」の有無を確認する。5・6・7は、実際に食事を開始する場合のリスク管理として必要である。

なお、大脳障害による遷延性意識障害症例のなかに、覚醒していないけれど（JCS2桁）、刺激により覚醒し、アイコンタクトや声掛けへの反応は乏しいが、口のなかに入れたものには反応し、嚥下もできる症例が存在する。目も開けないが、咀嚼や嚥下は行う症例も存在する。そのような症例は、上記の一般的な基準では、いつまでも禁食になってしまうので、「口腔ケア」

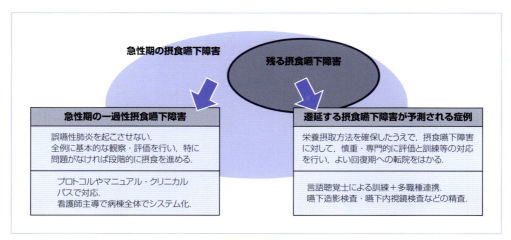

図 4-3　急性期の基本方針

表 4-1　急性期の摂食開始基準

1. 脳卒中の再発・悪化がない
2. 意識レベルが1桁
3. 全身状態が安定
4. 嚥下反射を認める
5. 口のなかがきれい
6. 随意的に咳ができる
7. 誤嚥の管理ができる

表 4-2　ベッドサイドでのスクリーニングテスト

・改訂水飲みテスト	水3mL	頸部聴診を併用
・フードテスト	ゼリー状の食物	
・反復唾液嚥下テスト	30秒に3回が健常	

のときの口の動きなどを観察し，観察所見がよければ氷などを使ったテストをする柔軟さが必要である．

スクリーニングテスト（表4-2）としては，脳血管疾患急性期の場合には，フードテスト，改訂水飲みテストなどを，できれば頸部聴診を併用して行う．詳細は臨床編Ⅱの3章を参照されたい．反復唾液嚥下テストは，障害があるかどうかをスクリーニングするテストであり，脳血管疾患急性期の（障害があっても嚥下調整食で食事を開始する）患者のスクリーニングテストとしては適していない．

なお，ベッドサイド評価の限界としては，表4-3に示すものがある．

4 急性期での段階的摂食訓練

段階的な嚥下調整食を用意しておき，段階的に直接訓練を進める．一般的には，6〜8割以上を，15〜30分で摂食でき，発熱がなければ次の段階に進める．

直接訓練の前に，「口腔ケア」や簡単な間接訓練を行う．また，直接訓練のあとも「口腔ケア」を行い，喀出してもらい咽頭クリアランスを図る．直接訓練の適切な姿勢や食べさせ方については臨床編Ⅱの5章を参照されたい．

段階的摂食訓練の途上では，栄養摂取量としては不十分であるため，栄養の補充は別途計画する．

表4-3　ベッドサイド評価の限界と対策

ベッドサイドで見落とす・わからないもの	対　策
◎不顕性誤嚥	・湿性嗄声が生じないかよく観察する. ・嚥下直後ではなく数時間後まで観察する. ・咳・喀出を励行する.
◎咽頭残留	・湿性嗄声が生じないかよく観察する. ・嚥下直後ではなく数時間後まで観察する. ・経口摂取の最後に最も飲み込みやすいものを飲んでもらい咽頭クリアランスを図る. ・咳・喀出・咽頭ケアの徹底.
◎食道の開大不全（弛緩不全・狭窄・骨棘・アカラジア） ◎輪状咽頭筋以下での狭窄（腫瘍・大動脈瘤・狭窄） ◎食道気管瘻	・嚥下造影検査を行う.

（藤谷順子）

2　回復期

　急性期治療が終了し，生命の危機を脱し全身状態が安定しても，さまざまな障害が残存する場合も少なくない．回復期とは，疾病や怪我などに対する急性期治療が終了し，集中的なリハビリテーションを受けることで身体機能や日常生活動作（ADL）の改善が見込まれる期間をいう．2000年より，日本では回復期リハビリテーション病棟という，おもに脳血管疾患や大腿骨頸部骨折，術後や肺炎後の廃用症候群などの特定の疾患に対して，寝たきり予防，生活・社会復帰を目指して，多くの専門職種がチームを組んで集中的なリハビリテーションを実施するシステムがスタートした．これは世界的にみても優れたシステムとして評価されている．摂食嚥下障害に対する治療を要する患者も多く含まれるため，回復期リハビリテーション病棟での摂食嚥下リハビリテーションの関わりは重要である．回復期リハビリテーション病棟では**表4-4**のように入院する疾患，発症・受傷から入院するまでの期間，入院期間が決められている（2019年現在）．そのほかにも受け入れ患者の重症度，改善度，在宅復帰率などにより入院料が段階的に定められており，入院中に実施する検査・使用する薬剤などの費用も入院料に含まれている．摂食嚥下障害患者では誤嚥性肺炎，脱水，低栄養などの全身状態が悪化する合併症を生じやすいため，リスクマネジメントを行いながら，いかに積極的に摂食嚥下リハビリテーションを実施するかが重要なポイントである．ここでは，回復期リハビリテーション病棟での摂食嚥下障害患者の入院から退院までの流れと，摂食嚥下障害患者への回復期リハビリテーション病棟での関わりについて述べる．

　回復期が急性期や慢性期と大きく異なる点として，回復期リハビリテーション病棟の摂食嚥下障害患者はほぼ全例が急性期病院で診断・治療を実施されたあとに入院となる．栄養管理法なども，多くは急性期病院でアセスメントされた状態で入院となる．回復期リハビリテーション病棟では，入院当初から多職種でのカンファレンスを実施し，前医での情報を手がかりにしながら，問題点を多職種で共有する．摂食嚥下障害については，診察，スクリーニング，摂食

表 4-4　回復期リハビリテーション病棟入院料を算定可能な疾患（参考出典：厚生労働省）

	疾　患	発症から入院までの期間	病棟に入院できる期間
1	脳血管疾患，脊髄損傷，頭部外傷，くも膜下出血のシャント手術後，脳腫瘍，脳炎，急性脳症，脊髄炎，多発性神経炎，多発性硬化症，腕神経叢損傷等の発症後もしくは手術後の状態または義肢装着訓練を要する状態	2か月以内	150 日
	高次脳機能障害を伴った重症脳血管障害，重度の頸髄損傷および頭部外傷を含む多部位外傷		180 日
2	大腿骨，骨盤，脊椎，股関節もしくは膝関節の骨折または二肢以上の多発骨折の発症後または手術後の状態	2か月以内	90 日
3	外科手術または肺炎等の治療時の安静により廃用症候群を有しており，手術後または発症後の状態	2か月以内	90 日
4	大腿骨，骨盤，脊椎，股関節または膝関節の神経，筋または靭帯損傷後の状態	1か月以内	60 日
5	股関節または膝関節の置換術後の状態	1か月以内	90 日

場面の観察などを行い，必要性に応じて嚥下機能検査（VF，VE など）の実施を検討する．回復期リハビリテーション病棟に入院する摂食嚥下障害患者は発症から 2 か月以内で，多くは脳血管疾患や，頭頸部の外傷の患者，誤嚥性肺炎後の廃用症候群の患者である．回復期リハビリテーション病棟では入院患者の疾患が限定されており，急性期病院に比べて入院期間も長く，多職種がチームで関わるため，それぞれの疾患ごとの回復過程に合わせた共通の関わりができるようなルール作り，定期的なカンファレンスを開催して，治療の進捗確認，問題共有，治療方針などを共有しながらリハビリテーションを進めていくことが重要である．

　脳血管疾患の急性期から回復期における流れと間接訓練（基礎訓練），直接訓練（摂食訓練）の関係を**図 4-4** に，摂食嚥下リハビリテーションの一般的な進め方を**図 4-5** に示した．同じ脳血管疾患後の摂食嚥下障害でもその病態はさまざまであり，有効な訓練手技，代償法が異なる．VE，VF などを用いて，有効な訓練手技，代償法を組み合わせることで，安全な摂食条件のもとで摂食訓練を実施することが最も有効な治療法となる．個々の訓練内容については摂食嚥下リハビリテーション学会の訓練法のまとめ[1]に詳細が記載されている（巻末 p.274 以降も参照）．

　筆者らの施設では患者の摂食嚥下能力を 10 段階のグレード（できる）[2]で，摂食状況をレベル（している，FILS）[3-4]として表現し，多職種での嚥下カンファレンスでの共通言語として用いている．グレードとレベルの差を埋めることが目標となる．治療計画を立てる際に，治療を実施する摂食嚥下障害患者の原疾患が嚥下機能の改善に大きく影響する．同じ回復期の患者でも，脳血管疾患の急性期を脱した患者では，多くの場合嚥下機能の改善が期待できるが，誤嚥性肺炎による廃用症候群の患者では嚥下機能の大きな改善が難しく，一般的には発症前の摂食状況よりも条件を下げて対応することが一般的である．

　退院が近づくと，自宅や介護施設など，障害の程度，生活環境などに合わせて環境調整を行う．自宅に退院する場合には，家族への嚥下調整食作成の指導，病院での摂食条件を継続して実施できるような物品準備，日々の体調管理としての訪問看護などのサービス導入をリハビリ

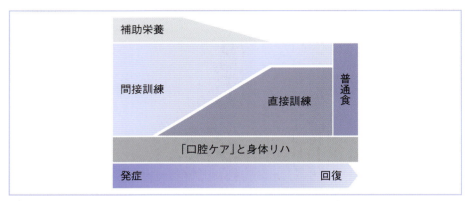

図4-4 脳卒中急性期から回復期における摂食嚥下リハビリテーションの流れ

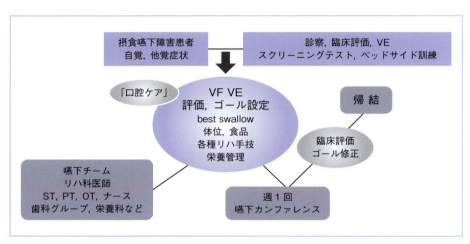

図4-5 集約的摂食嚥下リハビリテーションプログラムの一般的流れ

テーション訓練と並行して実施する．回復期での摂食嚥下障害患者の転帰に関しては，筆者の回復期リハビリテーション病棟で過去に調査を実施しており（図4-6），摂食嚥下障害が残存すると自宅復帰が困難となる傾向にある[5]．摂食嚥下障害患者への関わりについては，今後社会全体の問題として取り組む必要があると考える．

3　慢性期（維持期）

慢性期（維持期）とは，病状は比較的安定しているが，これ以上の改善が困難な状態が続いている時期のことで，長期的に再発予防や身体機能の維持・改善を目指していく必要がある．疾患によっては進行する場合もあり，その対応もここで述べる．

慢性期摂食嚥下障害では自宅や介護サービス，介護施設，療養型病院での日々の関わりと，病院・診療所などでの外来での管理などがあげられる．まず，日々の関わりについては，「口腔ケア」の徹底，摂食嚥下リハビリテーションの継続，適切な栄養管理を行うことで，誤嚥性肺炎，脱水，低栄養の予防と，食べる楽しみのQOLの維持が最終的には摂食嚥下機能の維持，

| | 退院時 | 経口摂取なし | | | 代替栄養併用 | | | 経口摂取のみ | | | | 合計 |
入院時		1	2	3	4	5	6	7	8	9	10	
経口摂取なし	1	2			1			1	1			5
	2	2	4		1	1		3	5	2		18
	3		1		1	1		4	1			8
代替栄養併用	4			1	2		1	1	1			6
	5								2	2		4
	6					1		2		1		4
経口摂取のみ	7				1			3	9	6	2	21
	8		1					2	27	11	16	57
	9											0
	10											0
合計		4	6	1	7	2	1	16	46	22	18	123

(例)

Wilcoxon's Signed Rank Sum Test p＜0.0001

図4-6　回復期リハビリテーション病棟の脳血管疾患患者の入院時・退院時のFILS変化
(岡本ほか，2013．[5])

改善につながる．

　病院・診療所などの外来での慢性期摂食嚥下障害患者の治療計画とリハビリテーションについては，原疾患や病態が多岐に及ぶ．そのため，全体像と摂食嚥下障害の原因となる原疾患の診断が重要となる．

　摂食嚥下障害の原因疾患は多岐に及び，疾患ごとの経過，嚥下パターン，認知機能や呼吸機能などの併存症の有無，根本的治療の有無などが重要となる．慢性期摂食嚥下障害の治療計画を立てるうえで，最も重要な情報となる．摂食嚥下障害では，① 改善する疾患，② そのまま維持する疾患，③ 進行する疾患，④ 変動する疾患に大まかに分類できる．それぞれの代表例として ① では脳血管疾患，脳外傷の急性期，内科疾患の急性期など，② では脳血管疾患，脳外傷，内科疾患の慢性期など，③ では筋萎縮性側索硬化症などの神経筋疾患，悪性腫瘍末期，超高齢者など，④ では認知症，Parkinson病，重症筋無力症，多発性硬化症，筋炎などがある．慢性期摂食嚥下障害の外来では，嚥下機能のみならず，原疾患の経過なども着目し，改善する疾患では機能訓練を重点的に実施し，維持・悪化する疾患には姿勢・食品調整などの代償法を重点的に実施する．また，変動する疾患では原疾患の治療が重要となる．これらに年齢，全身状態，生活環境，介護力などを考慮しながら治療計画を検討することが重要となる．

　慢性期摂食嚥下障害患者は急性期や回復期の摂食嚥下障害患者と異なり，機能回復の可能性が乏しく，いかに代償手段を用いて安全な摂食条件を提供できるかが重要なポイントである．また，悪化や機能低下に際しては，必要に応じてVF，VEを繰り返し実施しながら，摂食嚥下機能の変化に対応して摂食条件を変更していくことが重要である．また，慢性期では多くの薬剤を漫然と継続しているケースがある．嚥下機能を悪化させる薬剤を不要になっても長期間継続しているケースも少なくない．代表的薬剤として向精神薬[6]，抗コリン薬，抗てんかん薬などが嚥下機能を悪化させる[7]ことが知られており，薬剤を調整するだけで嚥下機能が改善する

ケースも少なくない．慢性期摂食嚥下障害では薬剤の見直しも検討する必要がある．

　慢性期摂食嚥下障害患者に対しては，急性期，回復期同様に前提として原疾患の治療，「口腔ケア」を行ったうえで，摂食嚥下障害治療の第一選択はリハビリテーションである．慢性期摂食嚥下障害患者では急性期，回復期と比較して言語聴覚士などが治療に関わる頻度が減少する．また，治療の実施場所も病院内ではなく，地域の自宅や介護施設などで実施し，家族や訪問看護，介護スタッフなどが関わることが多い．そのため，治療内容も摂食訓練として食事場面で食品・姿勢調整などの実施や，食品を用いない基礎訓練でも簡便な治療内容に限定されることが多い．

　慢性期の摂食嚥下障害では，障害を正確に評価して，予後予測に基づき，機能訓練，代償法，環境改善のどの部分に重点を置くのかを考え，病態に合わせたアプローチをしていくことが重要である．

（重松　孝，藤島一郎）

4　要介護高齢者

　要介護高齢者や終末期高齢者に対するリハビリテーションにおいても，治療手技，指導内容については他のステージにある患者に対するものと何ら変わりはない．一方で，人生の最終段階にある者のリハビリテーションに対し治療計画を立案するうえでは，高齢者を支える環境に配慮して行う必要や，倫理的側面も考慮しながら治療計画を立案するなどさまざまな考慮を必要とする．本ステージにおける治療計画立案に際し留意すべき事項について以下に述べる．

1　診療の場を考慮する

　歯科における要介護高齢者に対するリハビリテーション診療の場は，外来診療の場合もあるが，多くは患者の自宅，特別養護老人ホームや老人保健施設といった介護施設や病院への訪問診療によって行われる．歯科医師がリハビリテーション計画を立案する際には，診療の場の違いを考慮する必要がある．介護施設や病院においては，施設内に主治医をはじめ食事の専門家である管理栄養士，調理士が，また，リハビリテーションを担当する言語聴覚士や理学療法士，看護師が勤務している．このため，これらの職種との連携を念頭に置いて計画が策定される．診療の場が，在宅であるとすれば，高齢者のいる世帯の35.8％が単独世帯であることや，そのうち52.8％が75歳以上である（2015年東京都）ことを考慮すると，患者宅では，食事を作る者，食事の介助を行う者，リハビリテーションに立ち会う者いずれも高齢な家族であるか，または，介助する家族がいないことも考えられ，十分な考慮が必要となる．

2　いわゆる介護力を考慮する

　療養中の高齢者は，家族や施設介護者の支援をもとに生活している．日々の生活をともにし，食事を用意し，ともに食を囲む家族や関係者に対し配慮が必要となる．在宅においては，患者にとって適正な形態を有する食事の準備（調理する場合，購入する場合など）や機能訓練に立ち会うことは，家族や介護ヘルパーによって行われる．彼らが持つ患者への想いや，介護に携

わる時間や能力といったいわゆる介護力によっても治療目標や方針は大きく変化する．施設入居者においても，担当する施設内の専門職の介護力や施設の方針なども考慮して治療計画を策定する必要がある．

3 患者と家族の QOL（生活の質）を考慮する（介護負担に配慮する）

QOL は本来患者自身の価値観や人生観に基づいて判断されるものである．一方で，介護の重症化や認知機能の低下に伴って，家族や支援に関わる人たち全体の QOL を考える必要が生じてくる．家族介護者は，患者の身体障害や精神障害に対応するために，精神的，肉体的，経済的負担を負っている．家族と違う食形態の食事を調理することや，食事介助など食事にかかわる介護は，介護時間の多くを占める．このことから，介護負担の原因となる．摂食状況の改善のために，家族の身体的負担や精神的負担が増すようであれば，継続は困難となる．介護負担に配慮しながら，患者と家族全体の QOL に配慮し治療計画の立案を行う必要がある．

4 倫理的配慮を行う

人生の最終段階を迎える要介護高齢者にとって，「いつまでも口から食べていたい」という希望が多く聞かれる．一方で，本人の意思が確認できない場面においても「一口でも食べてもらいたい」といった家族の想いも聞かれる．しかし，食べることによる誤嚥性肺炎発症リスクの増加や，窒息事故発症リスクの増加も考慮しなければならず，本人の意思や家族の希望を尊重する倫理的価値と誤嚥性肺炎や窒息を予防するという倫理的価値の対立がしばしば起こる（p.12 以降参照）．本人の意思の確認や意思決定能力の有無の確認は重要である．さらに，患者や家族の希望や意思の変化の有無などに十分配慮したうえで，医療者として医学的見地からの情報提供を十分に行うことが重要である．さらに，これらの情報が本人や家族が十分に理解できるよう説明し，十分なコミュニケーションをとることが肝要である．

5 社会的資源を知り連携する

在宅において，摂食嚥下障害患者を支援するには，地域の利用可能なフォーマルサービス（公的機関や専門職による制度に基づくサービスや支援，すなわち，介護保険や医療保険などに基づくサービス）やインフォーマルサービス〈家族，近隣，友人，民生委員，ボランティア，非営利団体（NPO）などの制度に基づかない援助〉について把握しておく必要がある．摂食嚥下障害患者に欠かせない嚥下調整食や高栄養食品の調理や調達は，家族構成や家族の介護力の問題から家族だけでは困難な場合が多い．そこで，これらのサービスを利用しながら対策を取る必要がある．たとえば，日常の調理を担当する介護ヘルパー向けに機能に合致した食形態をもつ食事の調理法を指導する，嚥下調整食が提供可能な通所介護施設の利用をすすめる，介護食を配達してくれる配食サービスを利用する，介護食品が入手可能な店舗を利用する，などである（図4-7）．

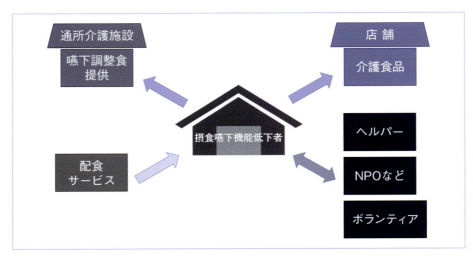

図 4-7 社会的資源を知る
在宅において，摂食嚥下障害患者を支援するには，地域の利用可能なフォーマルサービスやインフォーマルサービスについて把握しておく必要がある．

（菊谷　武）

5 小児における治療計画と対応

　摂食嚥下機能は，基本的には学習により獲得される随意的な運動だが，何らかの原因によりこの機能をうまく獲得できない場合がある．必要な栄養量が，安全に，おいしく味わいながら摂取できない小児に対し，外部環境を整え，発達を促しながら摂食嚥下機能の改善を行うことが小児における摂食機能療法の目的となる．そして，治療計画を立てるにあたっては，この摂食機能療法を理解することが重要である．

1 小児の摂食嚥下障害対応の特徴

　小児においては，口腔・咽頭の成長・変化に伴い，口腔機能も発達・変化する．そのため，小児における摂食機能療法は，小児の病態を理解したうえでその成長を考慮する発達療法であることを忘れてはならない．

1．訓練の開始時期

　金子らは，摂食嚥下機能は生後15か月前後に獲得され，その獲得には最適期があると述べている[1]．このことより，なるべく早期に機能評価を行い，訓練を開始することが理想となる．しかし，最適期を過ぎたからといって摂食嚥下機能の発達が望めないというわけではない．時間がかかるが，少しずつ摂食嚥下機能を獲得していくことが可能である．

2．訓練期間

　摂食嚥下機能の発達は個人差が大きく，直線的に機能の向上が認められるわけではない．そ

表4-5　摂食機能獲得段階からみたおもな訓練・指導法 (向井，2002.[2]より改変)

	機能不全のおもな症状	指導・訓練法
経口摂取準備期	拒食，過食，摂食拒否，触覚過敏，誤嚥，原始反射の残存など	過敏の除去（脱感作），呼吸訓練，姿勢訓練，嚥下促通訓練など
嚥下機能獲得期 （生後5，6か月頃，離乳初期）	むせ，乳児嚥下，逆嚥下（舌突出），流涎など	嚥下促通訓練，摂食姿勢訓練，舌訓練（口外法），顎運動訓練など
捕食機能獲得期 （生後5，6か月頃，離乳初期）	こぼす（口唇からの漏れ），過開口，舌突出，食具（スプーン）かみなど	捕食（顎・口唇）訓練，口唇（口輪筋）訓練など
押しつぶし機能獲得期 （生後7，8か月頃，離乳中期）	丸飲み（軟性食品），舌突出，食塊形成不全（唾液との混和不全）など	捕食（顎・口唇）訓練，舌（舌筋）訓練（上下），頰（頰筋）訓練など
すりつぶし機能獲得期 （生後12〜18か月頃，離乳後期）	丸飲み（硬性食品），口角からの漏れ，処理時の口唇閉鎖不全など	咀嚼訓練，咬断訓練，舌（舌筋）訓練（側方）など

のため，どのくらいの訓練期間でどの程度の発達がみられるとは一概にはいえない．表面上は変化が現れず，摂食下機能の発達が停滞しているようにみえる場合もある．周囲と比較することなく，小児の発達にあわせ，根気強く訓練を継続することが重要である．また，進行性の疾患や筋力の低下がみられる場合においては，現状の機能を維持したり残存機能による代償を試みることも訓練の大切な目的の一つとなる．

3．保護者（家族）の重要性

　小児への介入は，小児に直接指導するのではなく，保護者（おもに母親）に指導する場合がほとんどである．小児の現在の摂食嚥下機能の発達段階を理解してもらい，日々の食事の場面での介助法，訓練法をわかりやすく伝える．指導した内容は忘れられたり，自己流に解釈されることも多いので，確認と反復が必要である．また，他の家族とも意識や情報が共有できるように援助し，母親が孤立しないようにすることも大切である．

2 摂食機能の獲得段階からみた摂食機能療法

　小児の摂食機能療法は発達療法であり，摂食嚥下機能の獲得段階を理解したうえで評価することが大切である．摂食嚥下機能は，一連の継続した動きではあるが，摂食嚥下機能のどの発達に問題があるかを評価しながら，個々にあわせて機能獲得に適した訓練，指導を行っていく必要がある（**表4-5**）．

3 摂食機能療法の実際 （図4-8）

1．食環境指導

　安全に，少しでもおいしく楽しく食事をするために，食事の雰囲気に配慮しながら，食環境を整えていく．

　粗大運動の発達により食事に適した姿勢は異なってくるが，共通していえることは，体幹にねじれや緊張がなく，摂食嚥下機能に関連した筋肉が動きやすいように，頸部を軽く前傾させた安定した姿勢をとらせることである．自食を行っている場合には，テーブルやいすの高さを

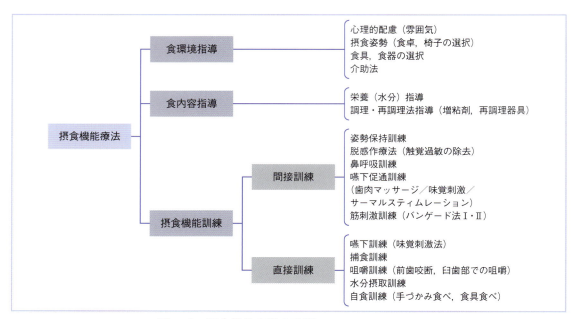

図4-8　摂食機能療法の実際 (金子，1987．[3]を改変)

調整し，上肢を動かしやすくする．

　毎日の介助を行う保護者の姿勢も重要である．クッションや座いすなどを利用し，食事介助が少しでも負担を軽くして行える姿勢，介助者が変わっても同じように介助できるような姿勢を考える必要がある．

　食具や食器は摂食機能が発揮しやすいものを選択する．介助食べの場合は，小さなスプーンを使用すると，あまり意識しなくとも一口量の調整が可能となる．また，ボール部の平らなスプーンは口唇の未熟な動きをカバーでき，捕食しやすくなる．自食時には，握りやすい食具，すくいやすい食器，すべり止めシートの利用などが効果的である．

2. 食内容指導

　小児に適した食物形態を用意することで，摂食嚥下機能発達を促し，食事場面における危険を回避することが可能となる．しかし，食形態を変えること（特に，食物形態の段階を落とす場合）によって食事を食べなくなったり，保護者の納得を得られないこともある．その場合は，とろみをつけたり調理法の工夫で見た目をあまり変えずに食べやすくしたり，少なくとも1品は機能に適した食物形態にし，食べやすさを認識してもらうとよい．病態にもよるが，水分量の確保も重要である．摂取量が少ない場合は，増粘剤やゼリー状飲料を利用する対応もある．

3. 摂食機能訓練

1）間接訓練

　間接訓練は，食物を用いないで行う基礎訓練である．間接訓練を行うにあたって過敏と拒否を混同しないことが重要となる．感覚刺激の体験不足による過敏には過敏除去を行うが，拒否の場合，触ることで症状を悪化させる場合もあるので注意が必要である．おもに保護者が行う

ことになるため，簡潔かつ正確に指導内容を伝えることが大切である．また，保護者が少しでも負担を少なくして訓練を継続できるように，訓練の項目は最小限にする．小児の摂食嚥下機能を把握し，最適な訓練を選択し，機能の発達にあわせて訓練内容の変更を行っていく．訓練のフルメニュー指導は得策ではない．

バンゲード法などの筋訓練は，食前に行うのが効果的といわれている．しかし，食前では小児が落ち着かない場合は，食事時間以外に遊び感覚で行うこともある．

2) 直接訓練

直接訓練は，経口摂取開始訓練から自食機能獲得訓練まで幅広い訓練が含まれる．食物を用いて行う訓練のため，誤嚥や窒息などの危険がないように十分注意する必要がある．また，口腔衛生管理や口腔機能管理の実施，食事に適した姿勢の保持など食環境の整備も重要である．「訓練のための食事」にならないように配慮しながら，摂食嚥下機能を引き出せる訓練食を取り入れて，段階的に行っていく．

4．チームアプローチの重要性

小児，成人にかかわらず，摂食嚥下障害の診断・指導には多くの専門職が協力しあうチームアプローチの重要性が示唆されている．また，小児においては，家庭で日常生活を送りながら長期にわたる対応が必要となるため，通園施設，学校などの療育関係，訪問看護師，保健師，地域医療関係など地域との連携が不可欠で，情報の共有，指導内容の伝達をしっかり行う必要がある．小児をとりまく環境を整えるために，かかわる職種の意識や知識の向上をはかり，必要な技術を習得できるよう，研修会などを開催することも，広い意味での摂食機能療法といえる．

（髙橋摩理）

臨床編Ⅱ
摂食嚥下リハビリテーションの臨床

5章 訓練

1 間接訓練

摂食嚥下訓練を始めるには，対象者の摂食嚥下機能の評価が必要である．

具体的な問題として，摂食を拒否する，またはごく少ししか食べない，食べる意欲はあるが口からこぼれる，むせるなどのため，時間がかかり，必要な量，水分を摂取できない．食べようと思っても，むせる，飲み込めない，経管栄養に頼らざるを得ないなど，病態はさまざまであるが，それらが先行期，準備期，口腔期，咽頭期，食道期のいずれかのステージ，または複数にまたがっているのかを評価する必要がある．

そして，嚥下訓練を開始できるかどうかについては，専門職の観察，評価による議論と嚥下造影検査（VF），嚥下内視鏡検査（VE）などの精密検査が必要となる．嚥下リハチームは，**図 5-1** のように医学的管理のもと，水分・栄養管理を行いながら，短期的・長期的に代替栄養手段を講じて，嚥下手技も用いながら，間接・直接嚥下訓練を実施し，経口での栄養摂取を目指すことになる．

1 間接訓練の目的と方法

間接訓練は，食物を用いないため，誤嚥や窒息のリスクが少ない．基礎訓練ともよばれ，急性期から生活期にまで，広く用いられる．しかし，**図 5-2** のように摂食嚥下機能は連続的に起こる反射・運動であるので，ステージにまたがって問題がみられることが多く，病態と一対一関係の嚥下訓練が成立しにくい．特殊な病態を除けば，ほとんどの患者において，いくつかの訓練法が同時に，または前後して実施されることになる．各ステージにおける間接訓練の目標は**表 5-1** のとおりであるが，それぞれの訓練法の適応について，あくまでも慎重な吟味が必要である．

以下，ステージごとに間接訓練を具体的にあげ，どの専門職が担当するかについても触れる．

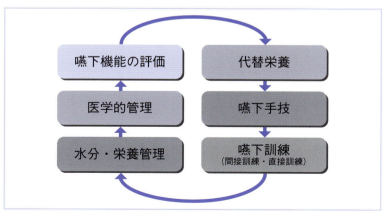

図 5-1　摂食嚥下リハビリテーション

170

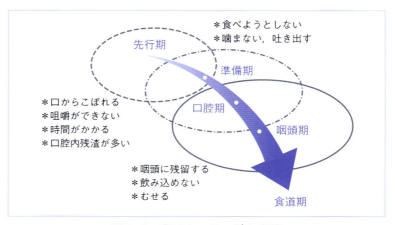

図5-2 嚥下のステージと病態

表5-1 間接訓練の目的と種類

期	目的	各期に行うおもな訓練
先行期	・覚醒を促す ・注意を促す　etc.	・嚥下体操 ・K-point刺激法 ・のどのアイスマッサージ　etc.
準備期・口腔期	・口唇閉鎖の改善（準備期） ・咀嚼運動の改善（準備期） ・舌筋力の増強（口腔期） ・口腔内残留の減少（口腔期） ・唾液の分泌促進（準備期）　etc.	・口唇，舌，頰部のマッサージ ・構音訓練 ・口唇，舌，胸部などの筋力増強　etc.
咽頭期	・嚥下反射の誘発，促進 ・喉頭挙上，舌骨挙上の改善 ・食道入口部の開大 ・咽頭期の協調性改善 ・咽頭残留の減少　etc.	・のどのアイスマッサージ ・ブローイング訓練 ・プッシング訓練 ・Mendelsohn手技 ・Shaker訓練 ・舌突出嚥下訓練 ・嚥下おでこ体操 ・バルーン拡張法　etc.

※各種訓練法の方法については p.274 参照.

1．先行期の問題

　意識障害患者などの先行期の問題に対しては，口腔内評価を歯科医師，歯科衛生士が行った上で，口腔衛生を歯科衛生士，看護師，言語聴覚士などが維持し，覚醒を促すべく，座位，立位をとり，歩行させるなどの身体面への運動刺激を理学療法士が行いながら，同時に視覚・聴覚の言語刺激を言語聴覚士が与える．覚醒がよくなれば，嚥下体操，K-point刺激法，のどのアイスマッサージなどが実施される．熱発がなく，体調が安定しており，姿勢調整をしたうえで，液体の粘度，一口量によっては，嚥下可能なこともあり，主治医が可能と判断すれば，条件つきで直接訓練を始めることができる．しかし，VF・VEによる嚥下機能評価を行い，喉頭侵入，誤嚥が認められれば，一定期間，間接訓練を継続しながら，再評価を待つことになる．

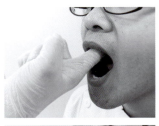
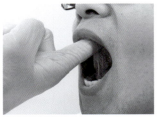
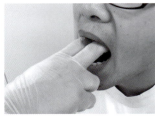
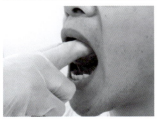

〈導　入〉
1)「私の指を舌で触って下さい」と指示する．
2)「そこを強く押し上げて下さい」と指示する．
　＊下顎で代償しないように注意する
　＊術者はゴム手袋を使用し，実際に力を指で感じる．

〈訓　練〉
3) 術者は指で，下に向けて押し下げる．
4)「私の指に負けないように，押し上げて下さい」と指示する．
　① 押し続けて5秒×10回（Aセット）
　② 押して，力を抜いて×10回（Bセット）

図 5-3　舌の徒手的筋力トレーニングの方法 (熊倉)

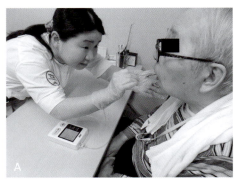
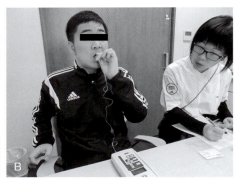

図 5-4　舌圧測定器による舌の筋力トレーニング
A：JMS舌圧測定器　　B：IOPI

2．準備期，口腔期の問題

　準備期，口腔期の問題については，口唇・舌・頰部のマッサージなどを歯科衛生士，看護師，言語聴覚士らが実施することが多いが，摂食嚥下障害ばかりでなく，構音障害によるコミュニケーションの問題がみられる場合は，言語聴覚士が構音訓練とともに嚥下機能の改善を目的にして介入する．舌，口唇，頰部など口腔器官の筋力増強が必要と判断されれば，舌圧子を用いた徒手的な負荷訓練が行われることが多いが，最近は，舌圧測定器を用いた機能訓練も行われるようになっている（図5-3，4）．舌圧測定器を用いることで，筋力の改善が数値で示されるが，数値のフィードバックにより訓練意欲の向上にもつながるので有効な方法の一つである．筆者の経験した1例を図5-5に示すが，脳梗塞により発症，摂食嚥下障害，構音障害で入院となり，いずれも5か月の訓練により，経口摂取自立，コミュニケーション改善し自宅退院となった．舌圧ばかりでなく騒音計で声の大きさなども訓練で用いている．

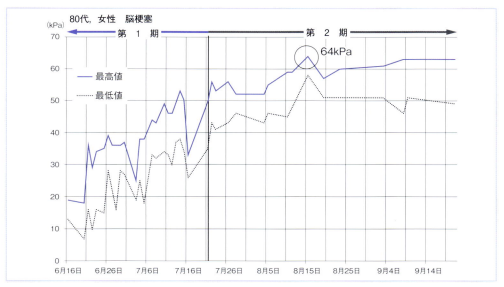

図 5-5　IOPI による舌筋力トレーニングの例
※第 1 期：訓練開始から約 1 か月，第 2 期：引き続き約 3 か月．

3. 咽頭期の問題

　Wallenberg 症候群にみられるような咽頭期の問題に対しては，「飲み込めない」，「むせる」ことを主訴とすることが多く，早期に VF・VE による嚥下機能評価が実施される．評価ができたところで，準備期，口腔期に対する取り組みを進めながら，嚥下反射の誘発・促進にはのどのアイスマッサージ，鼻咽腔閉鎖の強化にはブローイング訓練，喉頭（声門）閉鎖の強化にはプッシング訓練，喉頭挙上・食道入口部の開大，咽頭収縮の強化には Mendelsohn 手技，Shaker 法，舌突出嚥下訓練，嚥下おでこ体操など，間接訓練が総動員される．これらは言語聴覚士によって実施されることが多いが，看護師，歯科衛生士によっても行われる．食道入口部の開大を目指すバルーン拡張法は，VF によって，即時効果やリスクの有無などを慎重に確認したうえで，適応ありと判断されれば，医師の管理の下で一定期間を目途に実施される．

2 訓練のエビデンス

　間接訓練のなかでも，Mendelsohn 手技，Shaker 法，舌突出嚥下訓練などは，アメリカで提唱され，そのオリジナル・アイデアを J. A. Logemann ら[1]が統合・発展させてきたものである．いずれも，健康な若年者・高齢者，嚥下障害患者を対象に VF や VE，筋電図やマノメトリを用いて，訓練効果を明らかにしている．なお，嚥下訓練のエビデンスをめぐっては，才藤[2]は運動学習のおもな変数として，1）転移性，2）動機付け，3）行動変化，4）保持/応用の四つをあげ，特に 3）の行動変化をもたらすためには，その訓練の，① フィードバック，② 頻度，③ 難易度などの調整をどうするかが重要であると述べている[2]．先述の舌圧測定器を用いた舌筋力強化の訓練などは，フィードバックを効果的にも使うことのできる例であろう．

　間接訓練においては，漫然と複数の訓練を行うのではなく，何を目的に，どの訓練を，どの程度，どのように行うのかが問われることになる．まだ十分な検討とはいえないが，Shaker 法

に続く CTAR（Chin Tuck Against Resistance）[3]などの新しい試みも行われており，今後の発展に期待したいところである[4]．なお，訓練法については，日本摂食嚥下リハビリテーション学会医療検討委員会による訓練法のまとめ（2014 版）が示され[4]，学会ホームページでも検索できる．訓練の意義，おもな対象者，具体的な方法，参考文献が示されているので参照されたい．

3 今後について

　日本において，摂食嚥下リハビリテーションへの組織的な取り組みが始まって，およそ 30 年が経過している．その間に，摂食嚥下リハビリテーションに関連する研究会，学会などが設立され，多くの嚥下関連専門職が基礎研究，臨床研究をはじめとして，社会的啓発活動も行ってきた．そのことで，臨床経験の蓄積とともに，社会的認知も広がりつつある．しかし，近年の誤嚥性肺炎による死亡率の増加，認知症の問題など，高齢化を背景にした摂食嚥下の問題は難しい局面もみせている．摂食嚥下障害のリハビリテーションにおける訓練法に止まらず，高齢者などの誤嚥予防という観点でも，「間接訓練」は意義をもつことになると思われる．

（熊倉勇美）

2 直接訓練

　直接訓練は，食物を用いて摂食機能の向上を図る訓練であり，摂食訓練と同義である．実際に食物を用いるため，可能な限り誤嚥を避けることが重要な条件であり，かつ摂食嚥下の機能向上が図られるようさまざまな条件を設定して行う．その条件の概要は**表 5-2** のとおりであり，以下にその詳細を述べる．

1 直接訓練の開始基準

　脳血管疾患等の急性期における経口摂取開始基準を**表 5-3** に示す．在宅高齢者などで，経口摂取をやめていた場合の再開の判断基準としても有用である．あくまでも安全性に配慮し，確実な覚醒，応答が得られ，嚥下反射が惹起することを確認して進める．覚醒状態が変動する場合は，よいときに試みること，飲食をすることに本人の意識が向かないときに無理に進めないこと，口腔衛生を良好にして進めることなどが，まず安全管理のために大切な要件である．ま

表 5-2　直接訓練（摂食訓練）

・食物を用いる
・「食べること」を通して摂食機能を高める
・食物形態の選定（咀嚼・嚥下機能に合わせて） 　―栄養状態，嗜好，味覚の変化に留意―
・安全姿勢をとる
・食器，食具を工夫する
・摂食法：自力摂取と介助のバランスをとる
・嚥下法を選択する
・段階的にステップアップを図る
・安全確認に留意する

表 5-3　経口摂取開始基準 〈小島ほか，2013. [1]（本多，2000. [2]）を一部改変〉

- 全身状態の安定：呼吸状態が安定，痰が汚れていない・多くない，発熱がない，血圧が安定しているなど
- 意識レベルの安定：しっかりと覚醒していること（JCS1桁以上），開口，挺舌の指示に従えること（失語症がある場合は経時的な客観的判断が必要）
- 医師の症状判断（脳病変の進行の停止など）
- 嚥下反射の確立：反射的，随意的な唾液の嚥下ができること
- 十分な咳嗽ができること：随意性，反射性の咳嗽ができること
- 舌，喉頭運動：著しい舌運動，喉頭運動の低下がないこと
- 口腔衛生：口腔内が清潔で湿潤していること

た，舌や喉頭運動の低下，咳嗽力の低下がある場合は，間接訓練でそれらの向上を図ってから直接訓練を導入する．

観察評価やスクリーニング評価で直接訓練開始の条件が整ったと判断されたら，実際に摂食する食物や摂食姿勢，一口量，嚥下法などの選択を行う．安全性に配慮した詳細な条件を知るためには，VF や VE で確認できることが望ましい．

2 食物形態の選定

安全な摂食のために，咀嚼・嚥下機能に合わせた食物を用いることが必要不可欠な条件である．安全性と同時に，食べることを通して機能の向上を図るためには，適切な形態の食物が重要なトレーナーの役割を果たす．難し過ぎず，やさし過ぎず，また，摂食中に疲労して危険性が増すことのないよう留意して選択する．また，栄養状態や嗜好，味覚の変化に合わせて選ぶことも大切な条件である．

食物形態の詳細については次章（臨床編Ⅱの6章）を参照されたい．

3 安全姿勢の設定

脳血管疾患などの後遺症による身体の片麻痺，失調症状，体力低下などにより，摂食中の姿勢が保持しにくい場合がある．また，口腔から咽頭の運動機能障害により，食塊の口腔内の移送がしにくい場合や誤嚥の危険性が高い場合に，姿勢の工夫（ポジショニング）を図ることで疲労などの問題を招きにくく，安全性を高めることができる．

望ましい姿勢の条件としては，口腔，咽頭から喉頭周辺の嚥下諸筋，さらに胸部，腹部の呼吸や体幹保持に関与する筋群がリラックスした状態で本来の動きが出せるように安定していること，舌などの随意的な動きには障害があっても，口腔内の移送運動がしやすく誤嚥しにくいことなどがあげられる．**図 5-6** に示すような条件を整える．実際の症例では，身体の麻痺や拘縮により望ましい姿勢がとりにくい場合があるが，最近は優れた素材のクッションや成型できる素材があるので，本人の状況に合わせて工夫するとよい．患者の状況を知る理学療法士の技量が活かされることが多い．

摂食嚥下機能に合わせた姿勢設定の目安を**表 5-4** に示す．口腔，咽頭から嚥下の状況と疲労度合により選択する．よく観察し，状況に合わせて姿勢を選ぶ．病棟などでマンパワーが少ない朝食と本人が疲労している夕食はベッド上で安全姿勢をとり，昼食は嚥下訓練としてティル

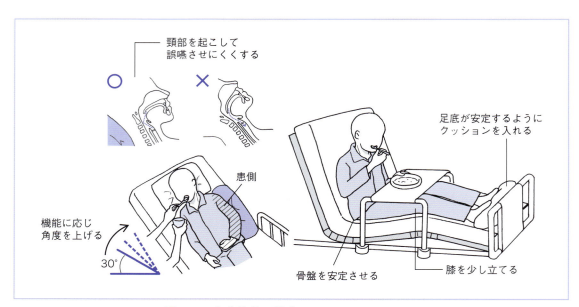

図 5-6　安全姿勢の設定（藤谷，1996.[2]）を一部改変）

表 5-4　症状に合わせた姿勢設定の目安

症　状	姿勢設定	自己摂食
咀嚼・口腔内移送・咽頭通過不良 重度	ベッド上 30 度仰臥位，頸部前屈	不可
同上 中等度	ベッド上 40 度〜60 度	不可
咽頭通過不良，嚥下反射惹起遅延 疲労あり	ベッド上 70 度以上	可
同上 疲労軽度〜なし	ティルト型車いす	可
問題軽減 経過観察中	普通型車いす いす座位	可

ト型車いすを利用するなど，生活としての摂食のなかに訓練的な目的を盛り込むとよい．

　ベッド上では，図 5-6 に示すように，口腔内の移送および咽頭通過の安全性が最も厳しい場合は上半身を床から 30 度上げた姿勢で頸部を前屈させて誤嚥しにくい姿勢をとり，口腔内移送機能に合わせて床からの角度を上げる．いずれの姿勢を取る場合も枕やクッション，タオルなどで頸部の安定をよくするように工夫し，摂食の経過途中にも崩れないように注意を払う．

4 食器，食具の工夫

　安全な摂食のために，食器や食具の工夫も大切な役割を果たす．図 5-7 に示すような食器を機能に応じて用いるとよい．失調症状や片手に麻痺があり器を片手で支えて取り込むことができない場合は，滑り止めマットを敷いたり，滑り止めのついた皿を用いるとよい．また，ふち

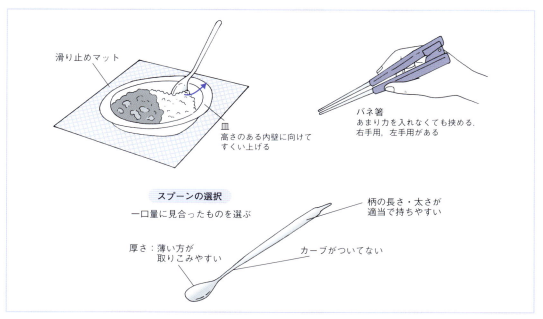

図 5-7　使いやすい食器の例

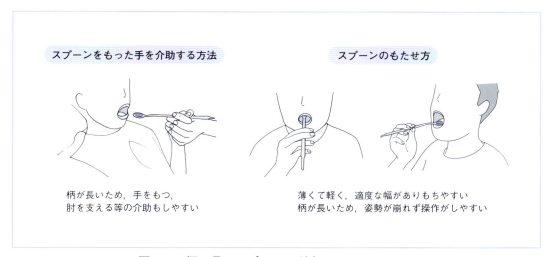

図 5-8　柄の長いスプーンの利点 (小島ほか，2011．[4])

から片手ですくい取れるように工夫された皿や器も使い勝手がよい．スプーンや箸などの食具も図 5-7 に示すような要件を満たすものを用いるとよい．スプーンは介助する場合も図 5-8 に示すよう，使いやすい物を用いると疲労が少なく進められるばかりでなく，訓練としての成果もあげることができる．

　摂食嚥下障害患者では水分の摂取が困難なことが多い．とろみをつけるなど，誤嚥を避ける工夫をするが，図 5-9 に示すような取り込む容器の工夫で危険を避けることができる場合がある．飲食用ばかりでなく，含嗽用のコップにも同様の配慮をするとよい．

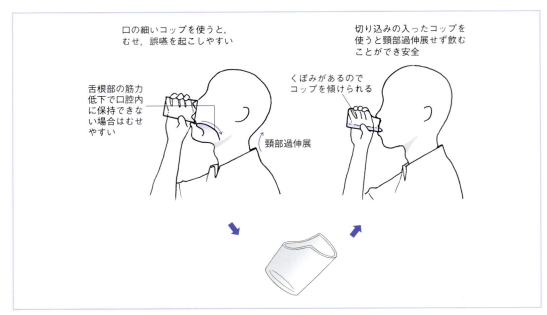

図 5-9　コップの工夫

5 摂食法：自力摂取と介助のバランスをとる

　摂食嚥下障害のある症例では，座位保持姿勢を取ることにも疲労を伴うことがある．さらに摂食すること自体が運動であるため，重力に抗して摂食動作をしていることで疲労を招くことがある．食事の開始時は問題がなくても，徐々に摂食動作が遅くなる，嚥下反射が起こりにくくなる，むせやすくなる，咀嚼運動が止まってしまう，傾眠するなどの症状がみられた際には疲労によるものであることを考慮し，適宜介助を入れるようにする．

　介助の手法は，最初からすべてを介助する方法もあるが，姿勢を起こして少しでも自力摂食ができる場合は器から取ることを介助し，スプーンを手渡して口に入れるところは自ら行うという部分介助という方法もある．少しでも自ら取り込む動作を行うことは，食べることの意識づけはもちろんのこと，口唇で取り込み口腔内の操作を意識的に行うことにつながり，摂食訓練として機能向上につなげることができる．

　また，介助で摂食する場合にも，図 5-10 に示すよう自らの取り込みを促しながら進めることで，食べることを通した機能向上訓練とすることができる．いずれの場合も，本人の機能，覚醒状態や意識，意思をよく確認しながら進めることが大切である．

6 嚥下法の選択

　次に，摂食嚥下時の工夫により，より安全な嚥下を遂行する代償的嚥下法について述べる．食物を用いずに行う間接訓練で行う方法も含まれるが，摂食場面で用いることでその 1 回の嚥下をより安全に導き，また，回数を重ねることにより嚥下機能の向上につなげることができるものもある．ここにあげた方法を含め，さまざまな方法が，日本摂食嚥下リハビリテーション学会医療検討委員会によりまとめられているので，参照されたい（https://www.jsdr.or.jp/wp-

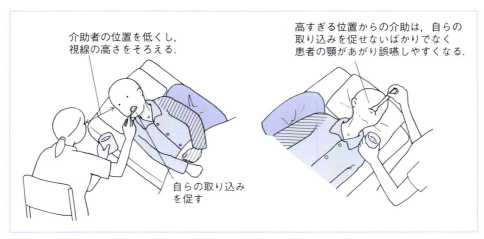

図 5-10　介助の仕方

content/uploads/file/doc/18-1-p55-89.pdf)[5]．

1．嚥下の意識化（think swallow）

　飲み込みへの意識集中を図るよう，口中に入れた飲食物の移動を意識させ，安全な嚥下を促す方法である．あわてた取り込みや飲み込みでむせる場合，咀嚼が不十分なままに飲み込もうとする場合，嚥下のタイミングが悪いためにむせる場合に有効である．

　テレビなど周囲の騒音を消し，摂食に集中できる環境で適度に介入し声をかける．飲食物を取り込むところから口中の状況を推察しながら実況中継のように「水が入りました，舌先が少し上がります～水がだんだんのどのほうへ行きます～はい，ゴクン！」というように声をかける．自分自身で口腔内の状況をフィードバックできることが必要であるが，意識化することでむせが減じることを本人が意識でき，自ら励行できるとむせなどの問題を軽減できる．

2．息こらえ嚥下法（声門閉鎖嚥下法，声門越え嚥下法：supraglottic swallow）

　米国の言語病理学者 Logemann JA の教科書などに記載されている方法で，supraglottic swallow とよばれる．日本では息こらえ嚥下（法），声門越え嚥下（法），声門閉鎖嚥下（法）などとよばれている．

　嚥下前に意識的に息を止め（つまり，声門を閉じておいて）嚥下する方法で，気道の閉鎖により誤嚥を防ぐとともに，声門上に残留物があった場合はそれを喀出する効果も望むことができる．呼吸と嚥下のタイミングを取る訓練ともなる．嚥下直前や嚥下中にむせや誤嚥が起こりやすい場合に有効である．

　方法は，軽く，あるいは可能な場合は十分に鼻から息を吸い，そのまま保持して呼吸を止める．吸気を保持したままの状態（軽く息を止めた状態）で嚥下する．嚥下後ただちに口から「はーっ」と息を吐く．咳をするように強く吐いてもよい．食物を使わずに行って習得し，実際の飲食でも嚥下法として活用することができる．

　摂食中に行う場合は，症状に応じて毎回の嚥下ごとか数回の嚥下ごとに行うとよい．食事の

最後に咽頭残留物の除去を目的に行うことも有効である.

3. 強い息こらえ嚥下法（喉頭閉鎖嚥下法：super-supraglottic swallow）

　息こらえ嚥下法よりさらに強い息こらえをして，嚥下前，嚥下中に喉頭前庭部からの閉鎖を
より確実にして誤嚥を防ぐよう導く方法がある．息をこらえただけでは声門が閉鎖しない場合
があり，嚥下前から嚥下中にかけて「より強く，ぐっと息をこらえてそのまま嚥下してくださ
い」などの指示を出しながら行う.

4. 頸部回旋（横向き嚥下）

　咽頭機能に左右差があり，片側の梨状陥凹（梨状窩）への貯留，残留，食道入口部の開大不
全が認められる場合に，頸部を患側へ回旋させ，健側を広げて通過しやすいように導く方法で
ある．嚥下時の誤嚥を避け，さらに梨状陥凹（梨状窩）への残留を軽減できる可能できる可能
性がある．嚥下前に貯留しやすい側に頸部を回旋させて非回旋側の梨状陥凹（梨状窩）に食塊
を誘導し誤嚥や咽頭残留を防止する方法と，嚥下後に梨状陥凹（梨状窩）に残留した食塊を除
去させるように非残留側に頸部を回旋させて空嚥下を行う方法がある.

　食塊の咽頭，食道通過や残留の状況を嚥下造影検査で確認し，検査中に実際に頸部回旋を行
い，除去できることを確認してから用いることが望ましい.

5. 交互嚥下

　口腔や咽頭に食塊が残留する場合，ゼリーや少量の冷水などで追加の嚥下をさせ，残留物を
除去する方法である．毎回の嚥下ごとに残留がある場合は頻回に，ときおり嚥下後に湿性嗄声
がみられるなど残留が疑われる場合は複数回の嚥下ごとに，おおむね良好だが食事の最後に咽
頭残留感がある場合は食後に行うなど，症状に合わせて頻度を調整するとよい.

6. 複数回嚥下

　一度の嚥下で飲み込みきれず，咽頭残留感や湿性嗄声が認められる場合に，追いかけておま
けの飲み込みを促す方法である．口中には残留がなくても咽頭に残留している場合は，次の飲
食物を入れると誤嚥に至る危険性があり，この複数回嚥下を行うことで危険を避けることがで
きる．飲食物を入れずには空嚥下ができない場合は，交互嚥下を行う．VFで残留の状況を確
認し，必要に応じて口頭指示をするとよい.

7. 一口量の調整

　摂食嚥下障害例では，咀嚼，食塊形成，口腔内移送，嚥下といった一連の動作を安全に行う
ことができる一口の量は限られていることが多い．水分，固形物，半固形物など食形態により
その安全量は異なるが，それぞれの安全範囲が守られることは安全な嚥下に不可欠な条件であ
る．VFやVEで確認できることが望ましいが，観察上トラブルなく摂取できる量を確認し，
それが守られるよう導くことが望ましい.

8. 顎引き嚥下（頭部，頸部屈曲位）

舌根後退や咽頭収縮が不十分なために喉頭蓋谷に残留した食物が誤嚥に至る場合，嚥下反射の惹起前に食物が咽頭へ流入して誤嚥に至る場合に有効である．

リクライニング位では頸部を伸展させないように枕などで安定させたうえでさらに顎を引くように頭頸部を屈曲させる．頭頸部の支えが必要でない場合も，嚥下の前に自らうなずくように顎を引く．指示としては「おへそをのぞき込むように顎を引きましょう」とすると頸部屈曲に至りやすい．この際，頭部を前に出すような屈曲や，下顎を引き過ぎて嚥下を妨げる角度にならないよう留意する．

7 安全管理

以上，食物を用いた直接訓練について述べた．訓練方法については，「訓練法のまとめ（日本摂食嚥下リハビリテーション学会医療検討委員会編）」にさまざまな方法が記されているので，必要に応じて参照されたい．

また，いかなる臨床を進めるうえでも，改善に至ることができる訓練がある一方で，現状を維持するための訓練にとどめなくてはならなかったり，訓練適応外であることを見極めなくてはならない現実がある．常に大切なことは，安全範囲を確認しながら対象者の希望を考慮して臨床を進めることである．安全範囲の確認については，臨床編Ⅱの2章「リスク管理」を参考にされたい．

（清水充子）

6章 食品

1 食品

　口から食品を摂取し，咀嚼により嚥下に適した食塊を形成するためには，歯の健康が重要となる．75歳以上の高齢者では，平均現在歯数が20本以下である[1]．高齢者は，歯の欠損，咀嚼筋の萎縮，舌運動の低下などのほか，不適合な義歯の装着などさまざまな原因で，咀嚼機能が低下することが多い．咀嚼能力の低下した高齢者では，タンパク質，脂質，鉄，カルシウムの摂取量が少ないという調査結果がある[2]．また，高齢者は，加齢に伴う諸器官の機能低下や種々の疾患が原因で，嚥下機能が低下しやすく，誤嚥性肺炎のリスクが高まる．さらに，嚥下機能が低下すると食事や水分の摂取量が減り，低栄養や脱水も招きやすい状態となるため，嚥下機能低下への対応は，ことに高齢者の食事において重要である．

　咀嚼機能や嚥下機能が低下すると，通常の形態の食事（常食）を食べることが難しくなるため，形態の調整を行う必要がある．形態の調整とは，常食をペースト・ピューレ状やムース状などのように，咀嚼・嚥下しやすく加工することである．現在は，多くの病院や施設で工夫した嚥下調整食が提供されている．嚥下しやすい食品の形態の特徴としては，①軟らかい，②粘らない，③まとまりやすい，④性状が均質，などがあげられる．形態調整の程度は，対象者の咀嚼機能や嚥下機能により判断する．

　このような形態調整を行う場合には，ペースト状やムース状に仕上げるため，調理する際に通常よりも多く水を加える．そのため，単位重量あたりの栄養価が低下し，低栄養に陥りやすい．さらに，高齢者では食事摂取量が減少することでエネルギー摂取量の低下につながり，窒素平衡（タンパク質の摂取量と排泄量がつりあっている状態）を維持するためにはタンパク質の要求量が増える（図6-1）[3]．これは，摂取したタンパク質がエネルギー源として使用されてしまうためである．高齢者では，エネルギー量とタンパク質摂取量のいずれが不足した場合でも，筋タンパク質の分解が進行し，歩行速度の低下などにもつながる．また，食べないことが原因で摂食嚥下障害が

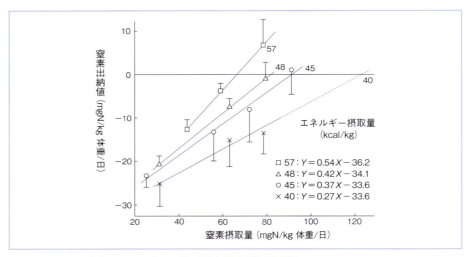

図6-1　エネルギー摂取量と窒素平衡 （岸ほか，2007．[3]）

誘発される場合もある（廃用症候群）．施設入居者や在宅ケア対象の要介護状態にあるような高齢者では，経口から十分に栄養が摂取できず，負の窒素出納（タンパク質の摂取量より排泄量が多い状態）を示す人が少なくない．体内の筋肉をエネルギーとして使用している状態である．そのため，高齢者の食事では，特にタンパク質摂取量を考慮する必要がある．

　常食と嚥下調整食を米の場合で比較すると，100 g あたり[4]では，常食のごはん（米飯）でエネルギー 168 kcal，タンパク質 2.5 g を含むが，嚥下調整食の全粥（通常のお粥）ではエネルギー 71 kcal，タンパク質 1.1 g と米飯の 1/2 以下になり，五分粥（水分が多いお粥）ではエネルギー 36 kcal，タンパク質 0.5 g と米飯の 1/4 以下になるなど，形態調整によりエネルギー量やタンパク質量が低下する．同様に，食事をペースト状やムース状に形態を調整する場合も，エネルギー量やタンパク質量が大きく低下する．徳島赤十字病院の入院患者に提供しているハンバーグ（100 g）のレシピをもとに計算した場合，常食はエネルギー 198 kcal，タンパク質 10.6 g，ペースト食はエネルギー 146 kcal，タンパク質 7.8 g，ムース食はエネルギー 99 kcal，タンパク質 5.3 g である．いずれの形態においてもエネルギー 100 kcal あたりのタンパク質は 5.3 g であり，形態調整を行う際に加水することで嵩が増加し，単位重量あたりのエネルギー量とタンパク質量が低下していることがわかる．ごはんと全粥を比較した場合，エネルギー量が半分になるので，エネルギーを確保するためには 2 倍の量を摂取しなければならないことになる．しかし，形態を調整した食事を 2 倍量摂取することは，現実的には困難であり，補助栄養の利用を考える必要がある．具体的には，高エネルギーや高タンパク質の市販食品，中鎖脂肪酸油，フレーバーが入っていない栄養剤を利用することは，栄養価を上げるために有用と考えられる．

　摂食嚥下障害により水分補給が十分にできていない場合，脱水を引き起こすことがある．その結果，血液が濃くなり，脳卒中を引き起こすという悪循環に陥りやすくなる．誤嚥を恐れて水分補給を控えるのではなく，適切なとろみをつけて摂取する必要がある．高齢者による官能評価[5]においては，ポタージュスープ程度のとろみが飲み込みやすいと評価された．誤嚥を恐れて液体にとろみをつけすぎることもしばしばみられるが，とろみのつけすぎは咽頭残留，嚥下後誤嚥を引き起こす可能性があるため，濃いとろみの摂取後には，ゼリーなどを摂取し，咽頭に残留物を残さないようにするなど工夫が必要である．

　嚥下調整食およびとろみの分類としては日本摂食嚥下リハビリテーション学会の「嚥下調整食分類 2013」[6]が知られている（小児に関しては同学会の「発達期摂食嚥下障害児（者）のための嚥下調整食分類 2018」を参照）．この分類は，国内の病院・施設・在宅医療および福祉関係者が共通して使用できることを目的とし，「食事」および「とろみ」についてそれぞれ段階を示したものである．食事の分類においては客観的な物性値の範囲は示されていないものの，「かたさ」，「付着性（食品の口腔内でのくっつきやすさの指標）」，「凝集性（食品の復元性の指標）」の範囲を示している基準「嚥下食ピラミッド」との対応表が示されている．また，とろみの基準においては，粘度値と簡易粘度測定方法である LST（line spread test）値が示されている．詳細は，学会ウェブサイト（https://www.jsdr.or.jp/doc/doc_manual1.html）を参照されたい．

　そのほか，嚥下調整食基準として消費者庁の特別用途食品えん下困難者用食品許可基準，咀嚼対応食基準として企業の自主企画のユニバーサルデザインフード（UDF）などさまざまな分類がある．農林水産省は従来の介護食の基準を包括し，「スマイルケア食（**図 6-2**）」として新

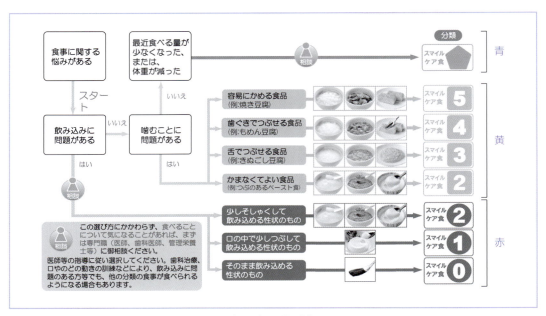

図 6-2　スマイルケア食の選び方（農林水産省食料産業局）

しい枠組みを示した．健康維持上栄養補給が必要な人向けの食品に「青」，噛むことが難しい人向けの食品に「黄」，飲み込むことが難しい人向けの食品に「赤」のマークを表示している．スマイルケア食の選び方（**図 6-2**）には，食べることで気になることがあれば医師，歯科医師，管理栄養士等に相談するよう明記され，これらの職種は，介護食選択の知識が必要となる．

個々の患者がどの形態の嚥下調整食を摂取可能かを判断するには嚥下造影検査（videofluoroscopic examination of swallowing：VF）または嚥下内視鏡検査（videoendoscopic examination of swallowing：VE）などにより評価することが望ましいが，簡易的に評価する方法として，近年，舌圧測定器（JMS舌圧測定器）を用いた舌圧測定の研究が進められている．普通食が摂取できない場合，舌圧が低下しているという報告[7]や，舌圧30 kPa以下になると形態調整を必要とする人の割合が増えてくるという報告[8]から，日本老年歯科医学会では，低舌圧の基準を30 kPaとしている[9]．口から食べるためには，舌圧以外にもさまざまな機能が一定以上必要である．食べるための機能評価には，「KTバランスチャート」[10]は有用なツールの一つである．このチャートは，心身の医学的視点として4項目：① 食べる意欲，② 全身状態，③ 呼吸状態，④ 口腔状態，摂食嚥下の機能的視点として3項目：⑤ 認知機能（食事中），⑥ 咀嚼・送り込み，⑦ 嚥下，姿勢・活動的視点として3項目：⑧ 姿勢・耐久性，⑨ 食事動作，⑩ 活動，摂食状況・食物形態・栄養的視点として3項目：⑪ 摂食レベル，⑫ 食物形態，⑬ 栄養，の13項目を包括的に評価するものである．つまり，口から食べるためには，摂食嚥下機能以外に，心身の状態，姿勢や活動状況，食形態や栄養状態などを観察する必要がある．

摂食嚥下障害患者が口から十分な栄養を摂取するためには，栄養価が高くておいしく，咀嚼嚥下しやすい食事の提供は重要である．近年，みた目が通常の食事とほとんど変わらない嚥下調整食の開発も進んでいる．このような食品を利用することも，QOL向上に寄与すると考えられる．

（栢下　淳，山縣誉志江）

臨床編Ⅱ

摂食嚥下リハビリテーションの臨床

7章

口腔健康管理

1 「口腔ケア」と「口腔健康管理」

　従来の「口腔ケア」という概念には，職種間の共通用語として有用な側面はあったが学術的なはっきりとした定義があったわけではない．一般的には口腔衛生を改善させる行為全般を指すことが多く，また歯科における「専門的口腔ケア」は，これに口腔機能の回復や向上を企図した行為等を含め実施してきた．「口腔ケア」はこのように広範な内容を指すことから，職種により捉え方が異なっていたのが実状であった．

　こうしたことから，日本歯科医学会が2015年に示したのが**表7-1**のイメージである．

　これにより，広範囲な概念を含む「口腔ケア」は，歯科医療職の関与度の強い「口腔衛生管理」，「口腔機能管理」という二つの概念と，歯科医療関係者だけではなく他職種や一般も行う「口腔ケア」に分割され，口腔衛生管理，口腔機能管理，口腔ケアのすべてを含む「口腔健康管理」という用語が定義された．

1 口腔衛生管理

　口腔清掃を含む口腔衛生にかかわる行為をさし，歯科医師や歯科衛生士が行うバイオフィルム除去，歯間部清掃，口腔内洗浄，舌苔除去，歯石除去などが含まれる．

2 口腔機能管理

　口腔機能の回復および維持・増進にかかわる行為をさし，その管理上問題となるう蝕処置，感染根管処置，歯周関連処置，抜歯，補綴歯科治療，摂食機能療法等が含まれる．なお，口腔機能管理には歯周治療の一部などで口腔衛生管理と重複する内容が含まれる．

表7-1　口腔健康管理の概念 (日本歯科医学会，「口腔ケア」に関する検討委員会，2015.)

口腔健康管理			
口腔機能管理	口腔衛生管理	口腔ケア	
		口腔清掃等	食事への準備等
項目例		項目例	
う蝕処置 感染根管処置 口腔粘膜炎処置 歯周関連処置※ 抜歯 ブリッジや義歯等の処置 ブリッジや義歯等の調整 摂食機能療法 　など	バイオフィルム除去 歯間部清掃 口腔内洗浄 舌苔除去 歯石除去等 　など	口腔清拭 歯ブラシの保管 義歯の清掃・着脱・保管 歯磨き 　など	嚥下体操指導 　（ごっくん体操など） 唾液腺マッサージ 舌・口唇・頬粘膜スト 　レッチ訓練 姿勢調整 食事介助 　など

※歯周関連処置と口腔衛生管理には重複する行為がある．

7章　口腔健康管理　*185*

3 口腔ケア

　口腔衛生と口腔機能の維持・改善を目的としたすべての行為をさす一般用語で，口腔領域に専門性が高い歯科職種の関与する口腔衛生管理，口腔機能管理とは峻別される．しかしながら，口腔ケアは多職種との連携においては有用な共通言語であるため，基本的な概念や手技は広い職種間で共有されるべきである．

　口腔ケアという用語には，歯磨きをはじめとした口腔の清掃やその指導，義歯の清掃や着脱，あるいは義歯を保管して管理するといった取り扱い，さらには嚥下体操の指導から食事の介助まで，上述のとおりきわめて広範な内容が含まれる．日常的に多職種，また介護者等によって行われる内容を包含した用語といえる．

（弘中祥司）

2　院内患者の口腔健康管理

1 口腔健康管理の必要性

　口腔内は，37℃前後に保たれ，唾液（水分）があり，定期的に栄養分を含む食物が通過するので，細菌培地と同じ条件で細菌が繁殖しやすい．高齢者の口腔内では，口腔内全体で600種類以上，数千億個の細菌が存在しているといわれている．プラークは，歯面や義歯表面に付着した食物残渣および細菌とその代謝産物が関わって形成されるバイオフィルムであり，歯周病やう蝕の直接的な危険因子であると同時に，誤嚥性肺炎や感染性心内膜炎の原因菌の温床となる．口腔細菌叢と誤嚥性肺炎の原因となる咽頭細菌叢との一致率はきわめて高く，口腔細菌叢が咽頭細菌叢へ強い影響をもつことが示唆されている[1]．バイオフィルムは，抗菌薬に抵抗性をもつうえに，機械的清掃を行わない限り除去することができない．すなわち，プラークは含嗽薬による洗浄程度では簡単には除去できないため，歯ブラシ等の器具を用いて除去することが必要とされている．高齢者の口腔内は汚染が強いことが多く，歯面や義歯表面のバイオフィルムに誤嚥性肺炎の起炎菌が含まれている[2]ので，日々の口腔健康管理が重要である．

2 誤嚥を予防する「水を使わない口腔ケア」

　口腔衛生管理の方法は施設や術者によりさまざまであり，咳反射や嚥下機能が低下している要介護高齢者に対して行うことは常に誤嚥のリスクが存在する．特に，水を使って洗浄する場合では誤嚥性肺炎起炎菌を含む洗浄水を誤嚥させるリスクがあり，誤嚥性肺炎発症を惹起させる可能性があると考えられる．

　口腔衛生管理時のインシデントも複数報告されており，実施直後の死亡事故が訴訟となり，医療提供側が敗訴した事例も存在する[3]．このように，口腔衛生管理は決して安全な処置とはいえず，リスク管理を怠るべきではない処置である．

　口腔衛生管理前後の唾液中の細菌数を細菌カウンターによって測定した結果，唾液中の細菌数が増加したと報告され[4]，これにより口腔細菌を口中にまき散らしていた可能性が考えられ

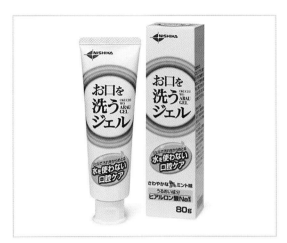

図7-1 「口腔ケア専用ジェル」として開発された「お口を洗うジェル」(日本歯科薬品株式会社製)

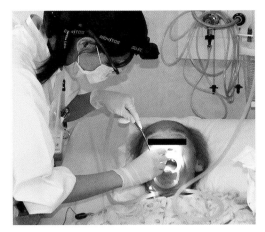

図7-2 病棟での施術の実際
ヘッドライトと口角鉤で両手が自由になり，右手に歯ブラシ，左手に吸引嘴管をもち，十分な管理が行えている．

る．すなわち，通常の方法では口腔細菌を口腔外に除去できるものではないことが判明した．このことから，剥離上皮の軟化やバイオフィルムの破壊方法のみにとどまることなく，誤嚥リスクを低下させつつ効果的に口腔外に排出する，汚染物の回収方法の確立が強調されている．

　筆者は最近，口腔衛生管理時の誤嚥予防のために，吸引嘴管を用いた洗浄水を用いない手技である「水を使わない口腔ケア」を開発した．これは，歯や粘膜に固着した痰や剥離上皮をジェルで加湿して軟化し，施術時の誤嚥を防ぎながら一塊として口腔外に除去しやすくするもので，「お口を洗うジェル」として製品化されている（図7-1）．口腔内に水を用いずに，「お口を洗うジェル」を使用して汚れを軟らかくして絡め取り，吸引嘴管で吸い取る．これが「水を使わない口腔ケア」の方法である（図7-2）．口腔内にたれ込みやすい水を持ち込まず，停滞性のある口腔ケア専用ジェルを使用することで，咽頭へのたれ込みを防ぎ，誤嚥を予防できると考えられる．本法では，器具を洗う目的以外では水を使用しない．

「水を使わない口腔ケア」の手技を簡潔に記載する[5]．
① スポンジブラシを使って「お口を洗うジェル」を口腔内全体に塗布し，乾燥した口腔内の汚れを十分に軟化させる．
② 吸引嘴管と歯ブラシをもち，ブラッシングで保湿ジェルとともに絡め取ったプラーク等の汚染物を常に吸引嘴管で口腔外へ吸い出す．「お口を洗うジェル」と吸引嘴管を使用することで口腔内の汚染物を拡散させることなく，すばやく回収することができる．

　このように口腔内細菌を含む汚染物を水で洗浄するのではなく，ジェルで絡め取り吸引嘴管を使って素早く口腔外へ除去し，咽頭へのたれ込みを予防することが大きな特徴である（図7-3）．

　「水を使わない口腔ケア」は完成されたシステムであるので，推奨方法を遵守し，使用器具は指定のものを用いることにより有効性が発揮できる．たとえば吸引嘴管の選択は，病棟のベッドサイドの吸引器でも十分に口腔の汚れを口腔外に排出できる形状と口径を定めている．指定以外の吸引力の吸引器や異なる形状の吸引嘴管を用いると汚れを十分吸引できなかったり，強過ぎて粘膜を痛めたりする．「水を使わない口腔ケア」を行う場合は，必ず書籍[5]に記載された

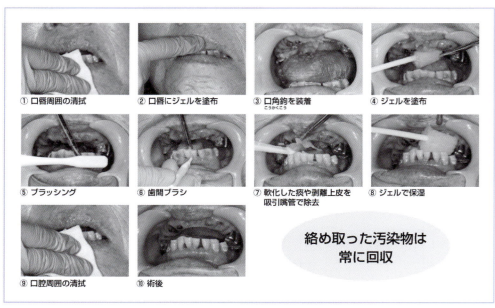

図7-3 「水を使わない口腔ケア」の手順

方法と器具を使用してほしい．

3 「口腔内ケア」と「口腔外ケア」

　口腔健康管理の口腔機能維持・向上への重要性は論を俟たないが，今まで歯科医師は口腔内への介入を重点的に行ってきた．しかし，口腔機能は口腔内のみならず，口腔外の口輪筋や頰筋の働きや大唾液腺の機能とも密接に関連しており，口腔外への介入の必要性が認識されつつある．口腔機能の維持・向上のためにも，口腔健康管理の一環として「口腔外ケア」すなわち化粧・整容療法および口腔外マッサージを取り入れている．筆者らはこれらを包括し，「DADR（Department for Advanced Dental Research）口腔ケアシステム」を開発した（**図7-4**）．口腔内は標準的な「5分でできる口腔ケア」と専門的な「水を使わない口腔ケア」を行い，口腔外には口腔外マッサージ，化粧・整容療法を行う．この四つを統合し，より有効な口腔健康管理を行うことが可能である．

4 認知症と化粧・整容療法

　超高齢社会の到来とともに認知症患者数も増加しており，認知症対策は高齢者医療のなかで最重要課題の一つである．認知症の療法として薬物療法と非薬物療法があるが，後者は音楽療法，回想療法などがすでにさまざまな施設で取り入れられている．近年では化粧・整容療法も効果的な方法の一つとして注目されている[6]．Penfieldはヒトの大脳皮質を電気刺激し運動野や体性感覚野と体部位との対応関係をまとめた．そのなかでも手指と口腔領域の占める割合は大きく，手指や口腔領域の運動・感覚器官としての役割が重要と指摘された．認知機能と口腔機能には強い相関があることが報告されているうえに，手指と口腔領域の双方を使用する化粧・整容療法は，大脳皮質に大きな刺激を与えている可能性があり，化粧・整容療法を含む歯科医療

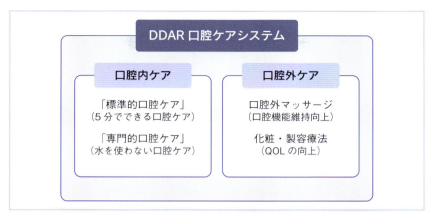

図 7-4 「口腔内ケア」と「口腔外ケア」を包括した
「DADR (Department for Advanced Dental Research) 口腔ケアシステム」

が，認知症の予防や進行抑制に貢献できる可能性がある．

（角　保徳）

3　外来患者の口腔衛生管理

　外来は，歯科ユニットあるいはそれに準ずる環境で治療を行うため，より専門性の高い口腔衛生管理を実施することが可能である一方，日常の口腔ケアの実態を把握しづらいという欠点がある．したがって，専門的口腔ケアを実施するとともに，日常における口腔ケア指導を行うことが重要である．

1 口腔衛生管理

　外来では，毎日のセルフケアあるいは介助者による口腔清掃では除去困難な歯石やバイオフィルムなどを除去したり，歯面を研磨したり，フッ素を塗布したりする PMTC（Professional Mechanical Teeth Cleaning）を実施できる．また，在宅や施設などとは異なり，歯科用ユニットの無影灯を用いて，明るい環境で口腔内の状態を把握することができる．歯科治療が必要である場合は，速やかに歯科治療につなげることも可能である．

1. 摂食嚥下障害がある場合

　摂食嚥下障害がある場合，ことに咽頭期に問題をもつ摂食嚥下障害患者に対しては，超音波スケーラーなどを使用する際の注水や口腔衛生管理時の刺激に伴って分泌される唾液などの水分に注意する必要がある．歯科用ユニットチェアを水平にすると，水分が咽頭に流れ込みやすくなるため，座位あるいはチェアの角度を少し倒した状態で実施したほうがよい場合がある（図 7-5）．また，バキューム操作を確実に行い，水分を吸引する．必要に応じて，酸素飽和度（SpO_2）や血圧などをモニタリングしながら実施する．

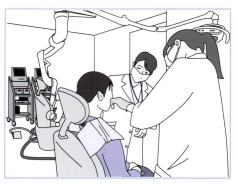

図 7-5 摂食嚥下障害がある場合の診療姿勢
水平位では，水分が咽頭に流れ込みやすくなるため，座位などで実施するとよい．

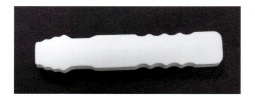

図 7-6 ポリウレタン製の開口補助具
（オーラルバイト：ザイコアインターナショナル）

2．開口制限がある場合

開口を保持することが困難な場合は，開口器を使用する．開口器には，金属製の歯科用開口器やポリウレタン製のオーラルバイト（ザイコアインターナショナル）（図 7-6），シリコン製のバイトロック（オーラルケア）などさまざまな種類がある．歯冠破折の可能性のある歯や動揺がある歯には使用しないように気を付ける．また，開口器が小さく，誤飲の可能性がある場合は，デンタルフロスのような紐状のものを結び，誤飲しないように注意する．

3．唾液分泌量が低下している場合

唾液分泌量が低下している場合や，口呼吸による唾液の蒸散が強い場合には，粘膜を引っ張りすぎないように注意する．あらかじめ口唇に口腔保湿剤を塗布しておくのもよい．ミラーなどの器具を使用する際には，水でぬらすことにより，口腔粘膜への貼り付きが少なくなり，快適な診療を提供することができる[1]．

4．易感染性の場合

糖尿病や易感染性の患者では，歯石除去が感染のリスクファクターにもなりうる．縁下歯石除去により，一過性の菌血症が引き起こされる可能性があるが，抗菌薬の適切な使用により菌血症を抑制することができる[2]．

2 日常における口腔ケアの指導のポイント

普段，口腔ケアをどのように実施しているかを把握し，不十分な点について本人あるいは介護者に指導することが必要である．そのため，誰が，いつ，どこで，どのような器具を使用して，どのように口腔ケアを実施しているのかを確認する．

表7-2　一般的な口腔ケアの流れ

1. 声かけをし，姿勢を整える．
2. 口腔内の状態を把握する．
3. うがいをする．
   嚥下障害がある場合やうがいができない場合は，スポンジブラシなどで粘膜を湿潤させる．
4. スポンジブラシで食渣などを除去する．
5. 歯ブラシ，歯間ブラシやデンタルフロスなどの補助用具で歯を清掃する．
6. 舌ブラシで舌を清掃する．
7. 義歯がある場合は，義歯を清掃する．
8. うがいをする．
   嚥下障害がある場合は，口腔内の水分および汚れを確実に拭き取る．
9. 必要に応じて口腔保湿剤による保湿を行う．
10. もとの体位に整え，体調に変化がないか確認する．

1. アセスメントと情報共有

特に，複数の介護者あるいは多職種で口腔ケアを実施している場合は，情報共有を図るため，必ず記録をつける．その際，Oral Health Assessment Tool（OHAT）[3]やOral Assessment Guide（OAG）[4]のような評価シートを用いると，統一指標の下でアセスメントを行うことが可能となる．在宅や施設などでは，臼歯部や口蓋は暗くて見づらい．口腔内を評価する際には，ペンライトなどを使用するように指導する．

2. 口腔ケアの方法

口腔ケアを実施する際には，表7-2に示すような流れが一般的である．

口腔清掃には，ブラシなどを用いる機械的清掃と，含嗽剤などを用いる化学的清掃があるが，両者を併用した方が効果的である．開口障害，残根，前歯の舌側転位，孤立歯などがある場合は，口腔ケアが不十分になりがちである．また，歯間空隙やブリッジのポンティック底部などにプラークが残存することも多い．いつも使用している口腔清掃用具を使って，実際に口腔ケアを実施してもらい，指導を行う．

3. 口腔清掃用具への工夫

すべてを介護者が行うのではなく，本人ができないところを介助するようにすることで，口腔ケアそのものがリハビリテーションにつながる可能性がある．握力が低下したり，手指が変形したりして歯ブラシのように細い物を把持しづらい場合は，形状記憶歯ブラシを用いたり，気泡緩衝材やシリコンなどを柄に巻いて，持ちやすくする工夫（図7-7）を行う．

利き手交換をしていたり，運動制限があったりする場合は，歯ブラシによる刷掃圧が過剰となる可能性もある．また，巧緻性が低下すると，歯ブラシを細かく動かすことが困難になる．電動ブラシや音波ブラシ使用も有効であるが，これらは，普通の歯ブラシと比較すると重量が重いため，長時間保持することができないケースもある．患者一人ひとりの状態にあった口腔ケアの方法を指導することが最も大切である．

7章　口腔健康管理　191

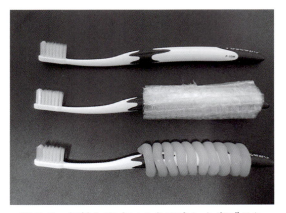

図7-7 把持しやすいよう工夫した歯ブラシ
上段：普通の歯ブラシ．
中段：気泡緩衝材を柄に巻いた歯ブラシ．
下段：くるくるシリコングリップを巻いた歯ブラシ．

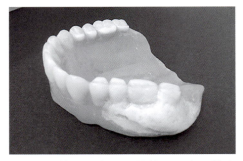

図7-8 義歯研磨面に付着した歯石様沈着物

4．義歯の管理

義歯用ブラシなどによる機械的清掃法と，義歯洗浄剤による化学的清掃法があるが[5]，両者を併用することが望ましい．義歯床粘膜面やクラスプ部分などに付着したデンチャープラークや，研磨面に歯石様沈着物（図7-8）などの汚れの有無を確認する．義歯用ブラシの裏についている吸盤で洗面台などに固定し，片手で義歯の清掃ができるよう工夫されたブラシもあるため，必要に応じて紹介する．

義歯洗浄剤使用後によく水洗しないまま使用していることもある．特に口腔乾燥がある場合は，義歯洗浄剤が刺激となり痛みを感じることがあるので，しっかり水洗するよう指導する．また，成分によっては，義歯の金属を腐食させる可能性があるため，適切なものを使用するように指導する．

義歯はきれいに清掃されていても，義歯を入れるケースのふたの部分や蝶番部分などが汚れていることが多い．義歯のみでなくケースも清掃するように指導する．

（伊藤加代子，井上　誠）

4　発達期（小児患者）の口腔健康管理

口腔の健康はどのライフステージにおいても重要であるが，小児期と老年期においては，その重要性の意味合いが異なる．つまり，老年期での口腔の健康は口腔機能の維持あるいは回復を通して，全身の健康につながることが目標となる．一方，小児期では発育や発達する過程において口腔機能を獲得することが目標となり，さらに獲得した口腔機能の維持は成人および老年期への健康につながるので重要になる．

ヒトの口腔の構造は複雑で，ほかの全身の器官と比較しても，ほかの哺乳類と比較しても，日常的なケアが必要な臓器であるといえる．特に小児期の口腔は，乳歯の萌出，乳歯の脱落，

永久歯の萌出というようにダイナミックに変化しながら顔面や顎骨が成長する．その成長を伴った形態変化と機能の獲得は密接に関連しながら，正常な形態が正常な機能獲得へと導くことになる．さらに口腔は捕食して，生命維持のための栄養を摂取するための器官である．我々は食事を味わいながら，食感を楽しみながら，さらには会話をしながら，食事をして栄養の摂取をしている．このように，成長する間に獲得した顔面領域の複雑な解剖学的構造がもとになり，さまざまな高度な機能が備わって，食生活が成立しているのである．

しかし，現代の子供たちを取り巻く環境は，成長とともに自然に口腔機能を獲得するのが難しい状況だといえる．食物は軟らかく砕きやすくなり，食事の際は常に飲み物を取ることが日常化し，嚥下までの十分な咀嚼が必要なくなってきている．また，アレルギーなどの鼻炎が原因で口呼吸が習慣化している小児も多く見受けられる．そのほか，さまざまな要因から，定型発達児が獲得すべき機能が獲得できていないことが見受けられる．最近では，口腔機能発達不全症として新たな病名も新設された．

小児期は，この口腔機能発達不全症の概念を踏まえた対応が必要になる．以後は，定型発達児および各種の発達障害児に共通した，感覚過敏，異常反射，形態異常や日常のケアについての要点をまとめて記載する．

1 過敏について

五感とよばれている感覚のなかでも，特に触覚や前庭覚（動く感覚），固有感覚（関節や筋の感覚）は心地よい身体接触や人との関わりを通して，基本的な人や外界に対する信頼感や安心感を育てるのに貢献する大切な感覚である．しかし，脳性麻痺などにより出生時からさまざまな医学的なケアを必要としている状況では，人との関わりが必ずしも心地よい体験ばかりを提供しているとは限らない．医学的な処置は往々にして不快感や痛みを伴うことが多い．保育器での不快な刺激だけでなく，出生時から長期入院により母親に優しく抱いてもらう経験が少ない乳児もいる．そのために，必要な訓練がさらに不快な体験となってしまうこともある．

口腔粘膜の触圧覚は皮膚感覚や筋固有感覚よりも敏感なので，前述のような不快な経験や接触経験が少ないと口腔の過敏となる．乳児期に哺乳などの口腔を使う経験が少ないと，さらに過敏が生じやすい．その対策として，いかに早期から過敏にならないような取り組みができるかが重要になる．乳児期の歯がないときから，口唇のストレッチや口腔内への積極的な刺激が有効となる．ただし，このような対応が不快な刺激とならないような配慮が必要である．母親をはじめ家族に対して，日常生活での早期から口腔の過敏にならないような対策を指導することが必要になる．

過敏の除去は，体幹から始めて頸部や口腔周囲に広げ，徐々に口腔内への刺激を行う．刺激を行うための接触面積は，可能な限り広くすることがポイントになる．また，過敏の除去を行う際には，口内炎の有無の確認が事前に必要である．脳性麻痺児・者は口内炎を頻発あるいは多発することがあるので，弱い刺激を加えて過敏の除去を行っても口内炎があると痛み刺激になり，それが原因で口腔健康管理を拒否することもあるので注意する．すでに過敏のある場合でも，過敏の除去を決して諦めずに行い，口腔健康管理が心地よい刺激であるようにすることを目標としたい．

具体的な方法などは，日本摂食嚥下リハビリテーション学会「訓練法のまとめ」I-22過敏除去（脱感作）を参照されたい．

2 異常反射

驚愕反射，非対称性緊張性頸反射や緊張性咬反射が残存している場合は，口腔健康管理が困難になる．反射抑制肢位の応用だけでなく，さまざまな反射が誘発されないような対応が必要になる．特に脳性麻痺などの運動機能障害がある場合には緊張性咬反射がみられて，歯の破折などの事故につながるので注意深い対応が必要になる．具体的には強く噛んでも安全なバイトブロックを使用し，前歯部では歯折や脱臼を起こしやすいので，噛まないような注意が必要である．

しかし，開口困難で咬反射が強い場合には，歯ブラシなどを舌側や口蓋側へ挿入することができないため，唇側および頬側のみの口腔清掃の対応となることもある．

3 口腔の形態異常

歯列不正，重度の咬耗歯，歯肉増殖や高口蓋（狭口蓋）などの口腔の形態異常は，口腔健康管理を困難にする．口唇閉鎖不全や鼻呼吸ができないといった機能障害によって，口呼吸が原因で口腔環境が悪化する場合もある．

これらの形態異常は歯ブラシなどによる口腔清掃を妨げることがあるが，その改善は非常に困難である．歯科医療提供者側は口腔の機能回復だけでなく，口腔清掃性の向上や改善が少しでもできるように治療計画を立案すべきである．充填処置や補綴治療でも，効率よい自浄作用がある口腔内環境や介助歯磨きがしやすい環境を目標にした治療が必要である．場合によっては，歯ブラシなどが届かない清掃不可能な歯や機能していない歯を抜歯して，口腔健康管理を行いやすい口腔環境を検討することも必要になることがある．

4 習慣化とその他の注意点

障害の有無にかかわらず，各個人のライフスタイルにあった口腔健康管理の指導が必要である．胃瘻や経鼻経管栄養の場合でも，口腔健康管理の習慣をつける指導が必要になる．日常的にむせや痰の咽頭貯留などがみられ，摂食嚥下障害を合併している障害児では，洗浄液や含嗽水などの処理を適切に行わないと誤嚥性肺炎や窒息などのリスクが高くなる．そのために，吸引やガーゼやスポンジブラシなどによる拭き取りをしっかりと行う．

画一的な口腔清掃指導だけでは十分な対応ができない場合もあるので，家庭での生活環境にも十分配慮した指導が望ましい．さらに，高口蓋（狭口蓋）では，食渣や痰の塊などが口蓋に張り付いていることがあるので，清掃を指導する．また舌苔についても，可能な限り清掃するように指導する．

家庭によっては，入浴に合わせて口腔清掃をしている場合も見受けられる．居室やベッド上などの水場のない環境で行う必要がある場合には，コップを2個以上用意して歯ブラシを洗浄しながら歯磨きをするといった工夫も必要になる．

高濃度のフッ素含有の歯磨剤は有効であり使用を勧められるが，基本的な口腔清掃ができる

ことが大前提である．また，機能的に含嗽ができない，口がすすげない場合は，歯磨剤の使用が困難になる．最近，飲み込んでも安全な抗菌薬であるネオナイシンを使った口腔ケア剤が開発された．本品は保湿効果もあり有用な口腔ケア用品である．

5 まとめ

口腔健康管理の重要性は理解していても，日常で実際に行うには多くの困難な課題がある．口腔機能発達不全症や口腔機能低下症といった概念が確立されたので，う蝕や歯周病などの歯科疾患の問題がなくても歯科を定期受診することが重要である．その重要性を，家族だけでなく医科主治医をはじめ関係専門職にも理解してもらうことが必要になる．したがって，各ライフステージでの現在の病態や口腔環境を把握して，口腔健康管理に関する問題点を少しでも改善できるように，専門職としての役割をしっかり担っていくことが重要である．

口腔機能発達不全症として新たな病名が新設されたことからも，今後小児期ではこの口腔機能発達不全症を十分理解したうえでの対応が必要となってくる．

（中村全宏）

8章 歯科的対応

臨床編II
摂食嚥下リハビリテーションの臨床

1 補綴的対応

1 義歯

1. はじめに

　摂食嚥下障害を有する患者の多くは要介護状態にある高齢者であることから，可撤性義歯が必要となる大きな歯列欠損を有していることが多い．そこで，本項では多数歯が欠損した場合を想定して，歯の欠損が摂食嚥下に与える影響と摂食嚥下リハビリテーションにおける義歯による歯科補綴的対応について解説する．

2. 歯の欠損による摂食嚥下障害への影響

　歯の欠損とそれに伴う顎骨の欠損は，摂食嚥下障害において，最も基本的かつ高頻度の器質的原因である．歯の欠損は，咬合力などの咬合機能を低下させるだけでなく，口腔内での食物のコントロールが困難になり，準備期の咀嚼による食物処理に影響を与える．また，下段に記載する口腔期における食塊搬送や，咽頭期における舌骨の挙上にも影響しうる．

　咀嚼の最終目標は嚥下に適した食塊の形成である．口腔は，食物を咀嚼のテーブルである歯の咬合面に搬送し，粉砕・咬断，唾液との混合といった処理を繰り返し，口腔や咽頭に集積して，嚥下可能な食塊を形成する．歯の欠損があるとこの食塊形成の一連の過程がさまざまに妨げられ，食塊形成不良となり，嚥下にも負の影響を与えうる（図8-1）．

　また歯の欠損は，上述のように摂食嚥下障害患者に多い口腔期障害にも関係する．口腔期では，舌尖が口蓋前方や上顎前歯舌側と，舌側縁が口蓋側方や臼歯部舌側と接して，舌が前方から後方へ口蓋に接触することで，口腔から咽頭へ食塊が搬送される．歯の欠損は，この食塊送り込み時の舌接触を阻害するため，口唇，頰，舌に代償性の運動を求めることになる（図8-2）．

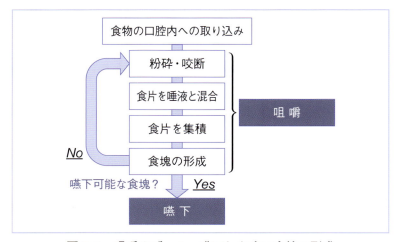

図8-1　咀嚼のゴール＝嚥下しやすい食塊の形成

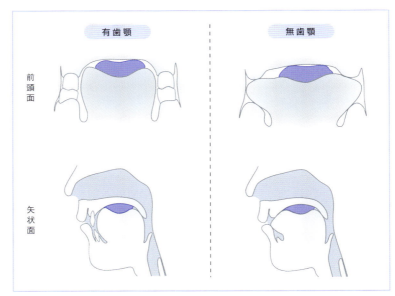

図 8-2　歯の欠損による食塊搬送時の舌の代償性運動（青：食塊）

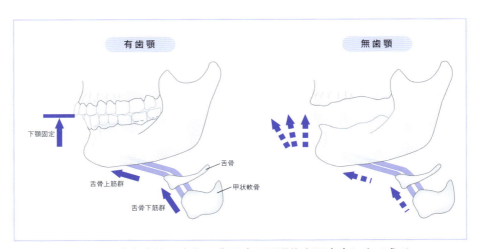

図 8-3　咬合支持の喪失は嚥下時の下顎位を不安定にさせうる

　さらに，自らの歯では咬合を支持できない場合には，嚥下時の下顎位が不安定になりやすく，口唇や舌，舌骨上筋群が代償性に働く必要があり，嚥下にも影響を与えうる．舌骨上筋群は下顎が固定されることで舌骨を前上方に牽引できるため，嚥下には上下の歯の接触による下顎の固定が重要である（図 8-3）．

　これらの歯の欠損による摂食嚥下への負の影響は，健康な高齢者であれば予備力低下の範囲に収まることが多いが，廃用や疾患によって摂食嚥下機能が低下した高齢者では，摂食嚥下障害を増悪させる要因にもなりうる．

3．義歯と摂食嚥下リハビリテーション

　摂食嚥下リハビリテーションにおける義歯の役割は，歯の欠損による器質的・機能的な問題

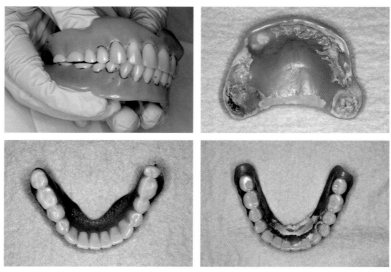

図8-4　摂食嚥下リハビリテーションの現場でよくみかける義歯

を解決し，摂食嚥下に必要な口腔機能を最大限引き出すことで，準備期の食塊形成，口腔期，咽頭期における下顎固定と食塊搬送を助けることである．

しかし，実際には，「義歯があっていれば食上げ（食形態の向上）できるのに」という発言がよく聞かれるように，摂食嚥下リハビリテーションの現場では，義歯の調整や修理，新製などの歯科補綴的対応を要することが多い（図8-4）．また，器質的に口腔の形態が回復されていても，不適合・不安定な義歯では咀嚼・嚥下時に，口唇，頰，舌などで義歯を安定させる必要があり，余分な運動を強いられてしまう．さらに，咬合関係が不良な義歯では，食物を効率的に粉砕・咬断・混合できないことに加えて，咀嚼時に疼痛がある状態では，食事そのものがストレスになり，食べる楽しみを回復することができない．

Transdisciplinary team approachの概念からは，歯科医師が嚥下内視鏡検査などを担えることも重要だが，義歯への歯科補綴学的対応を行えるのは歯科医師だけである．よって，歯科医師の専門性である義歯への対応を高いレベルで行うことで，チーム医療に参画することも重要である．すなわち，歯科医師は義歯の質や口腔機能を診断し，その患者にその段階で義歯が必要かどうか，口腔機能や全身状態などを含め，摂食嚥下リハビリテーションの枠組みのなかで総合的に判断する．そして，義歯を使用していないことで患者本来の口腔機能が制限されているならば，積極的に義歯を修理・調整・製作することで口腔機能を最大限引き出したうえで，食形態や嚥下訓練に関する提言や判断を行う（図8-5）．場合によっては，義歯をあえて装着しないという選択肢や，PAPなど摂食嚥下機能の低下やリハビリテーションの段階に応じた義歯への対応も必要となる．

たとえば，段階的摂食訓練において，咀嚼を要しない食形態を摂取中であっても，食塊形成・搬送の支援の観点から義歯が口腔内で適切に機能できるよう，義歯と口腔機能の両面から管理する必要がある．特に，軟菜食や常食に食形態をあげる場面では，義歯を含めた咀嚼・嚥下機能を適切に評価し，多職種と共有すべきである．

咀嚼と嚥下は相補的なgive-and-takeの関係にあり，嚥下機能が低下しているときこそ，咀

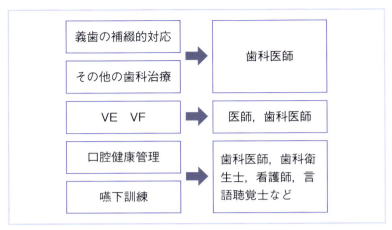

図8-5 摂食嚥下リハビリテーションにおける歯科医師の役割

嚼機能の良否が問われるともいえる．また，咀嚼を要する食品を摂取することは，効率的な栄養摂取や，おいしく食べるというQOLの観点からも重要である．

4．摂食嚥下障害患者のための義歯治療とこれから

現在の歯科補綴学における義歯の治療体系は，平均年齢が70歳前後で，50～60歳代を対象に，器質的・機能的に条件がよい口腔を対象とされたものと推察され，咬合の回復がそのまま咀嚼の回復＝摂食嚥下の回復であった．しかし，現在では，器質的・機能的・社会的に義歯の難症例化が進んでおり，従来の理論がそのまま通用しない場合もある．今後は，咀嚼を摂食嚥下の一連の流れのなかで捉えたうえで，義歯治療によって摂食嚥下機能にどのような影響があるか，また，摂食嚥下機能が低下した高齢者に適した義歯の形態や機能，治療法など，義歯と摂食嚥下に関するエビデンスの構築とナラティブの整理が求められている．たとえば，義歯の装着は，嚥下時の口腔や咽頭の三次元的形態を変化させ，また，咀嚼嚥下時の下咽頭への食塊侵入を防ぎ，咀嚼中だけでなく，嚥下中の舌骨や喉頭の運動を安定させることが明らかとなっている（図8-6，7）．義歯を装着・改善して嚥下機能が向上する患者がいる一方で，歯がなくても何でも食べられる患者に義歯装着したことで，嚥下困難を訴える場合もある．また，口腔機能に左右差がある場合の義歯の形態や認知症の摂食嚥下障害における義歯装着についても不明な点が多い．

摂食嚥下リハビリテーションにおける義歯への対応は，健康なときから始まっている．咀嚼の中心を担う義歯に適切に対応し，患者のもつ口腔機能を最大限引き出すことが，摂食嚥下リハビリテーションにおける義歯への対応である．しかし，脳血管疾患など疾患の罹患による摂食嚥下障害の惹起は予期することが困難であり，また，要介護状態になったあとでは治療内容が限定される場合も多い．平時は十分な口腔機能を有するため，不良な義歯でも使いこなせる高齢者も多い．しかし，疾患や廃用によって口腔機能が低下すれば，不良な義歯を使いこなすことはできなくなる．ときおり，「入院したら義歯があわなくなった」という声が聞かれるが，むしろ「もともと不良な義歯を入院したら使いこなせなくなった」ではないか．「元気なうちによい義歯」こそが，摂食嚥下リハビリテーションにおける義歯への対応の第一歩である．

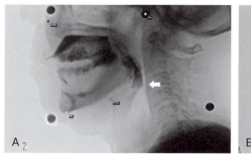 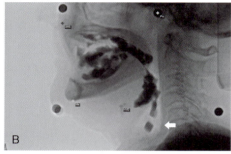

図8-6 義歯の装着が食塊の下咽頭侵入を減少させる（A：義歯あり　B：義歯なし）

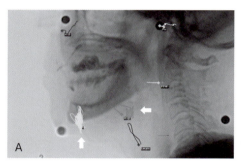 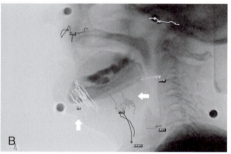

図8-7 義歯の装着が下顎だけでなく舌骨や喉頭の運動を安定させる（A：義歯あり　B：義歯なし）

（古屋純一）

2 PAP・PLP

　ヒトの咀嚼，嚥下，構音において，舌，軟口蓋，頰や口唇といった軟組織の動きは非常に重要な役割を果たしている．一般に補綴装置は失われた歯や骨など，硬組織を形態的に補填することを目的として製作・装着されることが多い．その一方で，舌や軟口蓋など，軟組織の可動性が低下した場合に，代償的に機能を回復するために適用される装置がある（**表8-1**）．本項では，舌の動きが低下した場合に用いられる舌接触補助床（PAP）と，軟口蓋の機能が低下した場合に用いられる軟口蓋挙上装置（PLP）をはじめとした鼻咽腔補綴装置について，解説する．

1．PAP（Palatal Augmentation Prosthesis，舌接触補助床）

　舌は，嚥下時には食物を取り囲んで咽頭方向へ送り込み，会話時には歯や口蓋と接触することにより構音点をつくるといった働きをしている．一方，舌の動きが悪いと舌が口蓋と接触することができなくなることでこれらの機能が影響を受ける．たとえば，舌癌の手術後や，脳血管疾患の後遺症や神経疾患による舌の運動麻痺をもつ患者は，嚥下や構音を行う際に必要な口蓋との接触や口腔内の空間の狭めを作ることが困難になる．そのため，口腔内での食塊形成中（準備期）には口腔内に食物を保持することができずに咽頭方向へ流れたり（早期流入），嚥下

表 8-1 さまざまな補綴装置

部位	形態を回復する装置	機能を代償する装置
歯	冠・インプラント	
歯列	義歯	咬合滑面板
顎骨	顎義歯	
舌		舌接触補助床
軟口蓋	バルブ型鼻咽腔補綴	軟口蓋挙上装置
顔面	エピテーゼ	

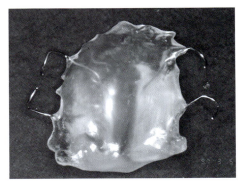

図 8-8 舌接触補助床（PAP）

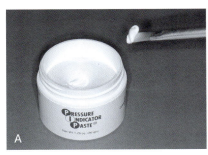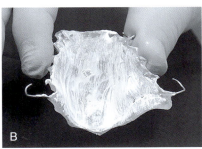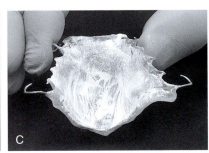

図 8-9 義歯適合診査用ペーストを用いたパラトグラム
A：舌の接触を確認するための適合診査材（Pressure Indicator Paste）．B：適合診査材を基礎床に塗布したところ．C：基礎床を口腔内に装着し，嚥下運動をさせたところ．口蓋の中央部に舌の接触不良部位がみられる．

後に口腔内に食物が残ったり（口腔内残留）する．また，会話時にも適切な構音点を形成することができないために，破裂音（タ行やカ行など）や破擦音（サ行など）などが異なった音として聞かれてしまう（異聴化）ことがある．PAPは，上顎に装着する口蓋床または義歯の口蓋部の形態を最適化する（舌の接触が得られるよう膨らみをもたせる）ことによって，食事時や会話時における舌運動の不足を補うことを目的としたものである（図8-8）．

PAPは舌・口腔底腫瘍術後の舌の実質欠損を伴う患者に用いられることが多いが，脳血管疾患や神経筋疾患の患者にも適用される．適用判断にあたっては，舌の実質欠損の有無と大きさ，舌の可動性や挙上量だけでなく，嚥下や構音に関するスクリーニングテストを行って舌機能低下を評価することが勧められる．

PAP製作時には，機能時に舌と口蓋との間に本来生じてはならないスペースを補塡するために口蓋床や上顎義歯口蓋部に厚みを付与する．実際には口蓋床や上顎義歯の口蓋部にソフトワックスや粘膜調整材などを用いて形態を採得し，最終的にレジンに置き換える．目標とする舌-口蓋の接触が得られたかどうかは，義歯適合診査用ペーストを用いたパラトグラムで確認する（図8-9）．また，特に構音機能回復の観点からは言語聴覚士と連携し，回復すべき構音点に重点的に素材を添加し，その結果を聴覚印象や明瞭度検査によって確認するのもよい．

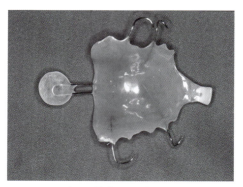

図 8-10 軟口蓋挙上型鼻咽腔補綴装置（PLP）

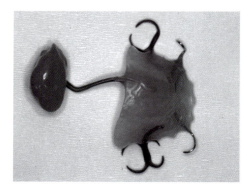

図 8-11 バルブ型鼻咽腔補綴装置

2. 鼻咽腔補綴装置

嚥下・会話時には軟口蓋は挙上し，鼻腔と中咽頭を遮断する（鼻咽腔閉鎖）．軟口蓋の挙上量が低下したり，軟口蓋そのものが先天的もしくは後天的に欠損すると，鼻咽腔閉鎖ができないため（鼻咽腔閉鎖不全）に，嚥下時には食塊が鼻腔へと逆流するだけでなく，咽頭圧が不足して嚥下後の咽頭残留の原因となる．また，会話時には呼気が鼻腔へと流れてしまうために破裂音や破擦音などが鼻音化する（開鼻声）．

軟口蓋の組織欠損あるいは機能障害によって鼻咽腔閉鎖不全がある症例に適応される装置を鼻咽腔補綴装置（velopharyngeal prosthesis）という．このなかには，神経麻痺による軟口蓋部の運動障害などに適用される軟口蓋挙上型鼻咽腔補綴装置（PLP, Palatal Lift Prosthesis）（図 8-10）のほか，鼻咽腔閉鎖時に残存した空隙を補い閉塞するバルブ型（図 8-11），硬軟口蓋の破裂あるいは実質欠損をほとんど全域にわたり補填する栓塞子型があげられる．鼻咽腔閉鎖不全は，構音時の開鼻声や嚥下時の鼻腔への逆流といった症状から疑われ，診断には側貌規格エックス線検査，嚥下内視鏡検査（VE），嚥下造影検査（VF），ナゾメーターなどが用いられる．挙上子や栓塞部の形態の付与に際しては，咽頭後壁と咽頭側壁の動きを妨げないよう，また過度の挙上によって粘膜の炎症や鼻呼吸の困難を生じないように配慮する必要がある．

3. PAP・PLP を用いたリハビリテーション

PAP や PLP は，一般的な有床義歯と同様に適合や維持に注意を払う必要がある．不適合な装置は機能回復を阻害する可能性がある．また，装置に慣れていない場合には，唾液の分泌が促進され，その処理に難渋するケースもみられる．

PAP や PLP の装着後には，リハビリテーションの内容を再度検討する必要がある．装置の使用により舌の可動性や軟口蓋の挙上量そのものがあがっているわけではないため，舌・軟口蓋や口腔周囲筋に対する訓練は必須である．一方で，PAP を装着することにより舌-口蓋接触に関する感覚（舌で PAP を押している感覚）が得られるようになる．また，PLP により軟口蓋の賦活化を図ることができる．さらに，患者がその効果を実感できればリハビリテーションに対するモチベーションの向上につながる．こういった補綴装置を用いたリハビリテーション

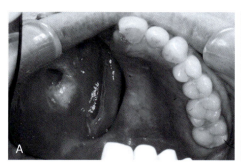
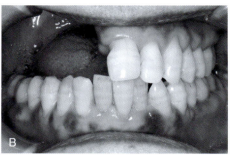

図 8-12　上顎欠損症例
A：咬合面観．口腔と鼻腔との交通がみられる．B：正面観．

の特徴を利用しながら，直接訓練や間接訓練（p.170，275 参照）と組み合わせて，リハビリテーション計画を再検討する．

（堀　一浩，小野高裕）

3 顎補綴

　顔面または顎骨とその周囲組織に生じた欠損を非観血的に，あるいは観血的処置（手術）との併用により人工物で補填修復し，損なわれた咀嚼・嚥下・構音機能と形態の回復・改善を図ることを顎顔面補綴（maxillofacial prosthetics）という[1]．顎顔面補綴は，顔面補綴と顎補綴に大別され，顔面と顎骨の欠損を併せもつ症例においては両者が併用される．本項では，特に摂食嚥下リハビリテーションとの関わり[2]が深い顎補綴について取りあげる．

　顎義歯の対象となる顎骨・軟組織の欠損を生じる原因としては，腫瘍，外傷，炎症，先天奇形などがあげられるが，代表的な原因疾患は口腔腫瘍である．上顎領域と下顎領域では，術後の口腔内の形態や機能障害の様相が異なるため，それぞれの領域に対する補綴装置の設計や適用方法について解説する．

1. 上顎領域に用いられる補綴装置

　上顎腫瘍の場合，上顎骨歯槽骨や硬口蓋ならびに軟口蓋の一部を切除することが多く，閉鎖や再建がなされなかった場合，歯および歯槽部の喪失とともに口腔と鼻腔・副鼻腔との交通が生じる（図 8-12）．その結果，摂食時には食品や水分が侵入し，発話時には呼気の漏れや構音点の喪失による重度の構音障害を生じるなど，重篤な機能障害を生じる．また，欠損範囲が大きいほど咀嚼能力が低下し，摂取できる食品の性状や種類が制約される傾向がある[3-5]．このように上顎腫瘍術後の顎骨欠損によって引き起こされる深刻な機能障害とQOLの低下を最小限にするためには，原疾患を担当する口腔外科医，耳鼻科医，頭頸部外科医らと補綴歯科医が手術前から連携をとり，術直後から補綴装置を用いたリハビリテーションを開始する必要がある．

　上顎腫瘍術直後の咀嚼・嚥下・構音障害のリハビリテーションにおいては，上顎に補綴装置（単純な形態の閉鎖床）を装着して口腔と鼻腔とを遮断する方法がきわめて有効であり，術後のステージに応じて補綴装置を準備する．まず，手術中に装着される閉鎖床を ISO＝Immediate Surgical Obturator，数日後に装着される閉鎖床を DSO＝Delayed Surgical Obturator とよぶ．

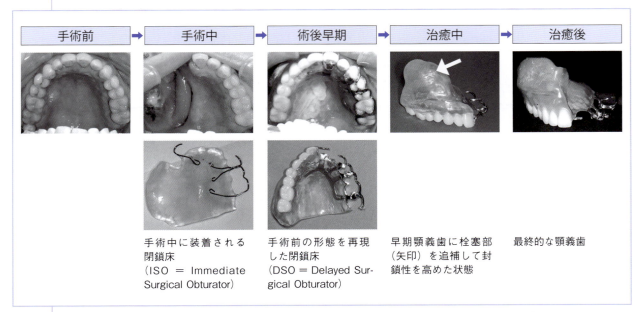

図 8-13　手術前から介入し，手術中から段階的に補綴装置を適用する治療術式

　術前の歯列・歯槽部・口蓋部の形態を再現した DSO を術後早期に適用したあと，顎欠損部の治癒に伴って栓塞部を追補し，最終的な顎義歯に至る段階的な補綴治療術式（図 8-13）[6,7]は，患者の機能回復と心理的負担の軽減に非常に効果的である[8]．

　上顎切除後の創面が安定した時点で，より審美的・機能的に有利な顎義歯に移行する．創面の安定には通常手術後 3〜6 か月を要し，欠損部の形態が安定するにはさらに長い期間を要することが多い．したがって，手術後 1 年以内には組織の治癒を妨げないよう，また欠損部の変化に迅速に対応できるように細心の注意を払って調整を繰り返し，欠損部の形態が安定した段階で最終顎義歯に移行する．

　上顎における顎義歯は，構造的には通常の義歯に顎欠損部を補填し鼻腔と口腔とを遮断するための栓塞部を付与した形態が一般的である（図 8-14）．栓塞部は口腔側からみて欠損部の外形に適合していることが必須条件であるが，顎欠損部を完全に満たす必要はない（むしろ完全に満たしてしまうと鼻呼吸ができなくなる）．ただし，口腔と鼻腔との閉鎖性を高め，特に嚥下時の水分の漏れを抑制するためには，栓塞部の高さを可及的に確保する必要がある．また，顎欠損部頬側内面が十分上皮化している場合や皮弁で再建されている場合は，栓塞部の頬側面を適合して把持と支持を得ることができる．顎欠損の範囲が硬口蓋から軟口蓋にまで及んでいる場合は，残存軟口蓋の可動性を考慮して栓塞部後縁の形態を調整する（図 8-15）．軟口蓋が広範囲に欠損している場合や運動障害を伴う場合の補綴装置については，前項を参照されたい．

　上顎顎義歯の支台装置にはクラスプやレストを多用し，支台歯への負担を分散することが設計上重要なポイントとなる．顎欠損側の人工歯は，構音機能と審美性の回復に主眼を置いて排列し，対合歯との咬合接触は可及的に軽微とする．また，顎義歯全体を軽量化し，支台歯への負担軽減を図る．顎義歯を可及的に軽量化するために，栓塞部の内部を空洞とし，その天蓋部を開放するか，あるいは閉鎖して中空体とする方法がとられる．

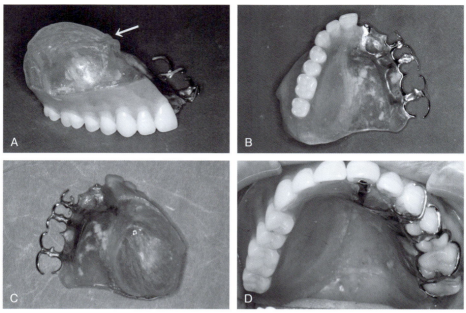

図8-14　上顎顎義歯（中空型）
A：側面観（矢印部が塞栓部）　　B：咬合面観　　C：粘膜面観　　D：顎義歯装着時

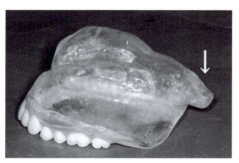

図8-15　軟口蓋の可動性を考慮して後部を延長した塞栓部（矢印）

　上顎骨部分欠損症例で健側（非手術側）に臼歯が残存する場合，顎義歯の装着により通常の食品を咀嚼して摂取することは十分可能となる．しかし，顎欠損が正中を越える場合や，無歯顎の場合は，顎義歯が不安定となり咀嚼能力が低下する．こうした症例においては，顎骨の再建手術や，インプラントを顎義歯の支持源に用いることによって咀嚼能力の回復が図られる（図8-16）．

2．下顎領域に用いられる補綴装置

　下顎領域（下顎骨・舌・口底部）には，摂食嚥下機能や構音機能に関与するさまざまな筋肉や唾液腺が存在しているため，手術侵襲の程度や再建方法によって術後障害の様相は多様化・複雑化する（図8-17）．特に舌機能が障害された場合，摂食においては，食物の取り込み，口腔内での搬送，細分化，食塊の形成，咽頭への送り込みなどの各段階が影響を受け，準備期や口腔期だけでなく咽頭期へも影響が及ぶ[9]．また，構音においては，構音点の喪失や構音様式の代

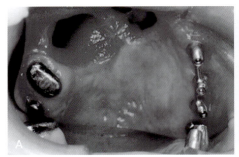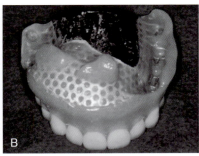

図8-16　上顎部分切除後，左側臼歯部にインプラントを埋入し
バーアタッチメントを使用した症例
A：口腔内写真　　B：インプラントを固定源とした顎義歯

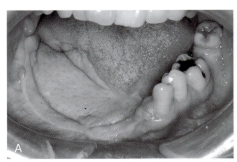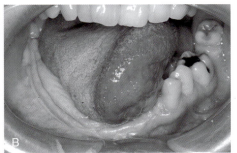

図8-17　舌部分切除後，前腕皮弁による再建を受けた症例
A：安静時　　B：舌前突時

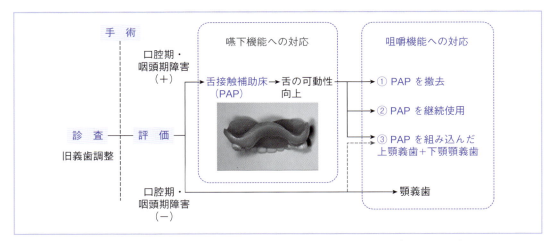

図8-18　下顎・舌・口底腫瘍術後患者に対する補綴的アプローチの流れ

償性変化によって，会話明瞭度の低下を招きやすい[10,11]．

　舌運動障害による嚥下障害や構音障害が認められる症例では，機能訓練に舌接触補助床（PAP，前項参照）を併用してリハビリテーションを行い，舌の可動性が向上した段階で，咀嚼機能のリハビリテーションを目的とした補綴治療に移行する（図8-18）[7]．このとき，下顎

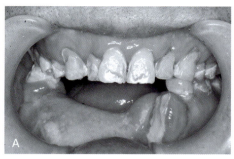
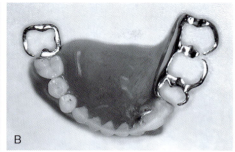
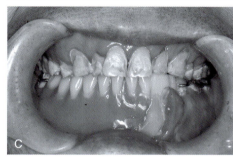

図 8-19　支持組織の形態と性状を考慮した下顎顎義歯の設計例
A：舌ならびに下顎骨部分切除後，皮弁で再建された症例．
B：床は皮弁の非可動部を被覆し，残存歯に多くのレストを設けて最大限の支持を得る設計．
C：装着時．

　補綴装置の装着によって嚥下時の顎間距離が増加し，舌と口蓋との接触圧が低下することによってかえって嚥下障害が顕在化する場合があるので，咬合高径の設定に注意するとともに，PAP と下顎顎義歯の併用についても考慮する．

　下顎領域の手術後に用いられる有床義歯タイプの補綴装置は，構造的には一般の下顎義歯とほとんど共通である．しかし，顎堤の欠損，移植皮弁を含む口腔軟組織の性状，下顎偏位や下顎運動異常など，顎義歯の維持・安定性を低下させる要素が多く存在するため，術前にそれらを十分に把握し，より注意深い顎義歯の設計と治療術式の選択が求められる（**図 8-19**）．特に義歯床で被覆し咀嚼圧を負担させる範囲と床縁の設定位置に細心の注意を要する．部分的な辺縁切除症例や自家骨が移植され安定し粘膜の被圧偏位量が少ない顎堤に対しては，咀嚼圧に対する負担能力がある程度期待できるが，区域切除や半側切除されたのちにプレートによる再建が行われている場合は負担能力はないと考えるべきである．また，移植皮弁は被圧縮性が高いため，補綴装置の動揺を生じやすく，支持組織としては不利である．したがって，残存歯を最大限に利用して顎義歯の支持・維持を図るとともに残存舌や頬部の動きを妨げないようにできるだけニュートラルゾーンにデンチャースペースを得る．

（小野高裕，堀　一浩）

2　補綴的対応以外の歯科的対応

1　歯科的対応の重要性

　口腔は消化管の最上部を占め，側壁は頬の内面，上壁は硬口蓋および軟口蓋で覆われており，後方には口蓋垂，その奥には咽頭，中央には舌がある．口腔は，食べること，話すこと，愛情

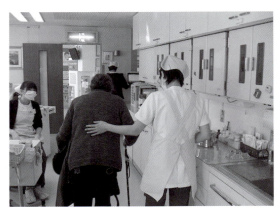

図 8-20
地域だけではなく，診療室に来院する患者の高齢化が進み，治療の必要性があるにもかかわらず，1 か月後，半年後に来院できなくなる者も増えている．

をはじめとする感情の表現，呼吸の入口，脳への刺激，力を出す，殺菌作用や免役物質を含んだ唾液の分泌，平衡感覚を保つ，ストレスの発散等の働きや機能がある．どれ一つを失っても，あるいは障害が生じても日常生活に大きな支障をきたす．ところが，在宅医療の現場では口腔が不衛生に放置され，機能の著しい低下がみられ，多剤の服用が原因と思われる口腔乾燥症が高い頻度で認められる．安全な嚥下を促すには上下顎の咬合の安定が何よりも大切であるにもかかわらず多数歯欠損に対し適切な補綴治療がなされていない患者が多い．どんなに栄養価の高い食事を提供しても，また摂食嚥下リハビリテーションを試みても，口腔機能が著しく欠落し，口腔環境が劣悪であることにより，安全な食は確保されない．これまで，医療や介護の現場で，基本的歯科治療，口腔衛生管理や口腔機能管理がないがしろにされてきた多くの事例を顧みて，あらためて予防に根ざした歯科治療（補綴治療を含め）とメインテナンスの重要性に気づく．

2 目の前の患者の将来を考える習慣をつける

患者は必ず高齢化し，いくつかの病気を抱え，身体の介護を必要とする．そしてやがて死を迎えるという生物として避けられない過程を歩んでいる．幸か不幸か我々はこの過程をあまり考えずに治療と予防に取り組むことができた．しかし，これからは目の前にいる患者の将来の姿を想像すべきであり，何がその患者にとって今，大切かを考えなければならない（**図 8-20**）．この姿勢と行動が長寿社会における歯科医療の評価を決定する．まさに生涯にわたる切れ目のない歯科としての関わりが求められる時代に入ったといえる．

3 四つの歯科的対応（補綴的対応を除く）

1．う蝕治療

う蝕というと誰もが小児のう蝕をイメージしがちであるが，長寿社会を迎え，むしろ高齢者のう蝕，とくに根面う蝕について疫学的にも臨床的にも注視しなければならない．歯冠う蝕，根面う蝕とも病因的にはう蝕原性菌と発酵性炭水化物で共通しているが，根面う蝕は歯肉退縮や加齢，唾液の分泌の減少，貧困，ブラッシング巧緻性の低下，認知能力の低下など高齢者の特性や置かれた環境，生活習慣などが発症，進行の背景として存在する（**表 8-2**）．

表 8-2　歯冠う蝕と根面う蝕の比較 (福島, 2015.[1]より)

	歯冠う蝕	根面う蝕
表面組織	エナメル質/象牙質	セメント質/象牙質
組織組成（重量比）	エナメル質： 　95〜97％無機質 　3〜5％有機質と水 象牙質： 　65〜70％無機質 　30〜35％有機質と水	象牙質： 　65〜70％無機質 　30〜35％有機質と水 セメント質： 　45〜55％無機質 　45〜55％有機質と水
脱灰の開始	pH5.5以下	pH6.4以下
う蝕の過程	エナメル質内： 　細菌侵入に続き脱灰 象牙質内： 　象牙細管の細菌侵入；管間象牙質の脱灰と有機質成分のタンパク分解；象牙細管の硬化，細管腔の崩壊，管周象牙質の石灰沈着	セメント質内： 　細菌侵入と同時の脱灰とタンパク質分解 象牙質内： 　象牙細管の細菌侵入；管間象牙質の脱灰と有機質成分のタンパク分解；象牙細管の硬化，細管腔の崩壊，管周象牙質の石灰沈着

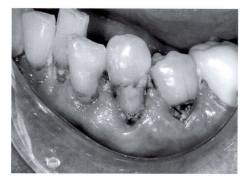

図 8-21　典型的な進行性の根面う蝕
多量のプラークが付着している．探針で根面歯質の軟化が認められる．

1）根面う蝕

① 定義と分類

　指針と触診に基づき「境界明瞭な変色した軟化部で，探針が容易に挿入でき，引き抜くときに若干の抵抗があり，病変部がCEJあるいは根面に限局したもの」と定義されている[1]．根面う蝕の多くが歯頸線（CEJ）より根尖部の歯根面に発生する．唾液の分泌が減少した患者では発症と進行が速い．加えて糖質摂取の量および回数が多い患者では，さらに急速に進行し，歯の破折まで引き起こす場合がある．

　根面う蝕は臨床的観察をもとにさまざまな分類が試みられてきたが，今日，よく用いられる分類は進行速度によるものである．

（1）活動性根面病変（**図 8-21**）

　病変部はプラークで覆われている場合が多く，探針による触診では軟化あるいはなめし革様の硬さを示す．

（2）非活動性根面う蝕

明らかな暗褐色あるいは黒色の変色を示し，しばしば滑沢で光沢があり，触診で硬い．

② 治　療（修復処置と予防）

明らかなう窩がある場合，すみやかな修復が求められる．一般的には修復治療としてコンポジットレジンとグラスアイオノマーが推奨される．両材料間で辺縁の封鎖性などの臨床成績において差異がないと報告されている．接着システムの性能を十分発揮させられる条件下ではコンポジットレジンが用いられ，歯肉縁下等の防湿が困難なときはグラスアイオノマーが選択される．

2．歯周治療

これまで高齢者の歯周病，歯周治療に光があてられることはほとんどなかった．これは高齢者においては残存歯数がわずかであり，加えて歯周治療の対象が一般的に成人中心であったことがあげられる．しかし近年の高齢者における残存歯数の増加と要介護高齢者の誤嚥性肺炎予防に対する関心の高まりによって，徐々に高齢者の歯周治療，口腔健康管理に関心が向けられるようになった．

1）高齢者の歯周病に関連する環境因子

a．欠損歯数が多い．

b．歯肉が退縮し，歯冠長が伸びている．

c．動揺歯が多い．

d．義歯装着や修復歯が多い．

e．根面う蝕が高い頻度で認められる．

f．多剤を服用している場合が多く，加齢そのものだけでなく薬剤による唾液分泌量の減少がみられる．

g．服用薬剤に関連する歯肉の増殖や易出血傾向を伴う場合がある．

h．運動機能の低下や障害により口腔清掃自立度が低下する傾向がある．

i．認知症を患っている場合，口腔衛生状態が著しく低下する傾向がある．

j．要介護者の場合，介護者の口腔のケアに大きく依存する．

2）高齢者の歯周治療の基本的考え方

歯周治療のゴールは多様であり，臨機応変の対応が必要である．必ずしも歯周外科治療などの積極的な歯周治療を求めるのではなく，歯周基本治療をベースに患者に適した対応が必要である．そして要介護高齢者の場合，看護職や介護職との連携により口腔の衛生状態の維持・改善と歯周ポケットの緩やかな改善と維持が大切である（図 8-22）．

3）歯周病管理の要点

a．口腔衛生の自立度を見極め，セルフケアとプロフェッショナルケアおよび介護者のケアの比率をプログラム化する．

b．根面う蝕への対処．

c．欠損部への咬合の確保．

d．優先して BOP（Bleeding on Probing）の減少を図る．

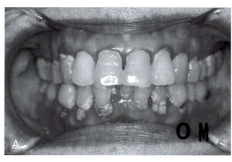
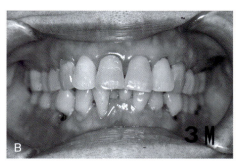

図8-22 70代女性，施設入所者の口腔内正面観
A：初診時．多量のプラークと歯石が付着し，歯肉は発赤・腫脹し，歯ブラシやプロービングで容易に出血する．
B：1週間に1回の歯科衛生士によるプラークと縁上歯石の除去により，口腔衛生状態や歯周組織の炎症等の口腔内環境が著しく改善．これに伴って口臭がはっきりわかるほど改善し，施設介護職員より喜びの声を受ける．

　　e．長期的に歯周ポケット値の減少を図る．
　　f．必要度に即したメインテナンス期間を設定．

3．歯内治療

　歯内治療に関し，高齢者と成人との間に本質的な違いはないが，治療の際には加齢に伴う解剖学的特徴や治癒能力の変化を考慮することが必要である．

1）高齢者の歯髄と歯髄疾患

　高齢者の歯髄は歯髄細胞，血管，神経線維ならびに神経線維の分岐が減少し，象牙芽細胞には萎縮が生じるため，歯髄は石灰化や線維化が進み，外部の刺激に対して反応が低下する．また歯髄内にびまん性の石灰変性や歯髄結石が認められるときがあり，血管の減少によって歯髄組織の血流低下を招き，アルカリホスファターゼ活性が向上し，いっそうの石灰化につながる．

2）高齢者の根管治療

　高齢者の根管治療の特徴は解剖学的問題で難度が増すことである．解剖学的問題とは歯髄腔容積の減少であり，歯髄腔の狭窄は治療経過にもいろいろな影響を及ぼす．髄室内に添加した第二象牙質，第三象牙質は根管孔を覆い隠し根管の彎曲度を増すため，根管治療開始時に胴部を削除する必要がある．昨今の根管治療用機材・器材の発達は著しく，手術用顕微鏡，電気的根管長測定器，NiTi ロータリーファイル，超音波チップなど高齢者の歯内治療にかなり有効となる．

4．咬耗，摩耗

　エナメル質の生理的な咬耗・摩耗は多くの場合，高齢者によく認められる．咬耗・摩耗は歯の硬組織がう蝕や外傷，または先天性要因以外の理由で消失することをいい，総称として tooth wear とよばれる．その成因から，咬耗，摩耗はこれまで歯科治療のなかであまり取りあげられなかった．しかし日本人の長寿化が進み，残存歯数の急増によって，にわかにクローズアップされるようになった．その程度や状況は生活習慣，環境や食生活によって異なってくる．咬

耗・摩耗が進行し象牙質が露出し，歯冠長が短くなると歯の知覚過敏や痛み，咀嚼障害，審美的問題から社会的生活にいろいろな影響を与える．

4 多くの歯が残る時代と感染症対策の重要性

現在，8020達成者は対象年齢の51％を超えた．さらに今後高齢者の残存歯数の急激な増加が予想される．素晴らしい成果であるが今後は歯が機能と器質両面からどういう状態で残っているかが問われる時代になる．一方，残存歯数が増えることにより歯の表面の細菌性付着物であるプラークが著しく増加する．またこのプラークを除去するには，かなりの労力と時間が要求される．加えて歯があることでう蝕（とくに根面う蝕）と歯周病の進行リスクが高まる．つまり多くの歯が残ることは，さらなる口腔の管理が必要になる．一方，肺炎をはじめのとする口腔に起因する全身の感染症が増加することが予想される．我々は従来の歯科治療の範疇を超えて，感染症予防という治療領域を考えていかなければならない[2]．

（米山武義）

臨床編 Ⅲ

歯科医療の
パラダイムシフト

臨床編III
歯科医療のパラダイムシフト

1章 口腔保健

　日本は少子化と平均寿命の延伸により，2017年に65歳以上の高齢者が全人口の27.3%を占め，2060年には38%に達すると推計されている．要介護状態になるまでの平均年齢，いわゆる平均健康寿命は2013年時点では男性で約9年，女性で約12年，平均寿命よりも短いとされている．要介護高齢者の増加に伴い，介護施設の不足や医療費，介護費の増加が社会的な問題になっている．いかに健康寿命を延伸し，介護を必要とする期間を短くできるかが喫緊の課題である．

　近年の研究において，歯応えのある食品を咀嚼可能と回答した者は，「できない」と回答した者に比べて，健康余命（65歳から死亡するまでの間で，日常生活活動ADLに制限のない状態で過ごすことができた期間を指す）が平均で2年以上長かったことが示された[1]．また，過去の疫学研究で，口腔状態がADLや生活の質（QOL）に関連することが報告されており[2-4]，全身の健康には口腔の健康を保つことが重要といえる．

　これらの報告を受け，2006年の改正介護保険法で介護予防施策の重点項目の一つとして「口腔機能の向上支援」が導入された．すなわち高齢者の健康の維持増進を目的に地域支援事業である「口腔機能向上事業」と，要介護高齢者の介護状態の重度化予防を目的に予防給付である「口腔機能向上サービス」が開始された．「口腔機能向上事業」とは，介護保険を受給していない高齢者を対象に，公民館等で口腔機能向上に関する指導を行う事業である（図1-1）．一方「口腔機能向上サービス」とは，通所サービス（デイサービス，デイケア，通所リハ）を利用する軽度から中等度の要介護者のなかで口腔機能の低下が疑われる者に対し，口腔清掃の指導や摂食嚥下に関する機能訓練指導を提供する介護サービスである．どちらの予防事業も歯科衛生士，看護師，言語聴覚士が指導・教育の立場で介護職員等と協働して実施する決まりとなっている．

　さらに，2015年に導入された「経口維持加算」，「経口移行加算」では，摂食嚥下機能の低下した介護施設入所者に対して，経口摂取の維持または経口摂取への移行のための取り組みを行った場合に，介護報酬が支払われるようになった（請求は介護保険施設等が行う）．これらは，医師または歯科医師が他職種と共同して摂食嚥下機能の評

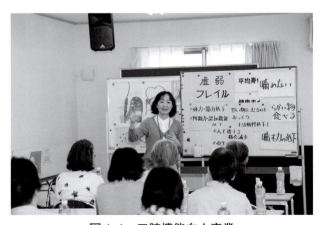

図1-1　口腔機能向上事業

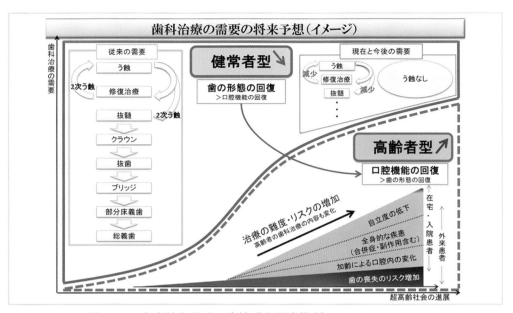

図 1-2　第 301 回中央社会保険医療協議会総会資料 (厚生労働省) (2015 年 7 月 22 日)

価や管理計画書の作成，食事の観察等を行うことが必要とされている．

　健康保険制度や診療報酬について審議する厚生労働省の諮問機関である中央社会保険医療協議会では，今後の歯科医療の需要は，「歯の形態回復」から「口腔機能の回復」へと推移していくことが見込まれるとし，それに応じた医療体制の構築を求めている（図 1-2）．2016 年の診療報酬の改定では，医科歯科連携を推進するため，医科の診療報酬として，院内または院外の歯科医師が栄養サポートチーム（NST）に参加している場合，「歯科医師連携加算」が算定できるようになった．また，歯科の診療報酬として，病院に入院中または介護保険施設に入所中の患者に対して，歯科医師が栄養サポートチームに加わり，その結果に基づいて「歯科訪問診療」を行った場合に「栄養サポートチーム等連携加算」が算定できるようになった．

　このように，要介護認定者が年間数十万人ずつ増加する昨今において，口腔機能の専門家としての歯科医師，歯科衛生士の活躍を期待する動きが高まっている．これからの歯科医療は，多職種と顔のみえる関係をもって連携し，歯の形態回復に加え，口腔機能の維持・回復も念頭に置いた包括的な医療を提供することが求められている．

（中山渕利，植田耕一郎）

臨床編III
歯科医療のパラダイムシフト
2章 病院での対応

1 病院内での多職種連携

1 チーム医療における歯科の役割

　口は，栄養摂取の入り口であるとともに，全身の感染症の入り口にもなりえる．入院患者では，加齢，疾患，障害などにより口腔環境が悪化していることが多く[1,2]，口腔環境の悪化は，低栄養や感染という経路を経て全身へと影響を及ぼす．病院における歯科は，従来口腔外科としての役割が中心であった．しかし，多職種連携を通じて，院内で横断的に口腔問題に対応するために，感染予防のための口腔衛生管理と，栄養改善や摂食機能回復を目的とした口腔機能管理というオーラルマネジメント（口腔管理）を行う役割も担うようになった．

　急性期病院では，在院日数の短縮化が進むなか，合併症を予防し効率的に治療の予後を高めるために，様々なチーム医療が推進されている．一方，地域包括ケアにおいても多職種カンファレンスが開催され，患者に関して適切な情報共有をすることで，もれのない医療介護が提供されようとしている．病院では，目的によりさまざまなチームが稼働しているが，近年，それらのチームに歯科医師や歯科衛生士も積極的に参画している．当院では，院内に設置されている感染防止対策実務委員会（Infection Control Team，ICT），摂食嚥下チームや栄養サポートチーム（Nutrition Support Team，NST），緩和ケアチームなど様々な組織横断的なチームでの活動に加わっている（表2-1）．

　摂食嚥下リハビリテーションに関連したチーム医療の代表的なものに，NSTと摂食嚥下チームがある．NSTは，入院患者の低栄養とそれに続発する合併症を予防するた

表 2-1　チーム医療の一覧

チーム医療	おもな仕事	メンバー	歯科の役割
感染対策チーム（ICT）	院内感染への対策，感染予防や啓発	医師，歯科医師，看護師，薬剤師，検査技師	口腔由来の感染症予防およびその啓発（口腔衛生管理）
栄養サポートチーム（NST）	低栄養の管理と対策，予防や啓発	医師，歯科医師，看護師，薬剤師，管理栄養士	食べる口腔環境を整える（口腔衛生管理，歯科治療）
摂食嚥下チーム	摂食嚥下障害患者の評価，安全な食事姿勢や食事形態の指導	医師，歯科医師，看護師，歯科衛生士，言語聴覚士，管理栄養士	経口摂取や食事形態アップのためのサポート（口腔衛生管理，摂食訓練，歯科治療）
緩和ケアチーム	緩和ケア患者の疼痛管理，有害事象の予防	医師，歯科医師，看護師，薬剤師，管理栄養士	口腔有害事象の予防，QOLの向上（口腔衛生管理，歯科治療）
周術期センター	周術期の合併症を予防し，安全な周術期管理を実施	医師，歯科医師，看護師，薬剤師，歯科衛生士	動揺歯や不良な口腔衛生状態を有する患者のスクリーニング
外来薬物療法センター	外来通院で化学療法を実施する患者への対応	医師，看護師，薬剤師，管理栄養士，歯科衛生士	化学療法による口腔有害事象のスクリーニング，口腔衛生管理

216

表 2-2 当院摂食嚥下チームにおける各役割

役　職	役　割
医　師	全身評価と管理，VE，VF による評価
歯科医師	VE による評価，不適合義歯など歯科治療への対応
看護師 （摂食・嚥下障害看護認定看護師）	回診スケジュールのコーディネート，スクリーニング 回診後のフォロー
言語聴覚士	直接および間接訓練
歯科衛生士	口腔衛生管理および間接訓練
管理栄養士	嚥下回診時の検査食の準備，嚥下調整食の栄養指導

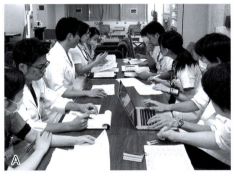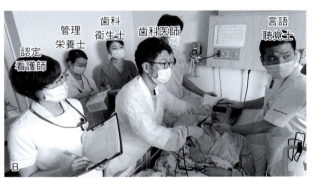

図2-1　A：摂食嚥下チームメンバーによる回診前カンファレンス．B：嚥下回診風景．

めに，適切な栄養管理ができているか栄養アセスメントを行い，栄養障害を発見した場合には，栄養管理方法に関するサポートを行うチームである．一方，摂食嚥下チームは，摂食嚥下障害患者が，安全に経口摂取を進めていくために，摂食嚥下機能の評価を行い，適切な食事形態や姿勢を指示し，摂食嚥下リハビリテーションを行っていくチームである（表2-2）．NSTと摂食嚥下チームが合同に稼働している病院も多い．

2 多職種連携の実際

　現代の急性期医療では，できるだけ早期に経口摂取を始めて，早期退院につなげる取り組みがなされている．そのためには，適切な栄養管理のもとに早期の摂食嚥下障害の評価と対応が不可欠であり，同時に誤嚥性肺炎予防を目的とした口腔健康管理が必要となる．そこで，実際に当院で行っている医科歯科連携による摂食嚥下リハビリテーションと口腔健康管理の取り組みを紹介する．当院の摂食嚥下チームは，リハビリテーション医師，歯科医師，歯科衛生士，摂食嚥下障害看護認定看護師，言語聴覚士（ST），管理栄養士で構成される（表2-2，図2-1A）．週に3回のVEを用いた病棟回診（嚥下回診，図2-1B）と週2回のVFおよび週1回のカンファレンスが実施されている．摂食・嚥下障害看護認定看護師が，コーディネーターとして回診のスケジュールを調整している．嚥下回診では，嚥下内視鏡検査による評価を行い，安全な経口摂

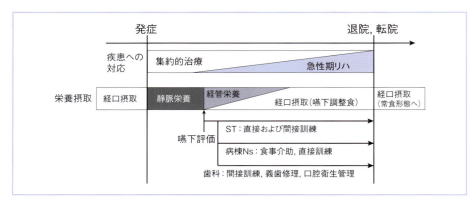

図2-2 急性期病院での経口摂取開始に向けた流れの例

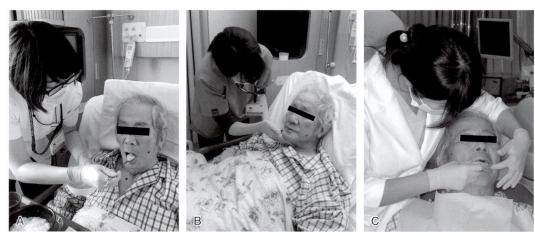

図2-3 A：言語聴覚士による直接訓練．B：歯科衛生士による間接訓練．C：歯科医師による義歯修理．

取を行うための適切な食事姿勢や食事形態を決定し，摂食嚥下機能を向上させるための訓練プログラムを立案する（図2-2）．

　嚥下評価によって，綿密な訓練プログラムが計画される．たとえば，脳梗塞発症後の経口摂取開始の嚥下評価によって，ペースト食の食事開始が可能と評価された場合，食事場面で誤嚥しないように，言語聴覚士による直接訓練から開始される．言語聴覚士が，食事の姿勢や一口量，嚥下方法や咳嗽方法に注意を払いながら，ペースト食を用いた直接訓練を進めていく（図2-3A）．患者の経口摂取が良好で発熱や痰量の増加など合併症を疑う所見がない場合には，病棟看護師による食事介助なども開始される．一方で，患者は口腔，咽頭の摂食嚥下機能が低下しているため，その機能を改善や筋力強化のために，歯科衛生士が間接訓練などを実施する（図2-3B）．また歯科衛生士は，肺炎予防のための口腔衛生管理もあわせて実施し，歯科医師は必要に応じて義歯の修理や新製を行う（図2-3C）．このように，多職種協働により，集約的に摂食嚥下障害への対応が図られる．

項目	0=健全	1=やや不良	2=病的	スコア
口唇	正常, 湿潤, ピンク	乾燥, ひび割れ, 口角の発赤	腫脹や腫瘤, 赤色斑, 白色斑, 潰瘍性出血, 口角からの出血, 潰瘍	
舌	正常, 湿潤, ピンク	不整, 亀裂, 発赤, 舌苔付着	赤色斑, 白色斑, 潰瘍, 腫脹	
歯肉・粘膜	正常, 湿潤, ピンク	乾燥, 光沢, 粗造, 発赤, 部分的な (1～6歯分) 腫脹 義歯下の一部潰瘍	腫脹, 出血 (7歯分以上) 歯の動揺, 潰瘍, 白色斑, 発赤, 圧痛	
唾液	湿潤, 漿液性	乾燥, べたつく粘膜, 少量の唾液 口渇感若干あり	赤く干からびた状態, 唾液はほぼなし, 粘性の高い唾液, 口渇感あり	
残存歯 □有 □無	歯・歯根の う蝕または破折なし	3本以下のう蝕, 歯の破折, 残根, 咬耗	4本以上のう蝕, 歯の破折, 残根, 非常に強い咬耗, 義歯使用無しで3本以下の残存歯	
義歯 □有 □無	正常 義歯, 人工歯の破折なし 普通に装着できる状態	1部位の義歯, 人工歯の破折 毎日1～2時間の装着のみ可能	二部位以上の義歯, 人工歯の破折, 義歯紛失, 義歯不適のため未装着, 義歯接着剤が必要	
口腔清掃	口腔清掃状態良好 食渣, 歯石, プラークなし	1～2部位に食渣, 歯石, プラークあり 若干口臭あり	多くの部位に食渣, 歯石, プラークあり, 強い口臭あり	
歯痛	疼痛を示す言動的, 身体的な兆候なし 0 1	疼痛を示す言動的な兆候あり: 顔を引きつらせる, 口唇を噛む 食事しない, 攻撃的になる 2 3	疼痛を示す身体的な兆候あり: 頬, 歯肉の腫脹, 歯の破折, 潰瘍, 歯肉下膿瘍. 言動的な徴候もあり 4 5	

ID：　　　氏名：　　　（評価日：　／　／　）

歯科受診（ 要 ・ 不要 ）　（再評価予定日：　／　／　）　合計

図2-4　Oral Health Assessment Tool 日本語版（OHAT-J）
東京医科歯科大学大学院地域・福祉口腔機能管理学分野のHPからダウンロード可能.（http://www.ohcw-tmd.com/research/index.html#06）

3 口腔健康管理の連携

　適切な口腔健康管理は，入院患者の呼吸器合併症予防のために必須である．多職種連携による口腔健康管理のポイントは，「均てん化」と「個別化」にある．病院での通常の口腔ケアは，看護師による業務である．一方で，口腔内の汚染が強い，開口拒否が強い，易出血があるなど，口腔ケアが困難な症例に対しては，歯科衛生士による口腔衛生管理が必要である．口腔衛生管理の均てん化とは，口腔アセスメントを行い，口腔内の汚染度に応じたプロトコルを実施することで，口腔衛生管理の標準化を図ることである．個別化とは，アセスメントにより，口腔衛生管理の困難な症例を早期に評価し，早期に，歯科衛生士が専門的な口腔衛生管理を実施することである．アセスメントによる均てん化と個別化の取り組みにより，多職種連携による効率的かつ効果的な口腔衛生管理を実施できる．

　アセスメントシートの要件は，煩雑でなく，歯科医療者でない看護，介護職の介助者が短時間で簡単に評価できることである．口腔アセスメントシートはいくつかあるが，本項では，施設入所の要介護高齢者用にChalmersらによって作成され，筆者らが日本語訳したOral Health Assessment Tool（OHAT-J，**図2-4**）を紹介する[3,4]．当科のホームページに，OHAT-Jの採点指導用の資料もあわせて掲載しているので，興味のある方は一覧されたい（http://

dentistryfujita-hu.jp/index.html). OHAT-Jでは, 口腔内の評価8項目を健全から病的までの3段階で評価する. OHAT-Jの特徴として, 粘膜面の衛生状態だけでなく, 義歯の使用状況やう蝕, 残根歯の本数など機能面の項目が含まれる. 看護師がOHAT-Jを用いて口腔スクリーニングを行い, 介入頻度や手技を決定し, 必要があれば歯科依頼を行うという連携ツールとして使用できる[5].

(松尾浩一郎)

2 病院歯科による摂食嚥下リハビリテーション

摂食嚥下リハビリテーションにおいては, チームアプローチが重要である. 歯科治療は術者が施術することで治療が進んでいくが, 摂食嚥下障害の治療は歯科関係者だけでは対応が難しく, 多職種によるチームアプローチが必要である. ここでは病院歯科が中心となって進めていく摂食嚥下リハビリテーションについて紹介する.

病院には多数の医療関連職種が在籍している. 歯科医師が中心となり入院患者の摂食嚥下リハビリテーションを行う際の他職種のおもな役割を以下に列挙する.

1. 主治医：全身管理, リスク管理, 疾患治療方針の決定
2. 耳鼻咽喉科医：咽喉頭領域の器質的異常の評価, 手術適応の判断と手術の実施
3. 看護師：看護業務（食事介助を含む）, 口腔ケア, 間接訓練
4. 言語聴覚士：間接訓練, 直接訓練, 高次脳機能障害リハビリテーション
5. 歯科衛生士：口腔衛生管理, 間接訓練, 直接訓練
6. 理学療法士：身体障害リハビリテーション, 呼吸器障害リハビリテーション
7. 作業療法士：摂食動作訓練
8. 管理栄養士：栄養状態の評価, 栄養指導
9. メディカルソーシャルワーカー：転院および退院調整

大学病院をはじめとする総合病院では, 多職種がそろっており, multidisciplinary team またはinterdisciplinary team というチームアプローチ形態が取られることが多い（図2-5）. これは, 医療者側の専門性を踏まえて, それぞれの役割・機能を固定したうえで患者をみるチーム

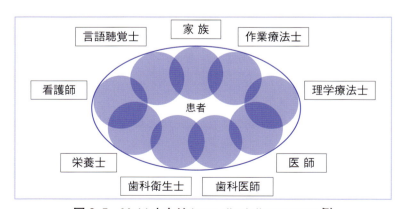

図2-5　Multi または inter-disciplinary team 例

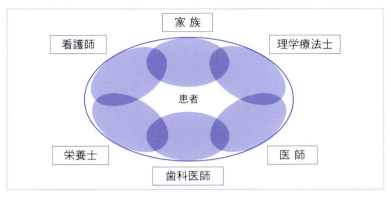

図 2-6　Transdisciplinary team 例

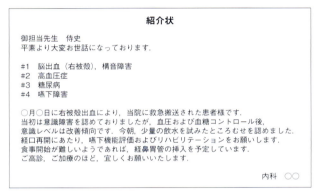

図 2-7　主治医からの紹介状の例

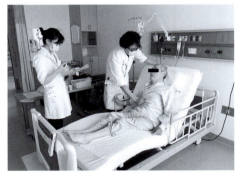

図 2-8　移動困難な場合，病室にて初診

アプローチ形態である．Multidisciplinary team ではカルテ上のみでやりとりするなど医療者間の連携が少ないのに対し，interdisciplinary team では多職種によるカンファレンスや食事回診などを行い，密に連携する[1]．多職種が時間をそろえるなどの負担はあるものの，interdisciplinary team のほうが理想的といえる．チームに必要な職種がそろわない場合は，患者の障害に対するニーズをもとにして医療者の役割を考える transdisciplinary team というチームアプローチ形態がとられる（図 2-6）[1]．すなわち，ニーズに応じて各自の役割を変換し，不在の職種の基本的役割を補って対応していく．医療者側は，自分の専門性に加えて幅広い共通の基本的機能を有する必要があるが，病院においても必要なすべての職種がそろっているケースは少ないと考えられるため，transdisciplinary team アプローチの概念を理解しておくことは重要である．

続いて，急性期病院における摂食嚥下障害のおもな疾患である脳血管疾患を例として，病院歯科における摂食嚥下リハビリテーションの一連の流れを考えてみたい．チームの一員として歯科医師は以下のような働きをする．脳卒中を発症し病院に救急搬送され，初期治療が落ち着いた段階で主治医からの紹介状を受け取る（図 2-7）．カルテから現病歴，全身状態，服薬状況，栄養摂取方法等の情報を得たうえで，初診する．スクリーニング検査を含めた摂食嚥下機能評価を行い（図 2-8），治療方針を検討する．特に高齢患者では，入院となった原因疾患のほかにも，さまざまな基礎疾患を有していることが多いため，主治医と連携を取りながら治療方

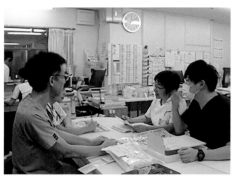

図2-9 主治医（左），歯科医師（右手前），病棟看護師（右奥）による多職種カンファレンス

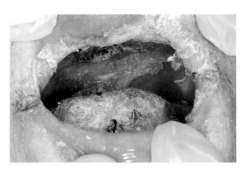

図2-10 口腔乾燥が重度で，口蓋および舌に痂皮が多量付着し，口腔衛生状態不良

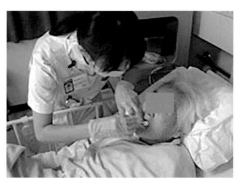

図2-11 歯科衛生士による口腔衛生管理

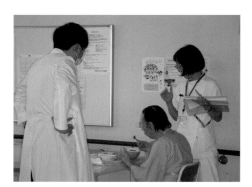

図2-12 歯科医師（左）と病棟看護師（右）による病棟での食事回診

針を決定する必要がある（**図2-9**）．入院後に口腔衛生状態が悪化しているケース（**図2-10**）も多く，そのような場合には口腔衛生の改善が必須である（**図2-11**）．同時に，う蝕，歯周病，義歯不適合など歯科的問題についても確認し，できるだけ早期に歯科的アプローチによる口腔環境の改善を行う．食事開始困難と判断されれば，主治医に代替栄養を検討してもらうことになるが[2]，特に重度の栄養不良があるようなケースでは，栄養サポートチーム（NST）の介入を依頼することで，栄養改善を図る．食事開始可能と判断されたら，ベッドサイドに赴いて実際の食事場面を観察し，咽頭期のみならず，準備期・口腔期の問題についても確認し，歯科治療も含めて対応を検討する（**図2-12**）．

（辻村恭憲）

3章 在宅（訪問診療）での対応

臨床編Ⅲ
歯科医療のパラダイムシフト

1 | 地域連携での対応

1 在宅医療の重要性

　超高齢社会の我が国において，高齢者の健康維持が注目されている．「健康寿命の延伸」とよくいわれるが，これは日常生活に制限のない期間を延ばすことで，2001年から国民生活基礎調査をもとに3年ごとに算出されている．実際，健康寿命は延伸しているが，一方でよく対比される平均寿命も延伸しているため，両者の差に相当する要介護期間は短縮していないのが実状である．

　歯科受療率を年代別にみると，これまでは70歳代をピークに低下する傾向にあった．しかし，近年は70歳以降も受療率が上昇する傾向にある．これは，要介護状態になっても在宅歯科医療により診療が継続されるようになったことを示している．外来受診が困難な要介護高齢者の増大を踏まえ，歯科医療従事者にとって在宅歯科医療は今後必要不可欠な診療形態となる．診療内容は一般歯科診療が基本であるが，対象患者のほとんどは有病高齢者であることから，体調急変などの医療安全対策を怠ってはならない．また，医療者は患者生活の場に足を踏み入れる者としての立場をわきまえ，生活に寄り添う医療提供を心がける必要がある．この視点から，患者の食，栄養管理に直結する摂食嚥下リハビリテーションの知識，技術は在宅歯科医療の一部として極めて重要である．

2 地域連携での対応

　在宅医療における摂食嚥下障害への対応に際して，誰がチームリーダーになるのか．歯科医師は元々開業を通じて地域に浸透しており，歯科医師が摂食嚥下リハビリテーションに対するリーダーシップを発揮しやすい環境にある．

　一方，さらなる超高齢化を見越して，国は地域包括ケアシステムの構築を急務としている（**図 3-1**）．地域包括ケアシステムとは，団塊の世代が75歳以上となる2025年を目途に，重度な要介護状態となっても住み慣れた地域で自分らしい暮らしを人生の最後まで続けることができるよう，住まい・医療・介護・予防・生活支援が一体的に提供される[1]システムをさす．各地で取り組みが行われており，在宅医療の充実に向けた連携体制づくり，また，いわゆる介護予防事業などもあわせて進められている．こうしたなかで，前述のように在宅歯科医療の重要性は今後も一層増していくことは確実で，患者のかかりつけ医や，歯科だけでなく医科も含めた地域の高次医療機関と連携をはかっていく重要性が高まっている．

　摂食嚥下障害への対応は歯科医療従事者が行うべき項目の一つであるが，どのような状況でも共通するのは，「単一職種だけでは行えない」ということである．摂食嚥下は生活の一部であることは明らかであり，生活支援に関わるケアマネジャー，看護師，介護士などや家族の存在を十分に考慮するべきである．各々が役割分担しつつ協力できるほうが，患者によりきめ細やかな対応を提供することが可能で，患者・従事者双

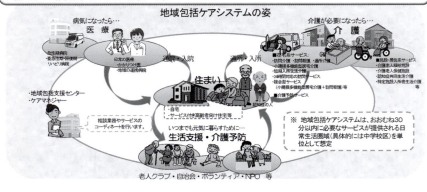

図 3-1　地域包括ケアシステム（厚生労働省）

方のメリットが大きい．

3 在宅での医療チーム構成員と病診連携

　在宅環境では，interdisciplinary team（p.220参照）が最も妥当なチーム構成といえる．病院とは異なり，各職種が身近に存在することは少なく，また地域ごとに構成員の職種は異なるため，画一的に捉えることは不可能である．このため各人の業務内容は多彩であり，協力体制を構築しなければ継続することができない．前項で記載したように，高次医療機関との連携も重要である．基礎疾患としてさまざまな疾患を抱えていること，行うことができる歯科治療は限られていることから，状況を見極めて必要な医療管理を依頼したり，診療情報連携共有を適宜はかっていかなくてはならない．

4 在宅での嚥下障害への対応，口腔衛生管理の注意点

　在宅での具体的対応については，外来，訪問診療による違いは基本的にないが，診療環境に当然制約があること，患者の状態等により，難易度の高い治療や観血的処置等は行うことも困難な場合も多く，行える治療は限られたものにはなることは認識せねばならない．また，器材を患家に持ち込むため，小型でかつ軽量であることが基本となる．幸い，摂食嚥下リハビリテーションに必要な器材は比較的コンパクトである．使用頻度が高いのは頸部聴診用の聴診器（新生児用が頸部にフィットしやすい），口腔内観察用のペンライトなどである（図 3-2）．在宅での画像検査は嚥下内視鏡（VE）が唯一の選択肢であるが，機器一式は図 3-3 に示す小型ケースによりポータブルで搬送が可能である．

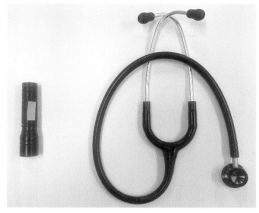

図3-2 在宅摂食嚥下リハビリテーションで使用頻度が高い聴診器（新生児用）とペンライト

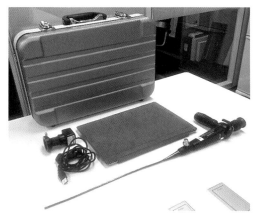

図3-3 ポータブルなVE機器一式

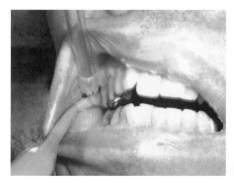

図3-4a ディスポーザブル吸引チップによる汚染物の吸引

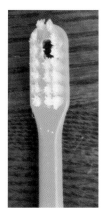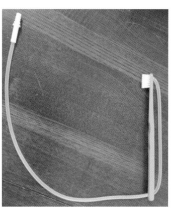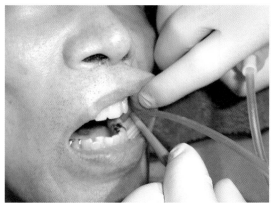

図3-4b 吸引機能のある歯ブラシ（自家製）による口腔衛生管理
歯ブラシに穴を開け，吸引チューブを通したうえ，日常使用する吸引器に接続して使用する．

　さらに，在宅では経口摂取がままならない患者も多い．こうした患者では，「経口摂取していない＝口腔内が清潔ではない」ということに留意しなくてはならない．口腔内は劣悪な状況になったまま放置されていることが多く，経口摂取している者よりもむしろ，口腔衛生管理が重要になってくる傾向が往々にして高い．実際の口腔内清掃時には，誤嚥リスクに十分注意する．ディスポーザブル吸引チップ（図3-4a）あるいは吸引機能のある歯ブラシ（図3-4b）の使用も検討す

るべきである．口腔衛生管理を行うだけでなく，詳細は他章に委ねるが，機能的な管理（口腔機能管理．摂食嚥下訓練等が含まれる）を適切に提供できるようにしていく必要がある．

（石田　瞭）

2　都市部以外での対応

1　地方都市の現状について

　少子高齢化の日本において，人口の少ない地方都市になるほど地域の高齢化率は高い．東北地方を例にとってみると，100万都市の仙台市では21.48％であるのに対し，3万人規模の市町では30％前後，1,500人規模の町では45％を超える[1]．人口に対する歯科医師数は，人口100万人規模で約1,200名，3万人前後の市町で20名前後，1,500人前後の町村部では限りなく0名に近い[2]（2017年3月現在）．歯科医師数が少なければ，地域保健行政等における歯科医師の業務範囲は拡大する．

　一般診療では幅広い年代の健康な者から障害児（者）に対応し，地域保健行政には歯科医師会としての参画（学校歯科医，各種健診，介護福祉施設等の協力医・嘱託医，介護認定審査会，地域包括関連委員等）が求められる．したがって，地方都市における地域保健活動や歯科保健行政への参画は，誰か特別な歯科医師が行うものではなく，地域歯科医師会の会員業務と捉えられる．一方，少子高齢化は地域の医師・歯科医師にも同時に降りかかる問題であり，少数メンバーが何役かの地域保健行政業務を担う負担と今後の体制づくりが懸念されている．

2　地域の現状をふまえた訪問診療と摂食嚥下リハビリテーション

　地域における訪問診療と診療摂食嚥下リハビリテーションは，地域保健のなかで通常行う一般歯科診療とつながっており（**図3-5**），地域の医療従事者の意識，患者家族の意識やデンタルIQ，経済状態などに左右される．居宅への訪問診療が実現するには，家族の意識が高く，経済

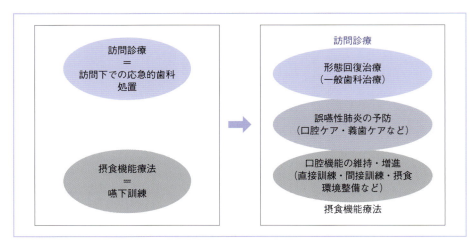

図3-5　地域における歯科医師の役割――訪問診療における摂食機能療法の捉え方
（千木良，2008．[3]）

的困窮がなく，患者と歯科医療をつなぐケアマネジャーなどのコーディネーターに恵まれる，という条件が必要である．都市部に比べ地域全体のデンタルIQがさほど変化しないまま，高齢者や障害児（者）は在宅から施設へという流れの地方都市では，さまざまな理由で訪問診療が実現しないケースもある．また，過疎地に近くなればなるほど連携可能な医療機関が少なく，限られた公立2次医療機関の方針にそって治療の選択肢や歯科医師の守備範囲が変わることも多い．

地域での開業は，患者のライフステージの変化に寄り添うことでもある．学校から施設へ，在宅から高齢者施設へ，病院から在宅・施設へ，というように，訪問診療先は居宅に限らず，流動的である．そのような背景に配慮し，自分が可能な対応の範囲を見極め，対応できない部分は，他の歯科診療所，医科診療所，2次医療機関へ紹介する責任を果たす必要がある．医科との連携がないまま患者の命の補完に責任をもてるかどうかを考えれば，歯科医師一人ですべてをこなせるわけではない．地域の摂食嚥下リハビリテーションに対する歯科医師の役割は，嚥下運動の良否を判定するにとどまらず，他職種とともに患者の生活の質を守ることである．

3 ICFの理念と地域での対応について

「人として，楽しみや尊厳をもって口から食べること」，「最期まで経口摂取を継続すること」は嚥下反射の正常異常の判定だけでは解決しない問題を含む．医療従事者は，検査によって経口摂取を断念させる判断を行うことが，患者の人生の質に関わる重大な決定となり得ることを認識しなければならない．一方で，何の根拠もない経口摂取継続は誤嚥や窒息の危険性を増すばかりとなる．歯科医師はこれまで，障害者（認知症を含む）の歯科診療，食行動や摂食機能，心理的な問題，家族を含めた患者支援等に深く関わってこなかった経緯があり，患者の状態を嚥下反射と歯列咬合の問題と捉えてしまう危険性がある．そのことは，地域包括に対する歯科医師の参加と，患者のQOL維持という，かかりつけ歯科医に特に求められる役割が果たせない結果を招く．

ICF（International Classification of Functioning, Disability and Health，国際生活機能分類）は個人と社会の関係性を重んじて障害に向き合うことが特徴だといわれている．このような考え方は地域において摂食嚥下リハビリテーションを行うにあたっての基本的姿勢と合致する．一例をあげると，「経口摂取を希望する胃瘻造設の80代の高齢者がいたが，不適合義歯を修理しただけで経口摂取が可能になった．経口摂取が可能になったのは好ましいが，3食経口にすることは望ましくないという結論になった．理由は高齢の家族が3食調理することが困難なためである」．このようなケースでは，3食経口摂取を目的として，患者本人しか視野にない歯科医師の判断は環境因子である家族に多くの負担を強いることになる．だからこそ，主治医やケアマネジャーなどとの連携や情報共有が必要不可欠なのである．

4 かかりつけ歯科医と地域包括ケアシステム

地方都市においては，医師会，歯科医師会，薬剤師会などと，地域の限られた公立2次医療機関，地域包括センターが密接に関わり合っているため，地域の保健業務は誰が担当するかを含めて各会に委託されている．たとえば，公的な地域ケア会議（地域の保健福祉行政を担当す

る医療機関，施設，公立病院地域連携室から選出されたメンバーで構成される会議）への参画は，行政側からの依頼に基づき，医師会・歯科医師会の推薦を経て，会議への参加メンバーが決定するという経緯がある．すでに顔のみえる連携構築がなされていることも相まって，開業地域の保健行政担当者，保健師，医師，薬剤師，学校や病院，福祉施設の施設長など，おもなメンバーを把握しやすいのが利点である一方，さまざまな会議の構成員に大きな変化がないという欠点がある．このような会議には個人としての参画ではなく，歯科医師会を代表して地域包括ケアに参加するという立場が明確であるため，地域の歯科医師全体の総意を代表した視点が求められている．

5 地域での摂食嚥下リハビリテーションの場と訪問診療における手法

　第一にう蝕や歯周病，咬合に対する的確かつ患者の状況に配慮した対応が重要である．理想的治療の追求による患者家族の負担増大を避け，かかりつけ歯科医として地域に求められる専門知識を生かす選択をしたい．

　たとえば，形態回復の手段として歯科の専門分野である義歯，舌接触補助床や咬合，咬合性外傷などの知識は他職種にとって未知の分野である．このように地方都市の歯科医師として基本的に求められる技術のうえに，多職種連携を基本とした摂食嚥下リハビリテーションに関する知識と実践が加わることにより，他科からの信頼が得られることが多い．活動する場所や求

表 3-1　訪問先別にみた摂食嚥下リハビリテーション

	評価方法	リハ・指導の要点，留意点，その他
自　院 摂食嚥下外来	① 摂食状況の観察評価 ② VE（必要かつメリットがデメリットを上まわると判断した場合のみ） ③ VE・VF 依頼	●機器を用いた嚥下評価が困難（設備面および患者対応面で）だが，必要なケースは限定的 ●患者本人だけでなく家族支援のためのカウンセリングの要素が大きい ●歯科治療（う蝕，義歯，舌接触補助床など）
居宅訪問診療	① 摂食状況の観察評価 ② VE（必要かつメリットがデメリットを上まわると判断した場合のみ） ③ VE・VF 依頼	●患者，家族の意向にそった対応 ●家庭で可能な対応についての助言 ●かかりつけ医，訪問看護，訪問リハビリ，ケアマネジャー等との連携構築 ●治療か維持か，患者家族の心理的支援を担うのか，見極めが重要
通所・入所施設	① 摂食状況の観察評価 ② 施設リハ職と協力 ③ 必要・可能であれば VE・VF もしくは依頼	●患者・家族の意向の確認 ●施設の意向確認 ●協力体制不備の場合はリハ自体成功しないため連携構築が第一
病　院	① 機器による各種検査 ② 病院リハ職による観察評価を共有 ③ ミールラウンド，NST への参加	●歯科的問題（う蝕，歯周病，義歯の有無・適合や使用状況等の診断） ●歯科的問題と機能的問題の関係性を評価 ●口腔衛生管理への協力 ●歯科的問題解決による食形態アップへの貢献
学　校	① 学校給食における摂食状況の観察 ② 主治医への情報提供と連携による情報収集 ③ 担任・養護教諭からの情報収集	●学校医，学校歯科医，対象児童生徒の主治医等との連携，家庭への連絡 ●学校栄養士との連携による食物形態調整 ●学校安全・学校保健教育に基づく対応

められる内容はさまざまであるが，義歯修理や専門職として行う口腔ケアは重要な摂食嚥下リハビリテーションの一部であることを歯科医師自身が認識し，地域医療の啓発に努める必要性がある．地域では，居宅から通所へ，居宅から入所へ，学校から通所へというように，患者のライフスタイル変化とともにかかりつけ歯科医がある．そのような視点から，摂食嚥下リハビリテーションに関わる主な活動拠点として，自院の摂食嚥下外来，居宅訪問診療，通所および入所施設，病院，学校があげられる．それぞれの施設における評価方法と留意点を**表3-1**にまとめた．

6 おわりに

　今後，国の施策は予防への転換とされているが，地方市町村においては限られた予算と人材の中で地域包括ケアに取り組まなければならない．行政主導の既存の枠組みに加え，歯科医師も地域の医療・福祉に関わる人々の柔軟な連携構築に，積極的に参加していく必要性があるのではないだろうか．

（千木良あき子）

3 施設における対応

　在宅・医療・施設のそれぞれの環境において，摂食嚥下リハビリテーションの果たす役割と関わり方は異なる．「在宅環境」では摂食嚥下障害のある生活者を中心にして家族や医療・介護との連携が必要である．「医療環境」では在宅もしくは施設入所者が誤嚥性肺炎，低栄養や脱水などの医学的問題が生じた際に，全身状態への改善とともに摂食嚥下障害の診断・評価および治療が優先的に実施される．「施設環境」ではさまざまな知的能力障害，精神障害や身体障害などの理由により，生活上の支援を必要とする人たちがおもに施設入所という形態で福祉施設サービスを受ける．そのために障害者支援施設に入所している障害児・者では摂食嚥下機能が十分に獲得されておらず，早食い，丸飲みや窒息などがみられる．また高齢者入所施設では脳血管疾患や認知症，加齢に伴う廃用萎縮，多剤服用，低栄養などにより摂食嚥下障害を合併する高齢者が多い．

　医療機関では医師，歯科医師，看護師などの医療職が中心になって摂食嚥下障害の治療にあたるが，福祉施設では生活指導員や介護職員を中心に看護師，栄養士，リハビリテーション関連職種（PT，OT，ST）などの多職種の施設職員が摂食嚥下障害への対応を行う．そのためにそれぞれの施設における医療的ニーズの違いや職員の配置や人数によって，摂食嚥下リハビリテーションへの関わりに大きな相違が生じることがある[1]．そのことを念頭において，歯科医療関係者もチームアプローチとして対応していくことが望まれる．

1 施設環境における医療保険と介護保険

　摂食嚥下障害のある人の生活環境には，大きく在宅と施設入所に分けられる．出生から終末期までのライフステージのなかで，摂食嚥下機能獲得不全児・者，呼吸障害を有する重症心身障害児・者や脳血管疾患後遺症や認知症などの神経疾患による摂食嚥下障害を有する高齢者が

みられており，施設環境においても摂食嚥下リハビリテーションの果たす役割は重要である．

医療・福祉および介護の連携が重要であるが，具体的には医療保険による訪問診療，介護保険による居宅療養管理指導，その他に地域での活動などにより，施設環境において摂食嚥下リハビリテーションが実施される．

医療保険による訪問診療は，在宅でなければ介護保険施設（介護老人福祉施設，介護老人保健施設，介護療養型医療施設の3種類）や入所サービスのある療養施設，更生施設，授産施設および短期入所生活介護（ショートステイ），歯科のない病院などで行う．在宅患者訪問口腔リハビリテーション指導管理料は「歯科訪問診療料」を算定した摂食機能障害者に対して，口腔機能評価に基づく管理計画に沿って，摂食機能障害に対する訓練を含む指導管理などを行う．さらに「経口摂取回復促進加算」として経管栄養患者に対して摂食機能療法が実施できる．

歯科における介護保険による居宅療養管理指導は，①歯科医師が行う医学管理上の指導・口腔清掃の指導や摂食嚥下指導など，②歯科衛生士が行う口腔衛生管理，義歯清掃，摂食嚥下機能などにかかわる実地指導を行う．選択的サービスとして口腔機能向上プログラムがあげられる．施設サービスとしての「口腔衛生管理体制加算」は口腔ケアに係る介護職員への技術的助言・指導を行い，「口腔衛生管理加算」は施設入所者に対する口腔衛生管理を実施する．居宅療養管理指導に関しては，居住系施設である養護老人ホーム，経費老人ホーム（ケアハウス），有料老人ホーム，小規模多機能ホーム，高齢者専用賃貸住宅（サービス付き高齢者住宅），認知症対応型共同生活介護（グループホーム）などは介護保険が優先され，医療行為があった場合に医療保険が併用される．一方で訪問対応ができない施設として，障害者通所施設，デイサービス（通所介護），デイケア（通所リハビリテーション），短期入所療養介護などがあげられる．

そのほかに地域での活動として，自治体や歯科医師会などのさまざまな実施事業への協力，介護認定審査会委員の参加，地域ケア会議への出席，地域での在宅医療のサービス担当者会議や多職種連携会議などへの出席などがあげられる．健康寿命の延伸のための歯科口腔保健関連事業が充実しており，2025年までに地域包括ケアシステムの確立が求められている．

2 特別養護老人ホーム（介護老人福祉施設）での関わり方

特別養護老人ホームの利用者は，65歳以上の高齢者で身体上または精神上の著しい障害があるため，常時介護を必要とし，かつ在宅生活が困難であり，入浴・排泄・食事などの日常生活の世話，機能訓練，健康管理，療養上の世話を受けている．平均の入所期間は約4年間で，現在は終の住処になっており看取りを行う施設も増加している．

施設の職員配置として，医師は必要数で介護・看護職員は3：1の割合で，そのほかに栄養士，機能訓練指導員が1人以上，介護支援専門員1人以上となっている．入所者のなかに胃瘻による栄養注入や痰の吸引などの医療的行為が必要な人が多い．また摂食嚥下障害による脱水や低栄養などが生じやすいために，施設から病院などの医療機関での対応が必要になる．歯科医師や歯科衛生士の職員配置がなく，外部からの訪問での対応が大部分である．そのために施設間の格差が大きく，チームアプローチの形成が困難なことがある．

1. 摂食嚥下機能障害の症状

摂食時の症状として、食べこぼし、ため込み、吐き出し、口腔内残留、食事中のむせ、嗄声、遊び食べ、喘鳴や息苦しさ、食事中・後の疲労、食事時間がかかるなどがみられる。全身的な症状としては、体重減少、発熱、誤嚥性肺炎、意欲の低下、チアノーゼ、傾眠、脱水、低栄養などがある。

摂食嚥下障害が出現する代表的な疾患として、脳血管疾患後遺症、Parkinson 病、認知症などがある。特に入所者の9割以上が認知症を合併しており、このことは口腔期や咽頭期の問題ばかりでなく先行期の問題が大きく、摂食嚥下障害の病態を複雑にし、その対応が困難となる。

2. 摂食嚥下機能の評価

まず始めにスクリーニング検査を実施する。反復唾液嚥下テスト、改訂水飲みテスト、口腔機能の運動テストなどであるが、実際には認知症や高次脳機能障害などにより検査が困難なことが多い。次に食事場面の観察（ミールラウンド）、頸部聴診、呼吸状態などをチェックする。ミールラウンドで観察する項目として、食欲、食事姿勢、食事動作、食具の適否、食行動（食事のペース、食物に対する認知など）、食形態、喫食率、摂食機能（食べこぼし、ため込み、咀嚼運動、むせなどの症状）などで、この外部観察評価は重要である。これは口腔・咽頭機能の評価だけでなく、先行期の評価も同時に行え、介護者の食事援助技術や姿勢の問題など、食事の環境全般が把握できるので有効である。

精密検査による評価として、嚥下内視鏡検査（VE）による摂食嚥下機能評価がある。VE の機器がポータブルにより持ち運び可能で直接的な視覚的画像であるため、唾液誤嚥の判定や普段摂取している食形態での評価が可能である。さらに VE による摂食嚥下機能の直接的な画像を提供することにより、施設職員や利用者の家族への理解が進み、その後の食形態の変更や食事介助方法の助言・指導などに対して前向きになる（**図 3-6, 7**）。特に VE で 7 割の利用者が摂食嚥下機能と食形態に乖離があるとの報告[2]もあり、外部観察評価と VE との併用が有用で

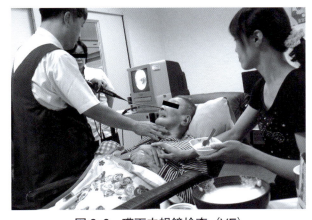

図 3-6 嚥下内視鏡検査（VE）
普段の食形態を用いて、食塊の咽頭残留や誤嚥を確認している。

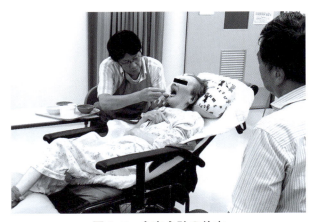

図 3-7 食事介助の仕方
図 3-6 の同一症例で、介護職員による食事介助法を確認している。

ある．

3. 摂食嚥下障害への対応

　身体・認知機能などの低下により，本人への働きかけや機能訓練は難しいことが多いために，環境整備や代償法の助言・指導がポイントになる．特に食形態の変更などの食環境整備が重要である．無歯顎の状態で義歯の有無など口腔内状況により，食形態の選択にも配慮する．食形態を統一するために，現在，日本摂食嚥下リハビリテーション学会嚥下調整食分類2013[3]を使用することが推奨されている．また食事介助方法の評価，姿勢や頭部の位置，頸部の伸展がないかどうかなどをチェックして助言・指導を行う（図3-8）．開口障害（拒否）や過開口などを認める場合は，口唇閉鎖や捕食を促すようオーラルコントロールなどの介助を行う．

　「栄養サポートチーム等連携加算」は，介護保険施設などに入所している患者に対してその施設で行われる食事観察（ミールラウンド）に参加し，その結果を踏まえて口腔機能評価に基づく管理を行う．また「経口維持加算」は，施設入所者が認知機能や摂食嚥下機能の低下により，食事の経口摂取が困難となった場合でも，口で食べる楽しみを得られるように，多職種共同での支援の充実と促進を図る目的で実施される．

4. 口腔健康管理

　日本歯科医学会では旧来の歯科が行う口腔ケアを口腔衛生管理と口腔機能管理に分類した（p.185参照）[4]．一方で筆者は障害のある人や要介護高齢者に対するスペシャルニーズへの支援・援助の観点から，口腔ケアを「口腔健康支援」[5]と定義した．特に施設職員の日常的な口腔清掃の質の向上が求められており，まずは職員へのセルフケアの指導（図3-9）を行い，その後に利用者それぞれに対し歯科衛生士による助言・指導を行い職員間の情報共有を行う（図3-10）．

　摂食嚥下リハビリテーションにおける口腔健康管理の役割は，歯科疾患や誤嚥性肺炎の予防（口腔衛生管理）と口腔・咽頭機能の賦活（口腔機能管理）を有しており，その実施は重要である．

　2018年に医療保険で在宅療養患者に対する「専門的口腔衛生処置」が新設された．

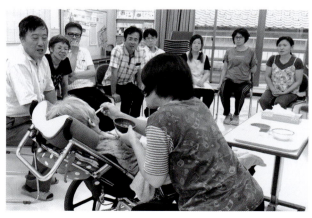

図3-8　ミールラウンド（外部観察評価）
担当する介護職員を中心に，食事中の食形態や姿勢，食事介助法などを確認している．

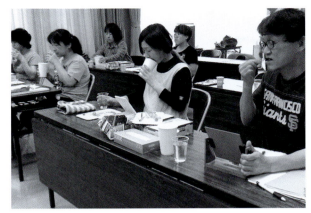

図 3-9　施設職員へのセルフケアの指導
施設職員自らにより，さまざまな「口腔ケア用品」の使用方法を確認している．

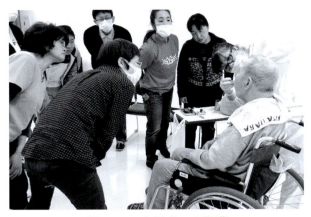

図 3-10　入所者への指導
歯科衛生士により，施設職員に対して実施時の助言・指導を行っている．

3 まとめ

　摂食嚥下障害のある障害者および高齢者の施設環境では，「生活支援」という視点が重要である．本人，施設職員や施設環境からの問題点や課題を抽出して，実行可能なリハビリテーションの目標設定を行う．また施設環境での多職種連携強化を図るとともに，さらなる質的レベルの向上が求められる．

（玄　景華）

臨床編 IV

ケース
プレゼンテーション

臨床編Ⅳ ケースプレゼンテーション
1章 疾患別症例──発達期（小児）

1 知的能力障害等の発達障害

　小児，とくに低年齢児の場合，いわゆる障害の診断名がついていないが，哺乳を含めた摂食嚥下機能の問題を抱える対象も多い．疾患特性に沿った対応はもちろん重要であるが，情報収集を十分に行い，発達期であることに留意し，個々の成育環境に応じ，患者本人だけでなく保護者や養育者の支援を行うことも重要である．

1 呼吸器疾患（先天性喘鳴）による哺乳障害

患　者：4か月（男児）身長 60 cm，体重 6,500 g

主　訴：ミルクがうまく飲めない．

病　歴：在胎 40 週 6 日，出生体重 3,718 g．Apgar score[*1] 8/9 で某クリニックにて出生．生後 2 時間より喘鳴が聴取され，精査のため某大学病院へ転院．その後，日齢 5 で嚥下造影検査（VF）を行ったが，明らかな喉頭麻痺，気管食道瘻，唇顎口蓋裂は認めず，経口でのミルク哺乳が可能だったため，日齢 21 にて退院．しかし，生後 1 か月から 2 か月にかけて，喘鳴があり，経口での哺乳が緩慢となったため，再度精査目的にて入院．入院中の VF で，経口摂取時に誤嚥を認め，体重増加を図るため，経鼻経管栄養に変更．その後体重増加が良好となり退院．今後の摂食指導の方針について紹介を受けた．

摂食機能評価：頸定し，追視やあやし笑いは可能．哺乳瓶からのミルク哺乳では 1〜2 口で，喘鳴が顕著になり，本人も乳首を口から放してしまう．原始反射（哺乳反射）は咬反射のみ残存している．持参したミルクにとろみをつけて，スプーンにて少量摂取させたところ，捕食時口唇閉鎖可能，嚥下反射良好でむせもなく，喘鳴の増悪を認めなかった．

治療計画：経鼻経管栄養（ミルク 200 mL×5 回）を継続しながら，離乳を開始し，少しとろみを強めにしたペースト食からの経口摂取訓練を 1 日 1 回，数口から始めることとした．

経　過：介入後の摂食機能および全身状態の経過を**表 1-1** に示す．瓶哺乳で摂取量が確保できず，主治医からは体重維持・増加が必須とのことなので経管栄養を併用しながら，「授乳・離乳の支援ガイド」に準じた離乳食の摂取を進めた．1 歳 5 か月で離乳が完了したが，食形態によってはむせがみられたため，食形態の指導と合間に

[*1] **Apgar score**：出産直後の新生児の健康状態を表す指数および判定法．呼吸，心拍数，皮膚色，筋緊張，反射の 5 項目に関して，0，1，2 点で評価し，合計点で判断する．出生から 1 分後，5 分後で点数をつけ，一般に 7 点以上を正常，7 点未満を第 1 度仮死，4 点未満を第 2 度仮死とする．

[*2] **クレーン現象**（**表 1-1** 下から 4 行目）：子どもが何かをしてほしいときに，相手の手を引っ張ってその何かを達成しようとする動作のこと．年齢が高くなってもみられる場合，言語発達の遅れや自閉スペクトラム症を疑う症状の一つである．

表 1-1 事例 1．離乳から食事の自立への経過

月齢	摂食機能	歯列	全身的な所見	訓練指導内容
4 か月	瓶哺乳（200 mL×5），乳首 S サイズ 1〜2 口で喘鳴が増悪し，5 口に 1 回休憩している．残りは NG チューブにて注入． 咬反射のみ（＋） ミルクにとろみをつけたものを摂取させると，捕食時口唇閉鎖（＋）下唇内転しながら嚥下可能．むせはみられない．	未萌出	身長：60 cm 体重：6.5 kg 頸定 喘鳴：（＋）	瓶哺乳時の姿勢に注意． 離乳開始．
6 か月	離乳食 6〜7 口 哺乳瓶からは 40〜50 mL 程度 原始反射消失		体重：6.6 kg バウンサーで座位可能 喘鳴：（＋）	経口摂取量を増やす．瓶哺乳は無理せずに，疲労する前に注入するように．
7 か月	経口摂取量は増えている印象． 2 回食．1 食 50 g 程度． 粥は硬めにして，野菜などを混ぜている． 食後のミルクは 200 mL ずつ．	A|A 萌出	体重：7.3 kg 家族全員風邪をひいておちつかなかった． 喘鳴（＋）だがあまり変わらない．	食事 1 回量を現状の倍量摂取を目標にし，瓶哺乳量を減量させる．
10 か月	市販離乳食で 9 か月用を好んでいる． バナナはそのまま，前歯で咬断して食べる．ばらけやすい食材のときに，複数回嚥下で咽頭残留がなくなる．	A|A 萌出	体重：7.1 kg 9 か月時にチューブが抜けてしまいそのままに． その後，肺炎で 10 日間入院するが，誤嚥性ではないとの診断．	お粥は硬めでもよいが，主菜は中期食程度，粒のある食材は避け，なるべく単品で与える． 複数回嚥下が必要なので，介助ペースに注意．
11 か月	市販離乳食 12 か月用にした． 1 食 170 g 程度． 水分でむせやすい． クッキーを手づかみするようになった． 舌左右運動が増加． ミルクは食後に 140 mL．	B|B 萌出	体重：7.3 kg	軟固形食の大きさを大きめにしてみる． もう 1 品増やしてみる． 水分はとろみをつけて．
1 歳 1 か月	主食 120 g，主菜 60 g で食事時間は 20 分くらい． 麦茶をストローで飲めるようになった． 赤ちゃんせんべいを前歯咬断するようになった．	B| 萌出	身長：73 cm 体重：7.6 kg 主治医からは吐くまで食べさせるように指示された． ミルクは鼻漏れすることがある．	食事時間 30 分として，食事摂取量を増やす． 効率よくエネルギーを取れるように，油脂多めにするなど調理の工夫を． 手づかみ食べも増やしていく．
1 歳 3 か月	バナナをよく食べるようになり，1 日 3 本食べてしまう． 市販離乳食 2 パックとバナナが大体の 1 回量． 手づかみはよくするが，自分であまり噛みとらない． ハンバーグのような圧縮肉ではむせこみやすい． ミルクは夜のみ 200 mL となった．	D| 萌出	体重：9.5 kg 人見知りが強くなり，診察室では視線が合うと食べない．	食形態 12 か月用でよいが，ばらつきやすい物はつなぎを．舌で押しつぶせるものを主に． 生活リズムの維持を．
1 歳 5 か月	ほぼ普通食となった． 顎の側方運動（＋） ミルクは飲まなくなった．	|D 萌出	体重：9.5 kg 独歩可能に．	お菓子類で手づかみ食べを促す． おにぎりは手を添えての前歯咬断練習を．
1 歳 8 か月	偏食が出てきた気がする．納豆ご飯，人参，カレー，スティックパン，味噌汁が好き．		体重：10 kg 1 歳 6 か月児健康診査では言葉の遅れのみ指導された． 溶連菌に罹患． 食への興味は出てきたように思う． 喃語は増加．	前歯咬断は可能だが，一口量の調整が難しい． 一部介助での前歯咬断継続．
2 歳	おにぎりなど噛まずに口腔内でなめ溶かすように食べることが増えた． 食パンは自分でもたずに，母の手をクレーン[*2]で介助． 前歯咬断可能だが，臼磨運動が少ない． パサつくものでむせることがある．	|D 萌出	身長：83 cm 体重：12 kg 発声は開鼻声が顕著となってきたので，小児科で経過観察となった．	一口量は少なめに．合間に水分を取るように．

水分を取るなどの摂取方法の工夫を継続した．また，食事の自立に向け，手づかみ食べを中心に自食訓練を行い，3歳の時点で，手づかみできるおにぎりなどは，自分で食べることが増えてきた．食事時間は長めではあるが，食事中のむせはほとんどなく食べられている．就園に向け，給食か弁当持参か，どちらが本児にとってよいか，保護者とも検討を進めている段階である．

2 Late preterm 児における離乳指導

患　者：11か月（男児）身長73 cm，体重7,200 g
主　訴：離乳食が進まない．
病　歴：在胎36週6日，出生体重2,290 g．Apgar score 8/8だが，生後3分時に羊水喀出困難による一時的な仮死あり，3分値2点．その後，多量の羊水嘔吐とともに呼吸再開した．出生した某医療センターにて，発達フォローは行っている．

生後6か月頃から離乳食を開始したが，ほとんど食べず，母乳栄養が主となっている．体重減少にはなっていないが，体重増加は緩慢．小児科主治医より摂食訓練介入について紹介を受けた．

摂食機能評価（図1-1）：頸定し，支えがあれば座位可能であった．過敏症状は顔面，口腔内ともに認められず，原始反射（哺乳反射）はすべて消失していた．現在歯は $\underline{B+B}$，$\overline{B+B}$ 萌出．

スプーンに離乳食（ペースト状）をのせて，捕食させようとすると自分でスプーンをもっ

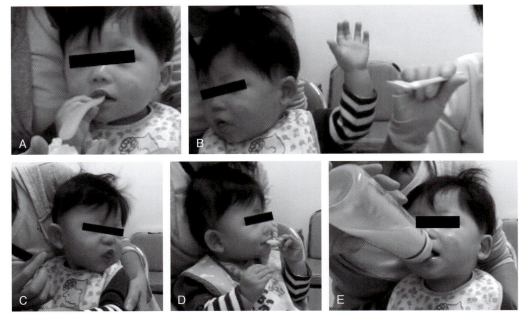

図1-1　事例2．自我が強くなり，介助を嫌がる様子
スプーンを手渡すと噛んで遊ぶ（A）が，スプーンで飲ませようとすると手で払いのけてしまう（B）．ボーロを介助で口に入れようとすると，顔を背け（C），赤ちゃんせんべいを手渡すと前歯咬断は可能（D）．直母では問題なく飲めるが，哺乳瓶は乳首を噛むだけで，口を開けたまま飲もうとはしない（E）．

てしまい，ボール部を噛んで遊ぶ様子がみられた．介助で食べさせようとすると，スプーンを払いのけてしまうが，1 cm 角の豆腐を介助にて食べさせたところ，捕食時口唇閉鎖（＋），処理時舌運動は上下＞左右，舌の押しつぶしの動きを認めた．

持参した赤ちゃんせんべいを手渡すと，前歯でかじろうとする動きがみられ，なめ溶かしたせんべいを嚥下するが，特にむせ等はみられなかった．ボーロを介助で食べさせようとすると口を開かず，顔をそむけてしまった．

直母での哺乳については，1回5〜10分程度で，1日5〜6回．母親の感覚では，母乳量は少し減っているように思うとのことであった．哺乳瓶からは飲まないが，おもちゃしゃぶりは最近よくするようになったという．

治療計画：母乳から離乳食への移行を進めた．自我の芽生えもみられることから，スプーンでの介助食べに加え，一部手づかみできる食材も加えながら，食べ物そのものや食事の時間に慣れることを主眼に置くこととした．月齢に準ずると3回食が妥当ではあるが，まずは1日1回食から始め，食事時間前にはしっかり遊んで，空腹感を感じやすい条件をつくることも指導した．

経　過：1か月ほどで，自分でスプーンをもって食べることは嫌がらなくなったが，介助食べをしようとすると嫌がる傾向は続いた．手づかみでお焼きや蒸しパンもつまんで口に運ぶようになってきた．前歯咬断はできるがつぶしたあと，口から出してしまう．コップ飲みは介助で可能となる．食事時間は10分ほどで，いすから降りようと（まだ立ち上がれないが）動きが活発にはなるが，1食100 g 程度は摂取できてきている．おもちゃをなめたり噛んだりする遊びは増えている．1歳過ぎから，コップやトレーニングカップから牛乳やミルクを自分で飲む練習と，スプーン食べでの食事回数を増やしながら，食形態も歯ぐきでつぶせるものを主体にステップアップを図ることとした．その後，2歳となり満期産児と比較して約1か月遅れ相当ではあるが，摂食機能および全身発育は問題なく経過している．

3 運動・言語発達障害

患　者：3歳1か月（女児）身長90 cm，体重13.0 kg

主　訴：噛みちぎりができずに，口に詰め込みすぎてしまう．

病　歴：3歳児健康診査で言葉の遅れを指摘され，某大学病院小児科で，運動・言語発達遅滞と診断された．遠城寺式乳幼児分析的発達検査で，発達指数は2歳1か月レベルとのことであった．成長曲線は身長がほぼ−2 SD で，今後曲線の下限から外れたら，精密検査を行う予定となった．

摂食機能評価（図 1-2）：乳歯列完成．咬合状態には問題ない．軽度舌小帯の強直を認めるが，舌突出は歯列を越える位置まで可能である．安静時の口唇閉鎖はやや弱いが，流涎はない．好き嫌いはほとんどないが，ふかし芋のようにパサパサするものは苦手とのこと．

おもにフォークを使用して食べているが，捕食位置が口の奥のほうで，さらに一口量が多い．食具の把持はペングリップが可能だが，しっかり刺そうとするとフィンガーからパームグリップになりがちである．利き手はほぼ右手とのこと，摂取時に左手の食器への添えがみられず，指で食べ物を押し込もうとする様子もみられる．誘導すれば食器に添えることは可

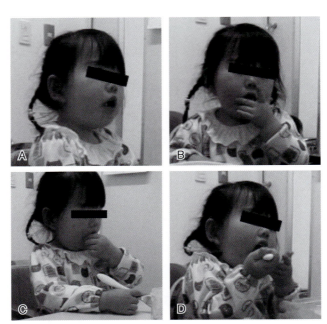

図 1-2　事例 3．口唇閉鎖および前歯咬断不全と食具食べ機能の獲得不全
えびせんは前歯咬断せずに右臼歯部へ直接引き込んでしまい，一口量も多くなってしまうため，口腔内処理時に上唇の閉鎖がみられない（A）．みかんを手づかみ食べさせると，利き手は右手だが左手で押し込み食べがみられる．フォークをペングリップすることは可能（C）だが，持続性はなく，パームグリップで尺側優位となり，こぼさないように左手も参加してきてしまう（D）．

能だが，持続性はない．
　　介助にておにぎりを摂取させた際には，前歯咬断可能だが，口腔内処理時の口唇閉鎖が弱い．えびせんを皿に置くと，左手で手づかみし，前歯で咬断せずに臼歯部へ押し込んでしまう．介助にて前歯咬断させようとすると，臼歯部に引き込もうとする動きがみられる．口すぼめ（ウーの口），頰のふくらまし（あっぷっぷ）やぶくぶくうがいはいずれも可能だが，長い時間維持することはできない．

治療計画：まずは利き手の安定のために，食具は右手側に配置し，左手は食器を支えるように誘導することとし，パサパサしすぎない根菜類やパン，リンゴやミカンなどで介助にて前歯咬断訓練を指導する．口唇閉鎖力をつけるために，口遊びや発声，歌唱時にしっかり口を閉じるように意識づけの声掛けをすることとした．また，歯磨き時の含嗽は，できるだけ長い時間，水を口にためて左右対称でよいので，ぶくぶくするように本人にも説明した．

経　過：半年ほどで利き手は安定し，左右の分離動作は上達しているが，食具把持についてはペングリップが持続できず，フィンガーグリップとなってしまう．歯磨き後の「ぶくぶくうがい」については，左右対称ではあるがこぼさずに長い時間できるようになってきた．手指の巧緻性の獲得には，年単位での継続評価が必要であると思われる．

4　自閉スペクトラム症

患　者：3 歳 6 か月（男児）身長 96.5 cm，体重 16.0 kg
主　訴：白い食べ物しか食べない．

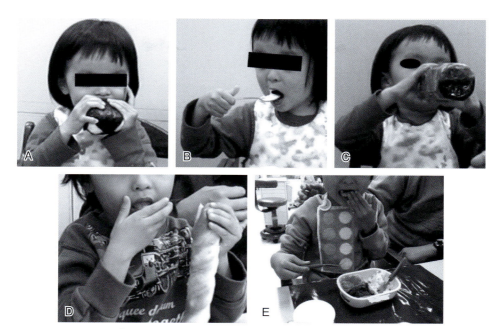

図1-3 事例4. 食べ方のこだわり，感覚偏倚による食行動の問題

初診時，かなり大きなおにぎり（A）と特定の銘柄のヨーグルトしか食べられず，スプーンの把持位置も柄の先端（B）となっている．麦茶はペットボトルから連続飲みができるが，空になるまで一気に飲み続けてしまう（C）．
4歳頃には，スティックパンが食べられるようになったが，前歯咬断はできずにちぎったものを何度も口に出し入れしてようやく飲み込む（D）．
4歳5か月頃，お弁当を幼稚園に持参できるようになったが，食具の把持位置は変わらず，指での押し込み食べがみられる（E）．

病　歴：1歳6か月児健康診査において，言葉の遅れ，共同注視（−）だったことから，某区療育センターでの自由来館指導開始．その後3歳児健康診査においても，言葉の遅れ，こだわりが強く，偏食（＋）が顕著となっていた．3歳2か月時に，小児精神科医師により自閉スペクトラム症と診断され，療育センターでの親子通所訓練が開始となった．離乳食の頃は何でも食べていたが，2歳頃から偏食がみられ，現在は白いご飯と特定のヨーグルト，麦茶しか口にしないという．現在療育施設と幼稚園を併用しているが，お弁当に持参できるものが限られており，今後，学校給食に向けてどのように食事を与えたらよいか，両親が専門医療機関での訓練を希望し来院した．

摂食機能評価（図1-3）：乳歯列は完成し，咬合状態に問題はない．いす座位可能で持参したおにぎりを前歯咬断し，舌の前後の動きが有意ではあるが，左右運動も認められ，嚥下には問題はみられなかった．ヨーグルトはスプーンから自力摂取可能だが食具操作は稚拙である．口唇での捕食，口腔移送，嚥下に問題はみられなかったが，放っておくと，おにぎりにヨーグルトをかけて食べている．麦茶はペットボトルから連続飲みが可能だが，空になるまで一気に飲んでしまう．別の銘柄のヨーグルトを勧めたが，自分でスプーンにてすくうことはできたが，口に入れることはできなかった．

治療計画：まずはおにぎり以外の手づかみできる食材を提供し，自分で持って口に運ぶところ

まででよいので，チャレンジする機会をつくるようにした．ヨーグルトも同様に，違う銘柄を準備し，口に運ぶことを課題として，口に入れることができたら，褒めてあげるように指導した．

経　過：半年ほどでスティックパンが食べられるようになったが，前歯咬断はせず，指でちぎったものを何度も口に出し入れしてようやく飲み込むため，食事時間が少しかかるようになった．家族で外食した際に，回転寿司で鉄火巻を口にすることができてから，少しずつ口にできる食材が増え，初診から1年でいわゆるお弁当として食事を幼稚園にも持参できるようになった．食材に偏りが依然としてあり，食具操作の未熟さや押し込み食べなどがみられるが，園での給食時間は，他児と同じように過ごせるようになった．その後，前歯咬断訓練，食具食べの指導を継続し，就学前に摂食訓練は終了となった．

(内海明美)

2 ｜ 脳性麻痺・重症心身障害児

重症心身障害病棟では，発達期の脳に障害をきたすさまざまな基礎疾患のある障害児者が入院している．特に重症化した呼吸障害のあるものでは，中枢神経系の障害から筋緊張の異常を引き起こし喚気に有効な呼吸運動が障害され，さらに胸郭の変形，誤嚥や嚥下障害などのさまざまな因子が呼吸障害を助長し悪循環に至る．なかでも胸郭の変形は，重力の影響，体幹の反り返りや非対称等によって前後弯や側弯が複合し生じ，大きな影響を与えることがある[1]．

したがって，摂食嚥下障害への対応は口腔内状態のみならず咳嗽，喘鳴，呼吸状態の異常などを十分に確認するとともに，他の疾患同様チームアプローチによる包括的な摂食嚥下リハビリテーションが必要となる．

1 入院中の脳性麻痺・重症心身障害児者への対応例

1．脳性麻痺（極低出生体重児），重度知的障害

患　者：11歳，女児

主　訴：食物を口に溜め込み飲み込めない，むせ・咳込み，咽頭喘鳴がある．

病　歴：痙性四肢麻痺，気管支喘息，甲状腺機能低下，右大腿骨折の既往あり，6歳頃，食事時の筋緊張が強く反り返りと不快発声がみられた．8歳頃，筋緊張のため姿勢調節，体温調節も困難となり，ダイアップの服用回数が増す．右大腿骨を骨折しギプス固定の間，経鼻経管栄養となる．骨折の完治後に経口再開するも，むせ・咳込みを認めた．

摂食機能評価：筋緊張の亢進により伸展反射がみられ姿勢反射を調節できず姿勢制御が困難（図1-4A）．上唇周囲，口腔内の感覚過敏，口呼吸，こぼす（口唇からの漏れ），過開口，舌突出，食具（スプーン）噛みがみられる．嚥下造影検査（VF）では口腔内保持不良，咽頭早期流入から喉頭侵入を認める（図1-4B）．

治療計画：

① 筋緊張が亢進，姿勢の保持が困難なためPT，OT，STが介入，できるだけ長く姿勢を保持，呼吸が安定できるようにする．

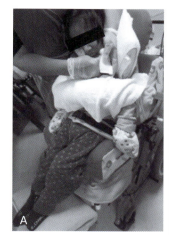
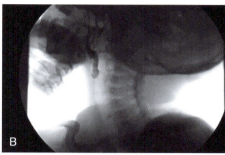

図 1-4
A：姿勢反射を調節できず姿勢制御困難．
B：咽頭早期流入から喉頭侵入がみられる．

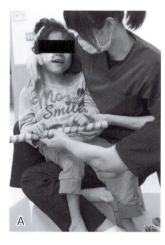
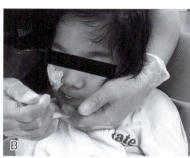

図 1-5
A：姿勢反射の調節ができ姿勢制御が可能になる．
B：捕食時の顎のコントロールの様子．スプーン噛み，舌突出はみられなくなる．

② 食事時以外に口への刺激を増やす．呼吸と嚥下の協調（脱感作療法，口腔機能管理，鼻呼吸訓練，過敏がとれたら頬訓練）を図る．
③ 味覚刺激訓練を行い，嚥下の反応・回数を増す．徐々にペースト食を開始する．

経　過：9歳，骨折の完治後からリハビリテーションの介入が始まり，約2か月で姿勢保持が5〜10分程度可能になった（図 1-5A）．直接訓練は，味覚訓練を1日1回からはじめ，徐々に経口からペースト食を1日1回3口程摂取，2か月経過した段階で5口までをむせなく食べられるようになった．その後経口からの摂取量が増加，5か月後には，全量をむせずに完食できるまでになり，体重も増加した（図 1-5B）．

2．脳性麻痺（新生児仮死後遺症），精神発達遅滞，てんかん

患　者：26歳，男性
主　訴：口唇が閉じられない，こぼす（口唇からの漏れ），舌が出る．
病　歴：四肢痙直アテトーゼ混合型，咽後膿瘍，右頸部膿瘍，難聴の既往あり，8歳頃から筋緊張，頸部の緊張いずれも強く，抗けいれん薬のリボトリール，アレビアチンを内服．頸定

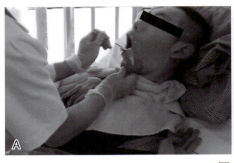
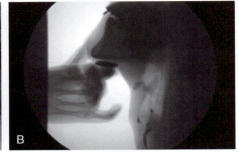

図 1-6
A：筋緊張の異常から捕食時の過開口や舌突出がみられる．
B：頸部伸展による喉頭挙上不良から咽・喉頭内に食塊が散らばり誤嚥がみられる．

可，座位不可．24歳3か月，咽後膿瘍の手術で気管切開術を施行．経鼻経管チューブでの栄養補給となる．

摂食機能評価：食事は全介助，摂食時は，口唇閉鎖不全，過開口，舌突出，スプーン噛みがみられた（図1-6A）．咽頭膿瘍の手術前には，むせ・咳込みが多くなった．術前VFの結果は，固形，液体いずれも咽頭早期流入，咽頭残留から一部喉頭侵入がみられ嚥下中，後に誤嚥を認めた（図1-6B）．

治療計画：
① 間接訓練は鼻呼吸訓練，口腔機能管理，嚥下促通訓練（ガムラビング），直接訓練は味覚刺激訓練（アメ），嚥下訓練（2回以上むせたら中止）を行う．訓練中のむせ，咳込みが少なくなったら再度嚥下造影検査を施行する．
② PTの介入で筋緊張による姿勢反射の調節に姿勢訓練（体幹60度位からほぼ垂直位）を行う．
③ 再検査で誤嚥が認められなければ1日1回訓練食（プリン・なめらかゼリー）を使い，捕食訓練（一口量スプーン2/3量の小盛4g位まで）を行う．間接訓練には頬訓練（毎食前）を加える．
④ ③が順調に経過したら徐々に2回食とし，術前と同じ1日1,400kcalとなるように経鼻経管チューブからの注入量を調整する．

経　過①：術後8か月で，唾液および味覚訓練中のむせ・咳込みがほとんどみられなくなった．過開口および舌突出は顎閉鎖の介助でほぼ制御できるまでになった．

再評価：術後11か月頃のVFの結果は，口腔内の保持，食塊移送ができるようになり咽頭残留，誤嚥もなくなった（図1-7）．

経　過②：約1年が経過，食事時の姿勢はPTの介入で体幹を60度位からほぼ垂直近くまで起こしプリンなどを捕食できるようになった．直接訓練・間接訓練は看護師が治療計画に従い取り組み，約1年半でペースト食とパン粥を1日2回まで摂取できるようになった．また，栄養士のアドバイスで栄養補助食品を経口から摂取させるようにしたことで1日1,400kcalが摂取できるようになった．

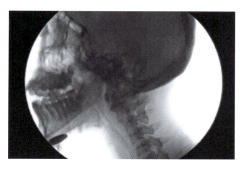

図1-7
頸部前屈位が保持でき，顎閉鎖の調整により喉頭閉鎖，食塊は咽頭から食道へ移送できるようになった．

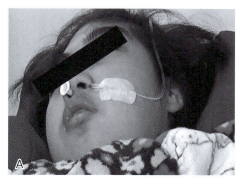 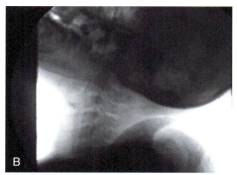

図1-8
A：Nエアウェイと経鼻経管チューブとを装着した状態．
B：Nエアウェイの尖端が喉頭口付近にみられ，食塊の喉頭侵入を認める．

2 在宅の脳性麻痺・重症心身障害児者への対応例

　在宅で生活する重症心身障害児者では，生命予後に大きく影響する呼吸障害や摂食嚥下障害に基づく医療的ケアの必要なものが増えてきている．

　摂食嚥下障害への対応は，患者の全身状態から患者・家族のできることとその他学校・施設等でできることとを十分に話し合って食環境の整備，食形態の整備を中心とした訓練プログラムを立てて進めていく必要がある．

1．難治性てんかん
患　者：19歳，女性
主　訴：食事をうまく食べられない．逆流する．
病　歴：脳梁部分欠損，小脳脳幹萎縮，髄鞘化遅延，睡眠時無呼吸の既往あり，緊張が強く首は右側へ回旋する．上下肢は左運動麻痺がある．頸定不可，S字側弯がみられる．14歳頃に呼吸状態が悪化し次第に経口摂取ができなくなり，経鼻咽頭エアウェイ（以下Nエアウェイ）の使用を開始した（図1-8A）ものの食物が逆流，むせ込みや嚥下の問題が解消されなかったため，県下2次医療機関から当院へ依頼された．
摂食機能評価：口腔内は右側に感覚過敏．捕食時の口唇閉鎖できず，舌の突出もみられた．嚥下後のむせ・咳込み，咽頭喘鳴もみられた．VFにて，嚥下後に咽頭残留がみられ，その後

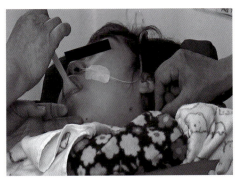

図1-9
Nエアウェイを抜き，経口摂取している．嚥下時の頸部聴診の様子．

の嚥下で誤嚥をみとめた．Nエアウェイが喉頭口付近にあり，一部喉頭蓋の動きを妨げていることが推測された（**図1-8B**）．

<u>治療計画</u>：
① 家庭と学校では，食形態は粒なしペースト，水分はわずかにとろみを添加．脱感作療法（口腔内），口唇訓練，捕食時の口唇閉鎖，舌突出の抑制，捕食から嚥下まで顎閉鎖の介助をする．
② また，Nエアウェイマニュアル[2]では，経口摂取の間は，Nエアウェイを抜くか，引いて1〜3cm浅くするとされていることから，家庭では経口摂取時のNエアウェイを抜いた場合と引いて1〜2cm浅くしたときのむせ込みの有無を確かめ，むせ込みが少ないほうで5〜10口程度から慎重に摂食を始める．

<u>経　過</u>：Nエアウェイを抜いたほうが，むせ込みが少なかった．家庭での経口摂取時には，Nエアウェイを抜きSpO_2モニターを確認しながら訓練するよう指導した．5か月経過した段階で，捕食時の口唇の閉じはよくなった．8か月後は，上唇を下ろして捕食できるまでになった．顎の閉鎖もできるようになった．約1年後には学校給食をほぼ完食できた（**図1-9**）．さらに経鼻経管チューブを抜管するために，家庭において鼻呼吸訓練と頸部挙上訓練（60度リクライニング位から半能動的に頸部を挙上させる）とを追加した．1日1回食事時に経鼻経管チューブを抜くことから取り組んだ．2年が経過し鼻呼吸訓練も40〜50秒できるようになり，首を自力で起こすこともみられるようになった．経口のみでほぼ3食完食できるようになった．

3 まとめ

　脳性麻痺・重症心身障害児の摂食嚥下障害への対応は，病院にあっても在宅にあっても長期間の訓練が必要となるため日々の介護が重要な役割を果たす．そのため，患者にとって無理なく継続できる摂食嚥下の訓練法を選択し提供していく必要がある．

（大塚義顕）

3 | 神経・筋疾患

　神経・筋疾患のなかには原因不明の進行性疾患も含まれており，時間の経過とともに摂食嚥下機能を含めた全身機能が低下してくる場合も多い．そのため，積極的な摂食嚥下リハビリテーションの対象とならないこともある．しかしながら，発達期においては基礎疾患としての神経・筋疾患の進行とは別に，成長とともに身体機能の発達が期待できることも多い．そのため，患児の摂食嚥下機能だけでなく，全身の機能発達の程度も見据えた治療計画を立てていく必要がある．発達に伴う成長と神経・筋疾患の進行に伴う機能の低下の両者に対応していくため，長期間にわたる介入の必要な場合も少なくない．

1 筋ジストロフィー症

　筋ジストロフィー症は，「骨格筋の変性，壊死を主症状とし，臨床的には進行性の筋力低下をみる遺伝性の疾患である」と定義されている．その生命予後は改善されつつあるが，いまだ根治治療は確立されておらず，対症療法やリハビリテーション，合併症対策が治療の主体となっている．

　筋ジストロフィー症は進行性疾患であり，筋力低下や筋萎縮による機能低下は四肢のみならず，摂食嚥下や呼吸に関連する筋にも生じる．そのため，疾患の進行による機能評価を適切に行い，成長発達に合わせた対応が重要である．

患　者：10歳，男児，Duchenne型筋ジストロフィー

病　歴：4歳頃より歩行機能の低下を認め，8歳時には車いす生活となった．特別支援学校入学時より給食は普通食を摂取していたが，最近になり給食中のむせや食べこぼし，残食が多くなり学校での摂食指導において専門医の受診を勧められ，当院受診となった．「家庭では家族と同じ食事を一口大にカットして摂取しており，水分はコップから一口ずつ摂取していた」．

摂食機能評価：自発呼吸可．発話明瞭度は1と2の間であり，意識的に咳をすることはできるが，咳嗽力は弱かった．車椅子上での座位は可能であるが，30分経過後より前傾が著明となった．舌の側方運動は認められるが，顎運動は上下に近い動きであり，側方臼磨は困難な状態であった．

表 1-2　発達期の摂食嚥下障害の原因となる神経・筋疾患

脳神経，末梢神経	先天性（Werdnig-Hoffmann病），腫瘍（神経線維腫症），感染症・感染症後（ジフテリア後麻痺，ポリオ，Guillain-Barré症候群，破傷風），若年性側索硬化症，進行性球麻痺
筋，神経筋接合部	筋ジストロフィー症（進行性，筋強直性，先天性），先天性ミオパチー，Prader-Willi症候群，ミトコンドリア脳筋症，皮膚筋炎，多発筋炎，重症筋無力症

(田角，2014.[1] より一部改変)

治療計画：

① 学校での食事内容を後期食とし，水分との交互嚥下を意識する．

② 家庭での食事内容はこれまでどおりとするが，本人が食べにくそうな食材については，軟らかく調理するなどの工夫を加える．

③ 筋力の低下に伴い，本人の食べやすい食事形態に変更していく必要がある．

経　過：食事内容の変更により給食時のむせや残食は減少し，時間内に完食するようになった．ただし，午前中の授業で疲れてしまい，姿勢の保持がうまくいかない場合には，むせや残食が多くなるとのことであった．家庭では本人が食べにくいと訴える食材については，調理を工夫することで，家族と同じメニューを摂取しているとのことであった．受診開始より半年間安定して食べられているため，学校での摂食指導へ切り替えていくこととなった．

2 先天性ミオパチー

　先天性ミオパチーは骨格筋に原因のある筋原性疾患「ミオパチー」のうち，先天性に発症するものの総称である．その経過は，非進行性または緩徐進行性の臨床経過を示し，乳児重症型，良性先天性，成人発症型に大別される．乳児重症型では，呼吸，摂食嚥下障害に対して生後すぐからの人工呼吸換気や経管栄養が実施され，離脱は困難とされる．

患　者：4歳，男児，先天性ミオパチー

病　歴：生後間もなく，筋緊張低下が認められミオパチーの診断を受けた．24時間の人工呼吸器管理を受けており，栄養は胃瘻からの注入であった．胃瘻にて栄養管理してきたが，他人が食べている様子をみて興味を示すようになってきた．肺炎の既往も2年以上なく，主治医より「経口摂取できるのではないか」との提案があり，当院受診となった．

摂食機能評価：気管切開あり，人工呼吸換気を実施．指差しによる意思疎通は可能であった．わずかであるが声を出すことは可能であり，発話明瞭度4であった．味覚刺激による嚥下促通により嚥下反射の惹起を確認した．ただし，気管切開の影響もあり，喉頭挙上は不良であった．味覚刺激10分後に気切孔より吸引を行ったが味覚刺激に使用した食品の流入は確認されなかった．

治療計画①：

① 同世代の子どもや家族が食事をしている状況をみせることで，食事への興味を引き出す．

② 味覚刺激による嚥下促通訓練を実施する．

③ 嚥下反射の惹起が安定してきたら，VFを実施する．

経　過①：甘味による味覚刺激の受け入れは徐々に良好となった．家族が飲んでいたスープを欲しそうにしていたためスプーンにて口元へもっていったが拒否．試しにシリンジにて与えたところ，自らシリンジを押して摂取したとのことであった．そこでシリンジを用いて一定量摂取が可能であるか，VFを実施することとした．

嚥下造影検査所見：スプーンの受け入れが不良であり，シリンジにての摂取状況を確認した．食塊の口腔内保持は不良であり，シリンジより摂取した弱いとろみつきのスープの咽頭への早期流入が確認された（**図1-10A**）．検査中の喉頭侵入や誤嚥は認められなかったが，とろ

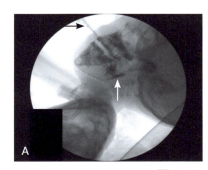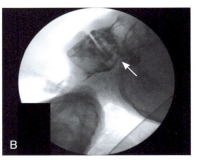

図 1-10　VF 所見
A：シリンジによる摂取と早期流入　　　B：鼻腔への逆流

みのない液状食品にて鼻腔への逆流が認められた（図 1-10B）．

治療計画②：
① 同世代の子どもや家族が食事をしている状況をみせることにより食事への興味を引き出すことを継続する．
② 弱いとろみのついたスープなどをシリンジより摂取可能な水分を本人の希望に合わせて摂取していく．
③ スプーンに慣れることを継続していく．

経　過②：スプーンの受け入れは改善してきたが，なめる程度であり，口腔内に入れることはほとんどなかった．シリンジよりスープや水分は継続して毎日摂取していた．家族の食事時に興味の向いた食材があるとスプーンにつけて手にもたせることで，なめることがあった．学校でも給食を提供してもらうこととなり，気に入った食材は家庭同様にスプーンにつけて数口なめることができるようになった．その後も摂取可能な食品の幅を広げるため訓練継続となった．

3 その他の神経・筋疾患（発達期の非進行性の神経・筋疾患）

患　者：7歳，男児，Guillain-Barré 症候群

病　歴：4歳時にウイルス感染症後に四肢麻痺が出現．Guillain-Barré 症候群の診断を受けた．発症後より気管切開による呼吸管理を受けており，栄養管理は NG チューブにて実施していたが，逆流性食道炎のため6歳時に胃瘻へ変更した．栄養管理を胃瘻へと変更したあとより徐々に経口摂取を再開した．経口摂取は1回／日，5分粥とゼリーを摂取していた．半年前まで気切孔より食物の排出が確認されており，経口摂取の継続にあたっては主治医より「誤嚥性肺炎に注意するように」との指示を受けていた．気切孔からの食物の排出が認められなくなったこと，患児より「もっと食べたい」との希望があったことから，当院を受診となった．

摂食機能評価：気管切開による呼吸管理あり，自発的な咳嗽は可能であった．舌は萎縮しており，突出の指示に対して下顎前歯を何とか越える程度，挙上の指示には咬合面をわずかに越える程度であった．歯列は狭窄しており，下顎の後退と高口蓋を認めた（図 1-11A）．訓練食摂取後，粘度のある食品は口蓋に残留していた．訓練食摂取10分後に自発的な咳嗽を行ったところ，気切孔より訓練食の排出は確認されなかった．

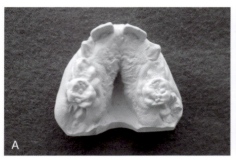
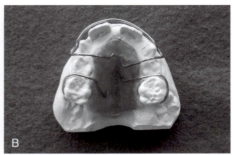

図 1-11　上顎模型と舌接触補助床

治療計画：
① 舌接触補助床（PAP）による固有口腔の形態と送り込みの改善を図る．
② 能動的な舌訓練により，舌の可動範囲の拡大を目指す．
③ 経口摂取回数，摂取量を徐々に増やし，注入量を減らしていく．

経　過：PAP（**図 1-11B**）を使用することで，送り込みが改善され，口蓋部への食物残渣も減少した．舌訓練の継続により突出時は下唇を越える程度まで可動範囲が拡大した．それに伴い摂取可能食品が広がるとともに，摂取量が増加し，訓練開始半年後に全量経口摂取となった．今後の咀嚼訓練移行に際し，歯列狭窄，高口蓋による形態不良が問題となり，保護者と相談のうえ，摂食訓練とともに歯科矯正治療も並行して実施していくこととなった．

（石川健太郎）

4　経管依存症

乳幼児経管栄養依存症は次のように定義されている[1]．
① 長期（3 か月以上）の経管栄養期間を必要とする乳幼児．
② 基礎疾患や全身状態に摂食嚥下機能に影響するような問題がない．
③ 経管栄養を必要とするような運動機能に障害がない（多くは自分で座位，立位をとれる）．
④ 知的能力障害はないかあっても軽度である．

1　症例

患　者：3 歳 0 か月（男児）

主　訴：チューブを抜きたい

現　症：原因不明の多発奇形（唇顎口蓋裂，鼠径ヘルニア，心室中隔欠損，顔面中部低形成），言語発達遅滞，運動発達遅滞．36 週 4 日，2,005 g，44.2 cm にて出生．出生後 1 か月間 NICU にて治療し，哺乳可能にて退院．退院後 Hotz 床使用するが，Hotz 床の着脱を嫌がり，ミルクを飲まなくなった．また，離乳を開始するもうまくいかず，経鼻経管栄養施行．10 か月時に口唇形成術，1 歳 7 か月時に口蓋形成術施行．心室中隔欠損は 10 か月時に自然閉鎖．紹介元にて摂食指導を受けるが，転居に伴い当科を紹介され来院した．

摂食機能評価：初診時の身長は 80 cm（−3.8 SD），体重は 8.0 kg（−3.8 SD）．歩行は可能であ

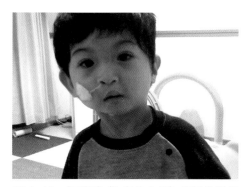

図 1-12　初診時（3歳0か月）の頃の様子
(写真提供：保護者)

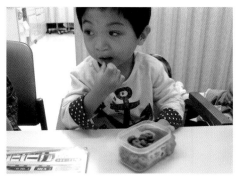

図 1-13　抜管後の様子
抜管後 1 か月経過．手づかみ食べの様子がみられる．

り，単語の発語がみられた．口蓋裂の経過は順調であり，中耳炎の既往，摂食時の鼻咽腔閉鎖不全もみられなかった．また，肺炎の既往もなかった（**図 1-12**）．1日エンシュアが 500 mL（250×2）注入されており，経口からは，こども茶碗 1/3 程度のうどんなどを遊びながら手づかみで 1～2 時間かけて食べる程度であった．水分（おもにお茶）はストローマグからの摂取が可能であった．人に食べさせられることは極端に嫌がった．空腹感を表現することはなく，チューブを自ら抜こうとするような動きはみられなかった．

　診察所見より，口腔機能の未熟性はあるものの嚥下障害はなく，VF などの誤嚥検査の適応はないと判断した．

治療計画：食物への興味はみられるが，あくまでも遊びの一種であること，空腹感を表現することがないことから，経管栄養を意識せず，食べる意欲を引き出すような指導をすることとした．注入の量はもともと 500 kcal と少なかったので，注入の量は特に調整しないこととした．

経　過：初診時に，注入時には「ごはんだよ」などといわず，注入を意識させないようにすること，食べさせることはやめて，自分で食べることを指導した．自分で食べるために，手でもてるもの，ストローを積極的に用いることとした．また，離乳期の兄弟と一緒に食べることを指導した．食べる時期と食べない時期を月単位で繰り返していたが，水分だけは安定して量を取ることができた．次第にお茶以外の水分の摂取も可能となり，野菜ジュース，牛乳，エンシュアが飲めるようになった．食べる時期には手でもてるフライドポテトやスナック菓子などを好んだ．3 歳 7 か月時より保育園に通うようになり，一度保育園でチューブを自ら外してしまった．3 歳 8 か月時（8.7 kg，-3.5 SD）のチューブ交換時に本人がチューブを嫌だと拒否したので抜管とした．抜管後，朝起きると「牛乳」，「チョコワ」と本人が食物を要求するようになった（**図 1-13**）．抜管の約 2 か月後，体重の減少もなく全身状態も良好であった．しかし，まだまだ食事の中心は牛乳，エンシュア，手でもてるようなお菓子やホットケーキなどであった．次第に食べられるものの幅が広がり，抜管の 2 年後（10.0 kg，-3.1 SD）には，好き嫌いはあるものの，保育園での給食はある程度食べられるようになり，保護者の心配も解消した．

表 1-3　乳幼児経管栄養依存症児の特徴

性　別（男：女）		13：22
在胎週数（週）		38.2（31.3〜40.0）
出生体重（g）		2,280（1,163〜2,848）
初診年齢	暦年齢（月） 修正年齢（月）	30（17〜37） 29（17〜37）
経管栄養開始 年齢	暦年齢（月） 修正年齢（月）	0（0〜10） 0（0〜10）
抜去時年齢 （n＝28）	暦年齢（月） 修正年齢（月）	35.5（21.3〜44.8） 35.5（19.5〜42.8）
経管栄養の 種類	経　鼻 胃　瘻	30（85.7） 5（14.3）

粗大運動能	歩　行 伝い歩き つかまり立ち 座　位 頸　定	20（57.1） 3（ 8.6） 5（14.3） 6（17.1） 1（ 2.9）
精神発達 遅滞	な　し 軽　度 中等度	7（20.0） 24（68.6） 4（11.5）
手づかみ 食べの有無	初診時 抜去時（n＝28）	5（14.3） 21（75.0）

median value（range）
Total N＝35（%）

表 1-4　経管栄養を必要とした原因と基礎疾患

経管栄養を必要とした原因		基礎疾患と合併症	
低出生体重児	7（20.0）	精神発達遅滞	19（54.3）
先天性心疾患	7（20.0）	低出生体重児	18（51.4）
慢性肺疾患	3（ 8.6）	先天性心疾患	12（34.3）
喉頭軟化症	3（ 8.6）	染色体異常	4（11.4）
唇顎口蓋裂	2（ 5.7）	喉頭軟化症	3（ 8.6）
診断なし	2（ 5.7）	慢性肺疾患	3（ 8.6）
その他	11（31.4）	唇顎口蓋裂	2（ 5.7）
Russel-Silver 症候群	1（ 2.9）	奇形症候群	2（ 5.7）
脳幹脳炎	1（ 2.9）	胃食道逆流	2（ 5.7）
難治性下痢症	1（ 2.9）	先天性食道狭窄症	2（ 5.7）
胃食道逆流	1（ 2.9）		
染色体異常	1（ 2.9）		
脳腫瘍	1（ 2.9）		
Pierre Robin 症候群	1（ 2.9）		
モヤモヤ病	1（ 2.9）		
拡張型心筋症	1（ 2.9）		
精神発達遅滞	1（ 2.9）		
硬膜下血腫	1（ 2.9）		

Total N＝35（%）

2　解　説

1．乳幼児経管栄養依存症の特徴

　筆者らは乳幼児経管栄養依存症児35名について調査した．乳幼児経管栄養依存症児の特徴を**表 1-3** に，経管栄養を必要とした原因と基礎疾患を**表 1-4** に示す．28名が経管栄養中止（抜去）となり経口摂取へ移行し，7名は経管栄養継続中であった．初診時年齢は中央値30か月（範囲：17〜37か月）で，抜去時年齢は中央値35.5か月（範囲：21.3〜44.8か月）であった．33名（94%）の乳幼児が基礎疾患をもち，24名（69%）が軽度精神発達遅滞であった．大きな運動機能の遅れを認める者はほとんどいなかった．身体発育に関しては，年齢に比べ体重は軽く，SD 値の中央値は－1.4 SD（範囲：－2.4〜－0.7 SD），カウプ指数15未満の児が16名（45.7%）

表 1-5　乳幼児経管依存症への対応

抜去時の年齢 N（%）	0 歳代 4（14.3）	1 歳代 5（17.9）	2 歳代 5（17.9）	3 歳代 9（32.1）	4 歳以降 5（17.9）	計 28（100.0）
対　応						
注入の減少または中止	3（75.0）	3（60.0）	4（80.0）	7（77.8）	1（20.0）	18（60.7）
自食を促す	1（25.0）	3（60.0）	4（80.0）	6（66.7）	2（40.0）	16（57.1）
口腔感覚への対応	0（　0）	0（　0）	0（　0）	2（22.2）	1（20.0）	3（10.7）
筋訓練	0（　0）	0（　0）	0（　0）	0（　0）	0（　0）	0（　0）
その他	1（25.0）	1（20.0）	1（20.0）	0（　0）	1（20.0）	4（14.3）

N＝28

とやせの割合が多い傾向にあった．未熟な状態で出生した児が多く，13 名が 37 週未満の早産児で，18 名が 2,500 g 未満の低出生体重児であった．そのうち 7 名が 28 週未満の超早産児で 1,000 g 未満の超低出生体重児であった．

　乳幼児経管栄養依存症児は，重度な発達の遅れを伴う者は認められず，知的にも身体的発育的にも境界域の児が多いことが示された．

　本症例についても早産，低出生体重の未熟な状態で出生し，乳児期の不快な経験が経口摂取を困難にさせたのではないかと考えられる．

2．経口摂取移行のための対応

　経管栄養中止となった 28 名の経口摂取移行のための対応を**表 1-5** に示す．注入量の調整と自食を促すといった対応が最も多くみられた．特に自食を促すために手づかみ食べを促すことが多かった．初診時には手づかみ食べをする者はほとんどみられなかったが，抜去時には多くの児で手づかみ食べがみられた．

　経口摂取移行のための対応として，田角は以下のようなステップ治療を推奨している[3]．
① 現状の問題点の把握と今後の計画の作成
② 自分で食べる意欲を育てる
③ 好きなものを探し，楽しく自由に食べさせる
④ 経管栄養の注入量の減少
⑤ 経管栄養のためのカテーテルの抜去
⑥ 経管栄養中止後のフォロー

　このように，経口摂取移行のためには，楽しく自分で食べる意欲を育てることが極めて重要であり，意欲が育たないうちに経管栄養の注入量を減少させても，うまくいかないことが多い．乳幼児経管栄養依存症児は重度な発達の遅れは認められないので，楽しく自分で食べられる環境づくりが大切である．「嫌なことはしない」ということが原則である．多くの場合，嫌なものと認識されているのが，スプーンとコップである．受け入れのよい自分で使えるような道具（ストローやストローつきマグなど）を用意する，自分で食べられるような食材を用意する，特に手で持てる食材を用意するなどといった支援が必要である．

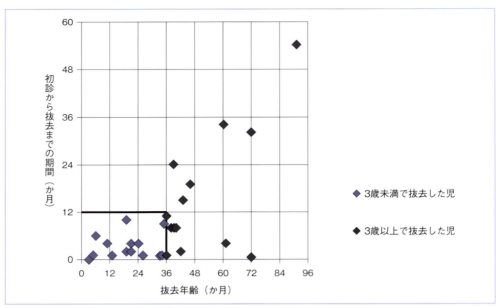

図 1-14　抜去年齢と初診から抜去までの期間の関係
3歳までに経管栄養中止となる児らは，介入から約1年以内に経口摂取へ移行している．3歳までに経管栄養を中止し，経口摂取へ移行するのが理想的であり，3歳を過ぎると経管栄養期間が長引く可能性がある．

3. すみやかな経口摂取移行のために

　抜去時の年齢と初診から抜去までの期間の関係を図1-14に示す．3歳までに経管栄養中止となる児らは，介入から約1年以内に経口摂取へ移行するが，3歳を過ぎると経管栄養が長引く傾向にあることがわかる．したがって，3歳までに経口摂取へ移行するのが理想であり，早期介入こそがすみやかな経口摂取移行には不可欠である．本症例も含め，初診年齢が3歳以上である場合は，経管栄養を拒否するという本人の意思が重要であるのではないかと考える．

（石﨑晶子）

臨床編IV ケースプレゼンテーション

2章 疾患別症例——中途障害

1 脳血管疾患

1 はじめに

　脳血管疾患発症直後では，約50％の割合で摂食嚥下障害が出現するが，2週間後には10～20％まで低下し，半年後には10％程度に落ち着くと報告されている．そのため，急性期，回復期，生活期（在宅，施設）といったステージごとで対応が変化していく．急性期では，原疾患の治療をベースに，肺炎予防のための口腔衛生管理，栄養，水分管理を実施し，摂食嚥下機能改善に向けた早期介入を行う．全身状態が安定した回復期では，摂食嚥下機能の改善が期待される時期であるため，ADLの回復目的に多職種による集中的かつ包括的なリハビリテーションが進められる（**図2-1，2**）．生活期では，生活の場であることを念頭に，家族の事情や，生活環境を鑑みながら，生活の質（quality of life）の維持，改善を目指していく．本節では，脳血管疾患の回復期での対応を中心に紹介する．

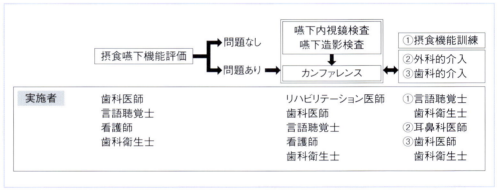

図2-1　回復期における摂食嚥下リハビリテーションの流れ

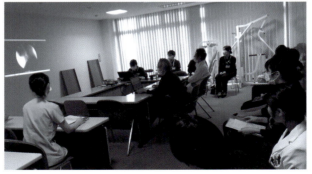

図2-2　多職種によるカンファレンス
医師，歯科医師，言語聴覚士，管理栄養士，看護師，歯科衛生士が参加している．

2 症 例

患　者：77歳，男性．

診　断：脳梗塞（左側中大脳動脈領域）

主症状：右片麻痺，構音障害，摂食嚥下障害

既　往：高血圧，糖尿病

現病歴：右半身脱力，呂律不良にて緊急搬送された．頭部CT検査の結果，左側中大脳動脈領域の脳梗塞と診断され緊急入院した．急性期病院入院時，意識レベルは，JCS（Japan Coma Scale）Ⅱ-10であり，右上下肢弛緩麻痺を認めた．入院後は，経鼻経管栄養にて栄養管理されていたが，入院12日後に誤嚥性肺炎を発症し，摂食嚥下リハビリテーション開始となった．肺炎予防のために看護師と歯科衛生士による口腔衛生管理が行われた．意識レベルがJCS Ⅰ-3と改善してきたため，口腔衛生管理と併せて言語聴覚士による間接訓練として，冷圧刺激（thermal-tactile stimulation）が開始された．しかし，直接訓練開始には至らず発症28日後に回復期病院へ転院となった．

3 経 過

回復期病院転院翌日に，言語聴覚士による摂食嚥下機能評価が行われた．

全身所見：栄養法は経鼻経管栄養のみ．意識レベルは，JCS Ⅰ-3で，見当識障害が中等度あり，発話明瞭度は話題を知っていればわかる程度（発話明瞭度3）であった．

　　　　ADLは，BI（Barthel Index）[*1]が15点と低値であり，全介助であった．

口腔内所見：口腔衛生状態は不良で，全顎的に歯肉の腫脹，発赤があった．口腔内はやや乾燥しており，上下顎臼歯部欠損に対して義歯を使用していた．

摂食嚥下機能評価：脳神経麻痺を示す所見はなかったが，顎顔面，舌の動作は緩慢で，可動域制限がみられた．感覚障害はなく，咽頭絞扼反射も認められた．咳嗽力は弱く，発声持続時間（MPT）は10秒であった．

　　　スクリーニングテストでは，RSST：2回/30 s，MWST：3a点（むせなし），FT：4点（ゼリー使用）であった．

[*1] **BI（Barthel Index）:** バーセルインデックスとは，ADL（日常生活動作）を評価する世界共通の評価法である．身辺動作と移動動作の二つの観点で全10項目（食事，移乗，整容，トイレ動作，入浴，移動，階段昇降，更衣，排便自制，排尿自制）があり，各項目0〜15点で点数化して，自立度に従って合計100点満点で評価する．評価基準もシンプルでわかりやすいのが特徴．

　　総合点のおおよその目安を以下に示す．

　　100点……自立している

　　85点以下…介助量が少ない

　　60点以下…起居活動動作を中心に介助が必要

　　40点以下…介助量が多く，ほぼすべての項目に介助が必要

　　20点以下…全介助レベル

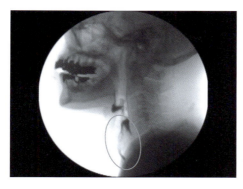

図 2-3 液体 10 mL 摂取後の VF 画像
咽頭に残留したバリウムが嚥下後に誤嚥されていた．

表 2-1 各訓練の評価，目的，介入内容，実施者

	評　価	目　的	介入内容	実施者
間接訓練	口腔清掃状態不良	肺炎予防	口腔衛生管理	DH
	顎顔面，舌の可動域低下	頰，口唇，舌の可動域拡大	頰，口唇，舌の自動・他動運動	ST, DH
	舌骨・喉頭運動不良	舌骨・喉頭運動改善	Shaker 法	ST
	喉頭閉鎖不全	喉頭閉鎖改善	プッシング訓練	ST
	咳嗽力低下	咳嗽力向上	咳嗽訓練	ST
直接訓練	液体誤嚥 ペーストでは咽頭残留を認めるも誤嚥なし	咽頭期改善 経口より栄養を摂取	液体は薄いとろみつき ペースト食より食事を開始	ST, Ns
	食事時の注意事項：SpO_2の確認，反復嚥下 2 回，湿性音聴診時は咳嗽の徹底，食事時間は 30 分程度とする． 中止基準：摂食時の激しいむせや持続する湿性嗄声，呼吸困難感，SpO_2が 90% 以下に低下．			

　入院 3 日後に嚥下内視鏡検査（VE）と嚥下造影検査（VF）が実施された．VE 時には，咽頭，喉頭に器質的な異常はなく，運動も良好であった．咽頭の唾液貯留はなかった．
　VF は，座位にて実施された．液体 4 mL では，嚥下惹起は良好であったが，不顕性に喉頭侵入し，10 mL では誤嚥を認めた（図 2-3）．薄いとろみ 4 mL，10 mL では咽頭残留を認めたが，誤嚥はなく，複数回嚥下で咽頭残留はなくなった．一方，食事は，ゼリー，ペーストの摂取で，誤嚥はなく，咽頭残留を認めるも，繰り返し嚥下かつ咳嗽を励行することでクリアできた．全粥は誤嚥を認めなかったが，咽頭内残留を多量に認めた．
　咽頭圧低下，舌骨と喉頭の挙上不良および喉頭閉鎖不全を認めたことから中等度摂食嚥下障害と診断し，表 2-1 に示すような直接訓練と間接訓練を行うこととした．

　ST または看護師（Ns）の見守りのもとで，昼食時のみペースト食，ゼリー粥を用いて直接訓練を開始した．ST による間接訓練が週 3 回実施され，歯科衛生士（DH）による口腔衛生管理が週 2 回実施された．朝夕の栄養摂取は，経鼻経管栄養によって継続された．
訓練開始 4 日目：むせや湿性嗄声なく，食事を全量摂取できており，発熱，痰の増加などの炎症所見もなかったため，1 日 3 食の食事摂取とした．

訓練開始 7 日目：食事を 8 割程度摂取できていたため経鼻経管栄養を終了した

訓練開始 14 日目：RSST：3 回/30 s，MWST：3a 点．誤嚥の兆候なく，ペースト食を全量摂取できていたため，食事形態を半固形食，全粥に変更した．摂取方法は一部介助であった．

訓練開始 21 日目：RSST：4 回/30 s，MWST：5 点．食事を自己摂取できるようになり，食後の呼吸音は清明で，発熱を認めなかった．

　同日に，VF による再評価が行われた．液体 4 mL では，喉頭侵入，誤嚥はなく嚥下可能であったが，コップ飲みで少量の誤嚥を認めた．嚥下調整食（全粥，ペースト）の摂取では，喉頭蓋谷に少量残留を認めたも，複数回嚥下により除去された．軟菜，軟飯摂取では咽頭内残留量が増加した．咽頭圧の形成不全と舌骨と喉頭の挙上不良は認めたが，喉頭閉鎖不全は改善していた．

　本結果より，液体は，薄いとろみを継続とし，食形態は咀嚼移行食へ変更とした．間接訓練は，口腔衛生管理，頬・口唇・舌の可動域拡大訓練，Shaker 法を継続とした．

訓練開始 35 日目：RSST：4 回/30 s，MWST：5 点．口腔内残留，咽頭残留感が消失したため，軟菜食に変更した．

訓練開始 49 日目：RSST：5 回/30 s，MWST：5 点，MPT：23 s．軟菜食を誤嚥の兆候なく全量摂取できるようになったため，普通食へ変更した．水分は一口量を注意するよう指示し，とろみを使用しない方針とした．

訓練開始 54 日目：普通食を自己摂取可能となり自宅退院となった．退院時の ADL は，BI が 75 点であり，日常生活動作はほぼ自立するまで回復した．

4 最後に

　本症例では，一側性の大脳病変による偽（仮）性球麻痺様の症状が出現していた．全身状態の改善が遅く，急性期でのリハビリテーションはあまり進まなかったが，回復期病院に転院後，適切な摂食嚥下機能評価と集約的なリハビリテーションによって，栄養摂取は入院時の経管栄養から普通食摂取にまで改善した（図 2-4）．脳血管疾患は，神経変性疾患や認知症とは異なり，発症後，回復することが多いが，その過程で適切な摂食機能評価とリハビリテーションを行うことで，効果的な機能回復が見込まれる．

　脳血管疾患では，急性期の早期介入からから生活期での訪問リハに至るまで，シームレスな対応が求められる．各期での多職種間連携とともに，各期の間での情報共有を行い，家族とともに包括的なアプローチが能力の最大限の回復につながっていく．

（谷口裕重，松尾浩一郎）

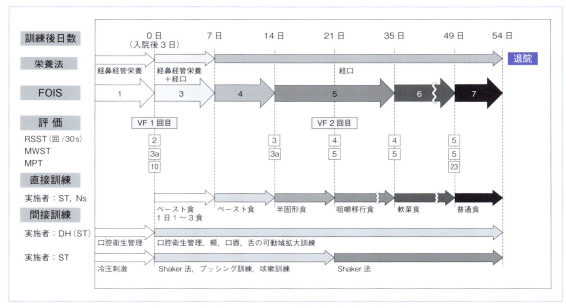

図 2-4　本症例における経過と栄養法，介入内容

2 神経変性疾患における摂食嚥下障害

　神経変性疾患の嚥下障害は，その原因疾患の特徴の理解が必須である．本章では，代表的な神経変性疾患である筋萎縮性側索硬化症（Amyotrophic Lateral Sclerosis, ALS），Parkinson病（Parkinson Disease, PD），多系統萎縮症（Multiple System Atrophy, MSA）の三つの疾患について，疾患の概要，摂食嚥下障害の特徴，摂食嚥下障害への対応に分けて述べる．

1 筋萎縮性側索硬化症（Amyotrophic Lateral Sclerosis, ALS）

1．疾患の概要

　疾患の特徴としては，進行性の上位および下位運動ニューロン障害を複数の身体部位で認める神経変性疾患である．上位・下位運動ニューロン障害の徴候が四肢・体幹・脳神経領域に進展する古典型と，病初期における脳神経領域の障害の徴候が強い進行性球麻痺型の頻度が高い．症状の進行は比較的急速で，呼吸管理をしなければ，発症からの生存期間の中央値は24〜48か月[1]と報告されている．

　以下に，球麻痺型で進行が急速であった症例における摂食嚥下障害の特徴を示す．

患　者：72歳，女性

現病歴：半年前より発話時の呂律不良を認め近医を受診したが改善せず．1か月前に脳神経内科を紹介受診，入院精査後にALSと診断された．現在の摂食嚥下機能評価目的に当科を紹介受診．

既往歴：特記事項なし

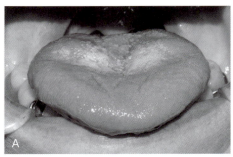 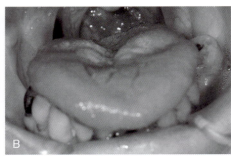

図2-5　初診時（A）と再評価時（B）における舌の比較
初診時に比べ再評価時には舌萎縮の進行が認められる．

2．初診時摂食嚥下機能評価
主　訴：水を飲むとむせる．

呼吸機能は随意咳嗽力，ハッフィング力の低下を認め，ブローイング持続時間は20秒であった．発話明瞭度は，軟口蓋音が低下し，開鼻声も認められた．最大発声持続時間は14秒であった．口腔内では舌萎縮が軽度に認められ（図2-5A），また線維束性収縮が認められた．JMS舌圧測定器による舌圧は15.7 kPaであった（健常な70歳代女性は約30 kPa）[2]．

（→軟口蓋音の発話明瞭度低下＝舌後方運動不良．開鼻声＝軟口蓋挙上運動不良．線維束性収縮＝下位運動ニューロンの障害）

RSSTは6回/30秒，MWSTは5点であった．

3．VF
準備期，口腔期：舌運動不良に伴う，食塊形成，移送不良を認めた．舌根部における固形物の残留が認められた．

咽頭期：嚥下時の咽頭収縮力および咽頭壁のコンタクトの不良，軟口蓋挙上，および喉頭挙上運動の不良を認めた．結果，嚥下後には食塊が咽頭壁に付着し，下咽頭残留を少量認めた．

液体の連続摂取では機会的に声帯レベルまで不顕性に侵入するが，嚥下後に排出された．薄いとろみつき液体では喉頭侵入は認められなかった．

4．診断と対応
ALS（進行性球麻痺型）を起因とした，舌筋および咽頭筋の運動不良を伴う機能的嚥下障害．
・舌運動不良に伴う咀嚼不良，および食塊形成不良に対しては，食形態を軟菜食とし，さらにまとまりやすいものとした．
・液体摂取時の機会誤嚥リスクがあるため，薄いとろみづけを行うよう指導した．

5．経　過
脳神経内科では進行性球麻痺型のALSであること，努力性肺活量の低下が認められたことから，胃瘻造設の時期と判断され，胃瘻造設後退院となった．脳神経内科の受診とともに，1

か月単位の外来経過フォローを開始した．液体へのとろみづけでむせは減少したが，咀嚼困難感が徐々に増加，食事時間の延長がみられ，米飯から粥への食形態の変更が必要になった．

1）初診より5か月．嚥下造影検査による再評価

初診時に比べ，固形物の口腔内残留および喉頭蓋谷の残留，残留物の鼻咽腔逆流も認められた．また，体重減少がみられたことから，脳神経内科主治医に報告，胃瘻の使用を開始した．

2）初診より10か月．嚥下機能再評価

ブローイング持続時間が10秒に短縮した．発話明瞭度が顕著に低下し，嗄声，声量低下を認め，最大発声持続時間は5秒であった．舌萎縮が進行し（図2-5B），JMS舌圧測定器による舌圧は7.9 kPaであった．RSSTは5回/30秒，MWSTは3b点であった．

（→ブローイング時間の短縮＝呼吸機能低下．嗄声，発声持続時間低下＝喉頭，声帯筋機能低下．舌萎縮，舌圧低下＝舌筋力の低下）

3）初診より12か月．VFによる再評価

90度座位にてとろみつき液体ティースプーン1杯を摂取すると口腔底の残留，梨状陥凹（梨状窩）残留を認めるようになった．また，梨状陥凹の残留物は，追加嚥下時に喉頭侵入，誤嚥像が認められた．姿勢を60度リクライニング位としてとろみつき液体とすると，誤嚥なく摂取できた．食事による栄養摂取は困難と判断し，主治医に報告した．本人の経口摂取意欲が強かったため，60度リクライニング位でのとろみつき液体摂取をティースプーン10口までとして継続した．

4）初診より14か月

夜間の呼吸苦が憎悪したため脳神経内科入院，NPPV（非侵襲的陽圧換気療法）が導入された．同時に唾液の嚥下困難，流涎を認めるようになり，持続的な吸引が必要になった．経口摂取は中止となり，口腔ケア，吸引補助を継続した．気管切開などの処置は本人が望まず，このまま療養型病院に転院となった．

2 Parkinson病（Parkinson Disease，PD）

1．疾患の概要

中脳の黒質のドパミン産生細胞の変性を主体とし，ドパミンの欠乏により大脳基底核から大脳皮質への入力バランスが崩れ，運動の過剰抑制が起こる．大脳基底核の機能が障害されたことによる症状（錐体外路症状）を主症状とし，その四大運動症状として，① 安静時振戦，② 筋強剛（筋固縮），③ 無動・寡動，④ 姿勢保持障害を特徴とする．

Parkinson病では嚥下運動のプロセスである随意運動，反射運動，自律運動のすべて（先行期から食道期まで）が障害され，パーキンソニズムが特に舌に生じると，舌運動不良による食塊の口腔への溜め込み様の症状や，食塊の分割嚥下，口腔内残留を生じる．また，運動症状が嚥下運動自体に及ぶと，食塊の流入に対する嚥下反射惹起の遅れ，喉頭挙上運動不良が生じ，結果的に誤嚥や咽頭残留を生じる．

本症例は，孤発性Parkinson病における摂食嚥下障害と対応を示す．

患　者：85歳，女性

現病歴：15年程前より，食器が洗いにくいなどの手の使いづらさ，下肢の振戦が出現し，脳神経内科にてParkinson病と診断され，脳神経内科外来に通院していた．

胃潰瘍の悪化，腹痛にて当院消化器外科と兼科で脳神経内科入院中．現在，全粥，軟軟菜食，とろみつき液体を摂取しているが，食事時間の延長，嚥下困難感が憎悪しているため，嚥下機能評価目的に当科初診となった．

既往歴：胃潰瘍，逆流性食道炎

2．初診時摂食嚥下機能評価

主　訴：食事に時間がかかる．

仮面様顔貌で，随意動作は全体的に緩慢であった．構音は，連続音が緩慢，開鼻声を認め，発声持続時間は5秒であった．舌は安静時の振戦が軽度に認められた．嚥下機能として，反復唾液嚥下テストは1回/30秒，改訂水飲みテストは3b（液体顕性誤嚥）で複数回嚥下であった．

食事場面では全粥，軟軟菜食，とろみつき液体を自力摂取するが，1～1.5時間程の食事時間で途中から介助を要した．

3．VF

準備期，口腔期：全試行を通じてパーキンソニズムを認め，舌運動不良による食塊の口腔への溜め込み様の症状や，食塊の分割嚥下，口腔内残留を認めた．中間のとろみつき液体摂取時に比べ，粥など半固形物摂取時は咀嚼様運動が起こり，口腔内への溜め込み様の動態が少なく，嚥下反射が惹起された．

咽頭期：液体摂取時には，液体が梨状陥凹に達してからの嚥下惹起，喉頭侵入を認め，また，鼻咽腔逆流が認められた．嚥下機能評価の結果と併せて液体は誤嚥リスクが高いと判断した．増粘した中間のとろみつき液体摂取では，嚥下後の梨状陥凹残留が認められた．ゼリー摂取では，梨状陥凹残留量が減少した．

食道期：胸部下部食道に食塊の停滞あり．

4．診断と対応

Parkinson病を起因とした，舌運動不良，嚥下惹起遅延を伴う機能的嚥下障害．

・パーキンソニズムが軽度なときに経口摂取できるような，服薬のタイミング調整による運動調整を考慮する．

・梨状陥凹残留が多いため，粥食の食形態とした．液体は誤嚥リスクが高く，増粘とろみづけを継続する．半固形物では，咀嚼様運動により食塊移送と嚥下惹起が比較的スムーズであることから，使用していた義歯の安定化を積極的に図る．

・梨状陥凹残留の軽減を目的に，交互嚥下，服薬等にゼリー摂取を利用する．

・嚥下関連筋の筋緊張，固縮の軽減を目的とした，口唇運動，舌運動，頸部ストレッチを自主的，ないし他動的に実施する．

5．経　過

自宅退院後は，脳神経内科の外来通院に合わせて，1か月ごとにフォローを継続した．外来通院時には，痰量の増加，体重減少，食事摂取状況の確認，義歯使用状況の確認と調整，およ

び口腔周囲，頸部ストレッチの確認を行い，半年毎に VF による評価を行った．

1）初診より約 1 年半

嚥下惹起までの時間と食事時間の延長，および食事量の減少が目立ち始め，脳神経内科に入院，薬剤調整の検討が行われた．Wearing-off 現象（L-dopa の長期服用により有効時間が短縮し，効果が切れると Parkinson 病症状が悪化する）がみられ，内服も困難な場面が多く，経口摂取継続の可否を判断するために，VF にて再評価を実施した．

①VF

レボドパの静脈点滴を実施後であったが，パーキンソニズム，とくに無動傾向が強く，頸部の姿勢保持も困難．クッションで座位姿勢を保持．

準備期，口腔期：とろみつき液体は舌根部に保持したまま咽頭流入が起きず摂取困難．リクライニング位 50 度では，咽頭流入，嚥下反射惹起を認めた．粥摂取時には弱い咀嚼様運動あり，食塊移送から嚥下反射惹起までの時間は短い．

咽頭期：嚥下反射後の梨状陥凹残留が多く，複数回嚥下，空嚥下は実施困難．食事による連続摂取では残留物の誤嚥リスクが高いと判断した．

以上の結果から，主治医，本人，家族と相談し，経管栄養（経鼻胃管）の導入となった．

2）初診より 1 年 8 か月

胃瘻造設を実施，経管栄養主体の栄養摂取となった．患者本人の経口摂取継続の意欲は強く，直接訓練は継続した．訓練前の嚥下関連筋のストレッチ，および数口の半固形物，ゼリー摂取を，off 状態でない場合を条件に行うこととした．また義歯使用が継続できるよう調整を実施した．療養型施設への転院となり，紹介状を作成し介入終了となった．

3 多系統萎縮症（Multiple System Atrophy, MSA）

1．疾患の概要

多系統萎縮症は，脊髄小脳変性症のなかでも孤発性に分類され，成年期に発症し，小脳，錐体外路，自律神経の 3 系統が変性する疾患である．MSA-C は，体幹失調，酩酊様歩行，四肢の協調運動障害，構音障害などを主要症候とする．一方，MSA-P はパーキンソニズムなどが主要症候である．双方に共通して起立性低血圧，排尿障害，食道停滞[3]などの自律神経症状がみられる．また，睡眠中の突然死がしばしば認められ，食物の逆流や痰による窒息が原因となることがある[4]．

以下に，MSA-P 患者における摂食嚥下障害の一例を示す．

患　者：63 歳，女性

現病歴：6 年前より動作時の両手の震えが出現．近医通院，内服するも改善は認められなかった．2 年前に当院脳神経内科紹介にて初診，仮面様顔貌，軽度の四肢の筋強剛，姿勢保持障害を認め，精査の結果，多系統萎縮症の診断となった．その後徐々に歩行障害が増悪，杖や歩行器での歩行，首下がりが出現した．

多系統萎縮症の評価目的に当院脳神経内科入院，嚥下機能評価目的に当科紹介受診．

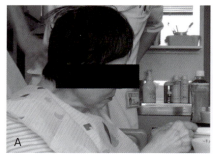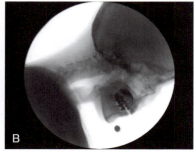

図 2-6　MSA-P 患者における食事時の首下がり（A）と VF 像（B）
VF では，パーキンソニズムによる舌運動障害，および首下がりの影響を伴う重力による食塊移送時間の延長を認めた．

2. 初診時摂食嚥下機能評価

主　訴：詰まる感じはないが，なかなか飲み込めない．

　随意咳嗽力，ハッフィング力の低下を認めた．構音は，発話明瞭度は 1，嗄声なし，連続音が緩慢で歪みを認め，最大発声持続時間は 10 秒であった．頸部の首下がり（**図 2-6A**），後屈時の可動域不良が認められた．口唇，舌は振戦を認めた．口腔衛生状態が不良で，食渣が付着していた．RSST は 1 回/30 秒，MWST は 4 点，嚥下惹起は遅い．液体には既にとろみをつけての対応を行っていた．

3. VF

準備期，口腔期：パーキンソニズムによる舌運動不良に伴い，咀嚼，食塊形成，移送が不良であった．さらに首下がりの影響もあり咽頭移送が困難（**図 2-6B**）で，食塊の口腔への溜め込み様の症状や，食塊の分割嚥下，口腔内残留が認められた．

咽頭期：食塊が中咽頭に達すると嚥下反射が惹起され，嚥下後のクリアランスは良好であった．とろみつき液体をストロー摂取時には喉頭侵入，および誤嚥像は認められなかった

食道期：食道停滞を軽度に認めたが，唾液嚥下でクリアランスを図ることができた．

4. 診断と対応

　MSA-P を起因とした，口腔周囲筋運動，頸部運動不良を伴う機能的嚥下障害．
・液体摂取時の機会誤嚥リスクあり，とろみづけ，ストロー摂取は継続する．
・食事開始前は首下がりの影響を軽減するため，姿勢調整やリラクゼーションを行う．
・口腔衛生状態の不良については，セルフケア方法の工夫（電動ブラシの利用）を行う．

5. 経　過

　退院後，脳神経内科外来受診にあわせて，3 か月ごとのフォローを継続し，著変なく経過していた．

1）初診より 1 年．嚥下機能再評価

主　訴：嚥下困難感の憎悪，食事摂取量の低下．

　声量低下を認め，すべての随意動作，反応性の低下を認めた．構音は，発話明瞭度は 2，声量低下，無力性嗄声あり最大発声持続時間は 5 秒であった．口唇や舌の粗大運動の可動域は概ね保たれているが緩慢で，振戦あり．口腔衛生状態不良，偽膜様の白色病変が頬粘膜，口蓋に認められ，カンジダ簡易検査陽性であった．MWST は 1 回/30 秒，RSST は 3b 点（嚥下惹起の遅延，嚥下後の咳嗽あり）．

①VF

準備期，口腔期：リクライニング 60 度，とろみつき液体，ゼリーを摂取．口腔内への溜め込み様動作，無動あり．

咽頭期：喉頭蓋谷に少量の残留はあるが，2 回の嚥下でクリアランス可能．液体 3 mL 摂取では，不顕性の喉頭侵入，一部声門下への誤嚥あり．姿勢を 45 度リクライニングに変更，とろみつき液体，ゼリーの移送は改善した．

食道期：蠕動運動の不良あり．1 年前の VF と比較して食道停滞が認められた．

　経口による必要カロリーの摂取は困難と判断，脳神経内科主治医に連絡し，入院下での栄養管理，療養体制の検討，経鼻胃管による経管栄養法が導入された．経口摂取については，パーキンソニズムの症状が軽度で嚥下惹起がスムーズな時間帯を選択し，またリクライニング位を利用して，食塊移送を補助しながら少量ずつ摂取する方針とした．カンジダに対しては抗真菌薬の処方により改善した．

　在宅療養に戻り，1 か月ごとの脳神経内科の外来受診と合わせて評価を継続した．

（真柄　仁，下畑享良）

3　頭頸部腫瘍術後における摂食嚥下障害

1　頭頸部腫瘍術後の摂食嚥下障害の特徴

1．器質的障害

　原発部位の切除に伴う器質的障害が主たる摂食嚥下障害の病態像となるため，切除範囲に関する解剖学的な知識が術後の摂食嚥下障害の理解に必須である．一般的に，口腔癌では準備期，口腔期の障害が，中咽頭癌では準備期〜咽頭期の障害が中心となり，食塊の口腔内保持不良による咽頭への早期流入，食塊移送能の低下，嚥下反射惹起との協調性の低下による食塊の口腔咽頭残留や誤嚥などが生じる．頸部郭清術後では，創部の瘢痕収縮により舌骨・喉頭の挙上運動が低下して咽頭期障害が生じやすいと考えられるが，実際は原発部位の大きさや再建組織の影響も大きい[1]．

2．化学放射線療法による障害

　頭頸部癌の約 90％は扁平上皮癌であり放射線感受性が高いため，放射線治療が選択されることが多い．転移リスクの高い進行癌では化学療法が選択され，放射線療法と併用される（化学

放射線療法〈chemoradiotherapy, CRT〉). 化学療法や放射線療法では, 粘膜炎, 疼痛などの急性障害が生じ, 摂食嚥下障害が生じる. 一方で, 放射線治療後数年を経て, 照射野内組織の晩期障害がみられる[2]. 具体的には, 咽喉頭粘膜の感覚障害, 嚥下関連筋群の萎縮や線維化による摂食嚥下障害の重篤化がある.

3. 全身状態の考慮

頭頸部腫瘍術後患者の摂食嚥下障害は, 他の疾患に比べ, 局所的な器質的障害が中心となる. たとえば神経筋変性疾患は, 摂食嚥下障害だけでなく, 高次脳機能, 呼吸機能, 自律神経機能の低下が生じ, 脳血管疾患でも障害部位によって, 同様の機能低下が起こり得る. すなわち, 頭頸部腫瘍術後患者では, 全身状態の安定が得られた場合, リハビリテーションへのコンプライアンス, 耐久性, 機能向上が期待できる.

2 摂食嚥下障害への対応と症例

頭頸部腫瘍術後患者の摂食嚥下障害への対応として, ① 残存組織の機能訓練, 代償法, ② 器質的欠損に対する補綴的対応, ③ 外科的アプローチがあげられる.

①については, 摂食嚥下障害を診断し, 口腔, 嚥下機能の評価を行い, 摂食嚥下訓練 (口腔器官運動, Mendelsohn 手技, 姿勢調整など), 代償手段の指導 (頸部姿勢調整, 回旋嚥下, 息こらえ嚥下訓練) が有効であると報告されている[3,4].

②については, 顎義歯, 舌接触補助床 (Palatal Augmentation Prosthesis, PAP), 顎顔面補綴 (顔面エピテーゼ含む) 等が適応される.

③については, 形成外科的なアプローチだけでなく, 広範に及ぶ欠損に対する咬合再建も含まれる. 顎顔面補綴は条件はあるがインプラント補綴の場合でも保険適用になっている.

以下に, 口腔腫瘍術後に準備期および口腔期障害を生じた症例に対し, 嚥下訓練, および補綴装置により対応した症例を提示する.

患　者：56 歳, 男性

現病歴：半年前より左側舌疼痛あり, 近医歯科受診し, 軟膏の塗布で改善せず, 精査を勧められた. 当院口腔外科初診, 生検後, 口底部扁平上皮癌 T4aN2cM0 の診断となった. 術前化学療法のあとに, 腫瘍切除術, 遊離大腿皮弁再建術, 両側頸部郭清術の方針となった (**図 2-7**). 嚥下機能評価目的に術前より当科初診となった.

1. 経　過

1) 術前. 摂食嚥下機能評価

呼　吸：随意咳嗽, ハッフィング良好. 呼気持続時間：58 秒.

発声・構音：発話明瞭度：1. 発声持続時間：25 秒.

舌：左側運動時に疼痛あるが可動域制限なし, 舌圧：33.8 kPa (JMS 舌圧測定器).

嚥　下：RSST：8 回/30 秒, MWST：5 点.

術前 VF (1 回目) を実施, 術前の嚥下機能は問題ないと判断した. 術前の造影 MRI (**図 2-7C**) では, 左側のオトガイ舌筋, 舌骨舌筋等の外舌筋, 内舌筋の一部, また顎舌骨筋を含む舌

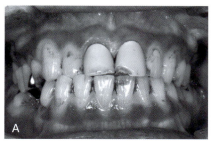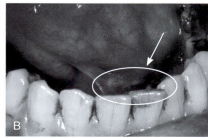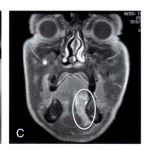

図2-7　術前の口腔内写真正面（A）と腫瘍部位（B），および造影MRI画像の第一大臼歯部前頭断（C）

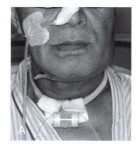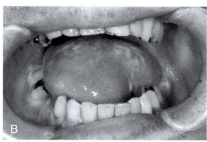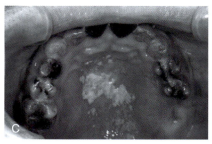

図2-8　術後の下顔面顔貌（A）と口腔内挺舌時（B），上顎の咬合面観（C）
挺舌時の舌可動性はほぼない状態で，下顎歯列に届かない状況であった．

骨舌筋の切除が予定され，口底部の実質欠損だけでなく，舌運動が大きく障害されることが予想された．

2）術後2週間．嚥下機能評価

　全身状態が安定化したため，経口摂取再開，嚥下機能評価目的に再診，機能評価を実施した（図2-8）．

栄　養：経鼻胃管

呼　吸：気管切開処置（カフつきカニューレ），構音評価不可．カフ上の分泌物極少量あり．気切孔から痰の喀出可能．頸部，可動域制限あり．口唇：左側運動不良．

舌運動：挺舌，左右運動不可（歯列レベル）．舌圧：1.2 kPa．

口腔内：上顎口蓋部には舌機能不良に伴う，汚れの付着あり．

嚥　下：RSST：3回/30秒，MWST：5点（複数回，口腔内に多量に残留）．翌日にはカニューレ抜去の可否について，VE（1回目）にて検討した．

　姿　勢：座位，頸部は枕で固定．

　咽頭内安静時：唾液分泌物の貯留は梨状窩に少量あり．

　食塊通過：とろみつき液体，ゼリーを少量摂取．舌背部に置くと左側前方口底欠損部に落ち込み摂取量のほとんどが残留する．舌根部に置くと少量咽頭流入あり，嚥下で誤嚥なく食道流入可能．

　診　断：口腔腫瘍術後，頸部，舌運動不良を伴う器質的嚥下障害．

　以上の診断から，舌，および頸部可動域拡大訓練を開始した．口腔運動および唾液嚥下機能改善を目的に氷なめ嚥下訓練を開始した．また，唾液の嚥下処理可能，咳嗽力が十分であ

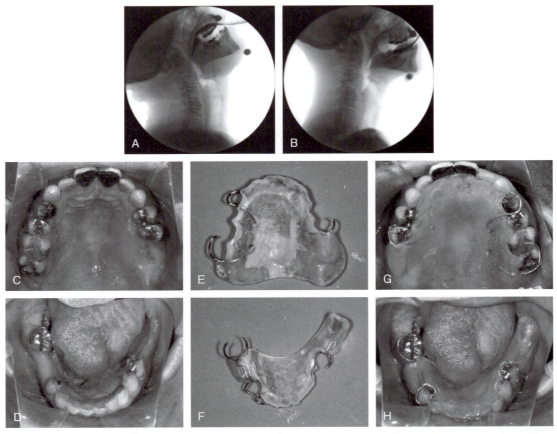

図2-9 暫間義歯装着前（A），後（B）のVF側面像，および上下の装着なし口腔内写真（C，D），装着義歯（E，F）および装着時口腔内写真（G，H）

ると判断し，気管切開カニューレ抜去を主治医に依頼し，少量の直接訓練を開始した．

3）術後1か月

間接訓練として舌，および頸部可動域拡大訓練の継続．直接訓練として，ゼリー，とろみつき液体摂取を継続し，経過良好にて食事を用いた訓練可能かどうかを判断するために，VF（2回目）を実施した（図2-9）．左側口底部の実質欠損部に食塊が貯留すると食塊移送，嚥下不可であったが，柄の長いスプーンを用いて，舌根部に置くことで嚥下可能となった（図2-9A）．

4）術後1か月半

上下顎に暫間義歯を装着した．上顎義歯は左側臼歯部欠損を補うだけでなく，舌接触補助床（PAP）形態として，舌運動不良，食塊形成，移送困難の改善を狙った．下顎義歯は臼歯部欠損を補うだけでなく，左側口底部の実質欠損を補填する義歯床形態として，欠損部への食塊貯留を防止する形態とした（図2-9C～H）．義歯の装着により，舌圧が2.2 kPa（義歯なし）から，4.6 kPaに増加した．また，VF（3回目）では，口腔前方部から咽頭部への固形物の移送が可能となり（図2-9B），粥3 g摂取時の口腔移送時間は5.10秒に短縮し（義歯未装着時10.43秒），3食経口摂取へ移行（経鼻胃管抜去），およびミキサー食から半固形食，粥食への食形態の食上げが可能となった．

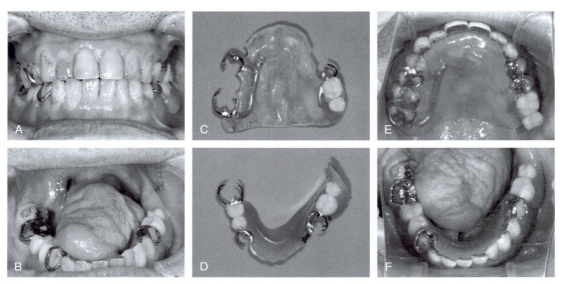

図 2-10　最終義歯装着後，正面観（A）および口腔内挺舌時（B）．装着最終義歯（C，D）および装着時口腔内写真（E，F）
挺舌時，舌尖は歯列を越えるレベルまで改善した．

5）術後 2 か月

　外来通院に移行し，口腔外科来院とあわせて経口摂取状況，および体重変化に留意しながら経過フォローを行った．その間，暫間義歯の形態を創部の治癒にあわせた調整を継続し，残存歯の治療を行った．特に口底部の欠損部については，数回の内面調整，リライニングを行った．

6）術後 1 年 6 か月

　創部の治癒形態の安定が図られたところで，最終義歯を製作した（図 2-10）．舌圧は義歯装着下で 6.8 kPa であり，VF（4 回目）による評価を実施したところ，粥 3 g 摂取時の食塊移送時間が 1.94 秒に短縮（未装着時 3.63 秒）しており，義歯装着時には米飯軟菜レベルが摂取可能と判断し，メインテナンスに移行した．

2．経過のまとめと考察

　本症例の経過を図 2-11 に示す．初診時より認めた舌運動不良に対しては機能訓練を行い，改善を図った．歯科的処置として欠損歯列と舌運動不良に対して PAP 形態の義歯装着により半固形物摂取が可能となり，VF では口腔移送時間の短縮が確認された．過去にも VF 時の口腔移送時間，口腔咽頭移送時間が短縮することが多数症例報告されている[5,6]．これらの報告では，誤嚥や咽頭残留の改善など咽頭期への改善も一部報告しているが，PAP 装着による咽頭の収縮，喉頭の挙上，食道入口部の開大などの改善に直接的な関与はないとされている[7]．PAP の装着，使用を訓練することにより口腔内の食塊移送が改善し，嚥下反射とのタイミング，協調性が向上することで，結果的に咽頭残留や誤嚥の軽減に寄与すると考えられる．

　頭頸部腫瘍の好発年齢は 60〜70 歳であり，リハビリテーションの目標は嚥下・構音機能の回復だけでなく，仕事への復帰など社会復帰を目指すことを考慮にいれなければならない．そのためには，機能評価だけでなく，患者がもつ社会的な背景にも注意を払うべきである．以上の

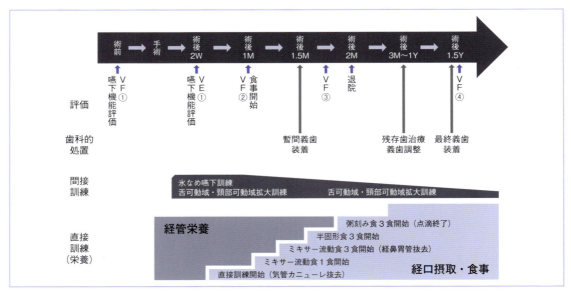

図 2-11　本症例の経過

観点から，腫瘍切除に関わる外科医とリハビリテーションに関わる者は十分な連携をとることが必要とされる．また，頭頸部腫瘍では手術により機能的な障害が発生することから，術前から十分にコンサルテーションを行い，その障害を可及的に予測しながら対応することが求められる．

(真柄　仁，堀　一浩)

4　要介護高齢者

要介護高齢者や終末期高齢者に対するリハビリテーションにおいて，高齢者を支える環境に配慮して行う必要や，倫理的側面も考慮しながら治療計画を立案するなど，さまざまな考慮を必要とする．

1　ケースプレゼンテーション

患　者：89歳，男性
病　歴：高血圧症（生活指導を受ける）の既往．ほかに特記事項なし．8年前にParkinson病を診断され，摂食嚥下機能の低下がみられた．5年前より誤嚥性肺炎を3回発症している．初診2か月前に，ショートステイ先で唐揚げをのどに詰まらせた．背部叩打によって除去されたが，その後発熱し，誤嚥性肺炎の疑いで入院した．1か月間入院加療を経て在宅に復帰した．入院中に胃瘻の造設と胃瘻からの栄養摂取を進められたが拒否し，退院時には，ペースト食を中心に無理しないように食べることを指導された．退院後，在宅療養が開始された．要介護3，Parkinson病のHoehn-Yahr重症度分類Ⅳ度，生活機能障害度2度であった．
初診時評価①（口腔内評価）：上下無歯顎であり，総義歯を使用するが，不適合であり，摂食中に上顎義歯の落下，下顎義歯の浮き上がりが観察された．義歯の清掃状態は不良でプラー

クと食物残渣の付着がみられた．口腔粘膜にびまん性の発赤が認められた．

初診時評価 ②（摂食嚥下機能評価）：

・食事観察評価：リクライニング車いすを用い60度リクライニング位にて自力摂取していたが，たびたびむせが観察された．呼吸音は湿性であった．食具はスプーンを用いていた．すくいとりから捕食までの時間，捕食後咀嚼し嚥下に至るまでの時間は延長を示していた．食事時間は45分程度であった．食事の後半には疲労を原因とした食事ペースの著しい遅延がみられた．

・VE所見：咽喉頭内には器質的変化は認められなかった．普段摂取している60度リクライニング位にて青色水3mLを用い評価を行った．嚥下反射の遅延が認められ，一部誤嚥も認められた．中間のとろみを付与したところ上記所見は消失した．普段摂取している一口大の大きさに調整した普通食を摂取したところ，十分に咀嚼されない状態で食塊は咽頭流入し，嚥下後も大量に咽頭内に残留した．追加嚥下を促すも，嚥下運動をなかなか繰り返すことができずに，嚥下後も食物は咽頭に残留した．とろみつき液体による交互嚥下の効果も薄かった．

初診時評価 ③（その他）：

・栄養状態：Parkinson病診断前の体重は，65kg前後（身長165cm）であった．今回の肺炎発症時は52kg，退院時は48kgであった．

・本人の希望：「食べることは楽しみ」，「ペースト食は病院で食べたが，食べる物ではない．形ある物を食べたい」，「頑張って食べれば大丈夫」，「リハビリしてよくなりたい」

・家族の様子：83歳の妻と2人暮らし．2人の息子は遠方に居住．年に数回訪ねてくるのみ．妻は，1年前にAlzheimer型の認知症と診断されているが，何とか身のまわりのことと患者の世話をしている．物事の理解は悪くなっており，物忘れも頻繁になっている．「食べるのが好きな人だから，入院中に食べていたドロドロしたものはかわいそう」と思っている．

・社会資源など：Parkinson病の主治医である脳神経内科医師の病院への通院を3か月に1度程度していた．在宅医師の訪問を月に2回受けている．訪問看護を週に2回，訪問リハビリ（理学療法士）を週に1回，生活援助を目的に訪問介護を週に2回，通所介護施設を週に3回利用している．1か月に1回程度（毎回1週間）ショートステイを利用している．

・その他（身のまわりのこと）：大都市の郊外の一軒家に住んでいる．食事は近隣の食料品店で購入した惣菜を一口大にして食している．家で食事をつくることはほとんどない．経済的には比較的余裕がある．

・その他（体にかかわること）：体が動かなくなってしまったことが最近何度かあった．薬の飲み忘れを指摘される．朝は特にむせがひどい．

2 リハビリテーション計画

1．考えかた

本人の摂食機能と現在の摂食状況には大きな乖離が認められる．原疾患の性質上，機能訓練などの治療的アプローチの効果はあまり期待できない．そこで，食形態の変更など代償的アプローチや環境改善的アプローチが重要となる．しかし，「形のある物を食べたい」という本人の強い意思があり，それを尊重するという考えと，誤嚥性肺炎や窒息事故発症のリスクを減少さ

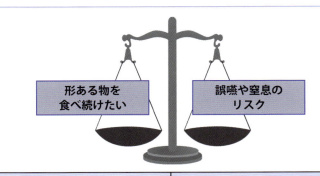

図 2-12　臨床心理の 4 分割法による検討
臨床倫理の 4 分割法とは，倫理的側面から判断の難しい症例を検討するためのフレームワーク．一般には，4 分割の表にあるそれぞれのテーマについて情報を収集し，議論するために用いられる．

せないといけないという医学的判断に対立が認められた．そこで，倫理的配慮を行うために，問題を整理し，患者と家族に対して説明するとともに，十分なコミュニケーションを図った．

2．実際の計画

家族による介護力が十分に期待できない状況下で，「形ある物を食べ続けたい」という患者の意思を尊重しつつ，窒息のリスクや誤嚥性肺炎発症のリスクを低減するために，以下のリハビリテーション計画の立案を行った．

① 筋固縮や無動といった状態を起こしやすい朝の時間帯の食事に関しては，市販のペースト食を摂取する．

② 昼食，夕食に関しては，食事の半分量程度を希望する固形食とするが，必要な栄養量を確保するために，栄養価の高い市販のゼリー状の栄養補助食品を摂取する．特に噛みにくそうな食品は避けるように指導する．固形食の摂取は比較的疲労の少ない食事の前半に摂取する．咀嚼能力を改善するために，義歯の新規製作を行う．

③ 通所介護施設では，固形食を提供してもらうこととするが，上記同様に半量は栄養補助食品を摂取することとし，施設職員には摂食時に十分な見守りを依頼する．栄養補助食品は，自宅より持参させる．また，毎月体重の測定を依頼し，介護支援専門員を通じて普段の摂食状況とともに情報提供をしてもらえるように依頼する．

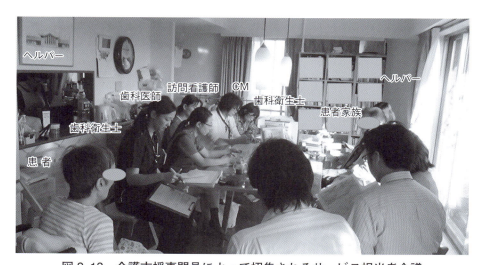

図2-13 介護支援専門員によって招集されるサービス担当者会議
介護サービス事業者やサービスに関わる担当者，利用者（要介護者）や本人やその家族，医師（かかりつけ医）などを招集し，各々の立場から意見を述べサービスを検討する会議のこと．

④ 上記の市販食品，栄養補助食品の購入にあたっては介護支援専門員に依頼する．
⑤ Parkinson病薬の飲み忘れなどを防ぐために，在宅主治医と連携し薬剤師による指導の導入を検討する．
⑥ 介護支援専門員が招集する「サービス担当者会議」にて，他事業所，他職種に対して，リハビリテーション計画について説明し，支援を求める．

3. 経 過

　ペースト食の導入に対して頑なに拒否を示していたが，リスクについて患者は理解し，誤嚥や窒息のリスクが低くさらに栄養確保を目的とした食事の導入を部分的に受け入れた．新義歯はよく適合し，咀嚼機能の改善に効果を示した．通所介護施設やショートステイ施設からは不安の声もあがったが，定期的に摂食嚥下機能の評価を行うことと，それぞれの施設での状況をお互いに情報共有することで，適宜，計画の変更を行うこととし合意した．
　本人も時間をかけてゆっくりと咀嚼することが習慣化したが，補食の導入の効果もあり，食事時間の延長には至らなかった．薬剤師による指導が導入されたことで，服薬管理が行われ，体調が安定した．半年の間に，体重が3kg増加した．

（菊谷　武）

◆本書内で取りあげたおもな訓練法（間接訓練）

※日本摂食嚥下リハビリテーション学会医療検討委員会「訓練法のまとめ 2014」[1] 等を参考に作成.
詳細は日本摂食嚥下リハビリテーション学会HP（https://www.jsdr.or.jp/wp-content/uploads/file/doc/18-1-p55-89.pdf）を参照のこと.

1. 嚥下体操

種々の方法が行われており，日本摂食嚥下リハビリテーション学会医療検討委員会「訓練法のまとめ2014」[1]には，よく知られている方法として次の①～⑩を1セットとして実施する手法などが紹介されている.

① 口すぼめ深呼吸，② 首の回旋運動，③ 肩の上下運動，④ 両手を頭上で組んで体幹を左右側屈（胸郭の運動），⑤ 頬を膨らませたり引っ込めたりする，⑥ 舌を前後に出し入れする，⑦ 舌で左右の口角にさわる，⑧ 強く息を吸い込む，⑨ パ，タ，カの発音訓練，⑩ 口すぼめ深呼吸.

2. K-Point 刺激法

偽性球麻痺患者をおもな対象とする．患者に開口障害がある場合，K-point（図★）を指やスプーンで刺激すると開口が促される．開口が認められたら丸飲みできる食物を入れ刺激を除くと，咀嚼様運動に続き嚥下反射が誘発される．開口障害がない場合でも嚥下反射誘発法として使用でき，食物を口に入れて嚥下反射が起きないときは，スプーンや舌圧子等でK-pointを刺激すると咀嚼様運動に続き嚥下反射が誘発される．このように，食物を奥舌に入れ，そのままスプーン先端でK-pointを刺激し引き抜くようにすると，咀嚼様運動に続き嚥下反射を誘発できる.

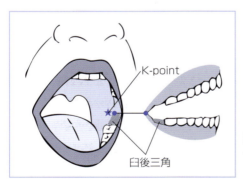

図　K-poiint (Kojima, et al., 2002. [2]) (小島, 2016. [3])
★：臼後三角後方の口蓋舌弓の側方と翼突下顎ヒダの中央.

3. のどのアイスマッサージ

凍らせた綿棒などに水をつけ，前口蓋弓，舌後方部や舌根部，軟口蓋や咽頭後壁を軽く触れる等して刺激し，嚥下反射を誘発する方法．類似の手法に冷圧刺激（thermal-tactile stimulation）があるが，それとは異なる手法で，より単純・安全で適応が広く，摂食嚥下障害患者全般が対象となりうる.

4．ブローイング訓練

　鼻咽腔閉鎖不全により飲食物が鼻腔逆流する患者を対象とし，吹くという動作を行うことで鼻咽腔閉鎖を担う神経・筋群の活性化を企図する．方法は，患者に水を入れたコップをストローで静かにできるだけ長く泡立つように吹いてもらう．1回5分程度で，1日2～3回行う．

5．プッシング訓練

　机などを押して上肢に力を入れると息こらえが起こることなどを利用した方法．軟口蓋の挙上，声帯の内転を強化して誤嚥防止につなげていく．脳血管疾患，反回神経麻痺，挿管後など局所的な感覚運動低下により声門閉鎖不全がある場合が適応となる．高血圧，不整脈など循環器疾患があると症状を悪化させる場合があるため，適応は慎重に検討する．また，強くやりすぎると仮声帯発声になるので注意する．

6．Mendelsohn 手技

　舌骨，喉頭挙上不全，咽頭収縮不全，食道入口部開大不全等により咽頭残留があり，誤嚥する危険性がある場合が適応となる．舌骨や喉頭の挙上量，挙上持続時間，咽頭収縮力を増大させることができる．方法は，嚥下時に甲状軟骨を最も高い位置で止め，その状態を数秒間保ったあとに力を抜かせ嚥下前の状態に戻させる．正しく行うと，咽頭期嚥下時間の延長によって嚥下性無呼吸が長くなるので注意が必要となる．

7．Shaker 法

　喉頭挙上を担う筋の強化を行い，食道入口部の開大を図る．喉頭の前方や上方への運動が低下しており，その結果食道入口部の開大が減少している患者や球麻痺患者，一般高齢者が対象となる．方法は，以下①～③とされているが，患者の負荷が大きく難度が高いため，最大反復回数の半分程度に負荷を設定するといった変法が臨床でよく行われている．

　① 仰臥位で肩を床につけたまま，頭だけをつま先がみえるまで高く上げる．

　　「1分間挙上位を保持したあと，1分間休む」を3回繰り返す．

　② 同じく仰臥位で頭部の上げ下げを30回連続して繰り返す．

　③ ①，②を1日3回，6週間続ける．

文　献

序

1章　リハビリテーション医学概論
1) 上田　敏：ICF の理解と活用．萌文社，東京，2005.
2) 上田　敏：リハビリテーションを考える．第1版，青木書店，東京，1983.
3) 藤島一郎，大野友久，高橋博達ほか：「摂食・嚥下状況のレベル評価」簡便な摂食・嚥下評価尺度の開発．リハ医，43：S249，2006.
4) Kunieda K, Ohno T, Fujishima I, Hojo K, Morita T：Reliability and Validit of a Tool to Measure the Severity of Dysphagia：The Food Intake LEVEL Scale. J Pain Symptom Manage, 46：201-206, 2013.
5) 藤島一郎，谷口　洋：脳卒中の摂食嚥下障害．第3版，医歯薬出版，東京，2017.

3章　摂食嚥下障害と臨床倫理
1) 箕岡真子：認知症ケアの倫理．ワールドプランニング，東京，59-70，2010.
2) 南雲直二：社会受容―障害受容の本質．荘道社，東京，2002.
3) 大江健三郎，川島みどり，正村公宏，上田　敏：自立と共生を語る―障害者・高齢者と家族・社会．三輪書店，東京，1990.
4) 藤島一郎：特集　慢性疾患に関わる臨床倫理．5．リハビリテーションにおける倫理．臨床倫理，6：84-88，2018.
5) 渡邊淳子，森真喜子，井上洋士：摂食嚥下訓練における言語聴覚士の倫理的ジレンマ．臨床倫理，5：53-62，2017.
6) 藤島一郎・谷口　洋：脳卒中の摂食嚥下障害．第3版，医歯薬出版，東京，26-33，2017.
7) 白浜雅司：臨床倫理の基本．JIM，10（3）：229-233，2000.
8) Jonsen AR, Sigler M, Winslade：Clinical Ethics；A Practical Approach to Ethical Decisions in Clinical Medcine（3rd ed）．WcGraw-Hill, New York, 1992（赤林　朗，大井　玄訳：臨床倫理学―臨床医学における倫理的決定のための実践的なアプローチ．新興医学出版，東京，1997）.
9) 瀧本禎之，赤林　朗：リハビリテーションにおける臨床倫理．総合リハ，36（6）：561-566，2008.
10) 山野克明：作業療法に同意しない対象者へ作業療法を行うことは許されるのか？　身体障害と老年期障害を専門領域とする作業療法士のアンケート調査から．作業療法，32（1）：46-54，2013.
11) 五十嵐一美：リハビリテーション看護における看護倫理　抑制をしない看護は実現できる！「抑制ゼロ」を目指す4つのステップ（第4回）「脱抑制」が成功するかどうかは，管理職次第!?．リハビリナース，8（4）：387-391，2015.
12) 箕岡真子，藤島一郎，稲葉一人：摂食嚥下障害の倫理．ワールドプランニング，東京，2014.
13) 藤島一郎：摂食嚥下障害における倫理の問題．リハ医学，53：785-793，2016.
14) 渡邊　進：回復期リハビリテーション病棟における医療安全のあり方．MEDICAL REHABILITATION，162：85-92，2013.
15) 日本臨床倫理学会監修，箕岡真子著：臨床倫理入門．へるす出版，東京，37-47，2017.
16) 大田仁史：介護予防と介護期・終末期リハビリテーション．荘道社，東京，2015.
17) 大島真弓：医療における臨床倫理を考える　患者家族の意思決定を支えるもの　リハビリテーション医療における患者家族の意思決定を支えるために　希望に基づく支援．医療，70（5）：228-223，2016.
18) 堀田富士子：訪問リハに役立つフィジカルアセスメント "気づき" と "療法士判断"（第8回）訪問リハにおける倫理的問題　事例から考える（後編）．地域リハビリテーション，12（8）：656-659，2017.
19) 藤島一郎，谷口　洋：脳卒中の摂食嚥下障害．第3版，医歯薬出版，東京，283-296，2017.
20) 藤島一郎，金沢英哲，岡本圭史，田中直美：摂食嚥下障害の臨床倫理と倫理カンファ．Modern Physician，38（1）：41-46，2018.
21) 瀧本禎之：臨床倫理と倫理コンサルテーション．Modern Physician，38（1）：19-26，2018.
22) 日本臨床倫理学会監修，箕岡真子著：臨床倫理入門．へるす出版，東京，2017.
23) 人生の最終段階における医療・ケアの決定プロセスに関するガイドライン（http://www.mhlw.go.jp/file/04-Houdouhappyou-10802000-Iseikyoku-Shidouka/0000197701.pdf）

基礎編

1章　解剖とメカニズム
①生理学
1) Laitman JT, Reidenberg JS：Specializations of the human upper respiratory and upper digestive systems as seen through comparative and developmental anatomy. Dysphagia, 8：318-325, 1993.
2) Nakamura Y, Katakura N, Nakajima M：Generation of rhythmical ingestive activities of the trigeminal, facial, and hypoglossal motoneurons in in vitro CNS preparations isolated from rats and mice. J Med Dent Sci, 46：63-73, 1999.
3) Larson CR, Byrd KE, Garthwaite CR, Luschei ES：Alterations in the pattern of mastication after ablations of the lateral precentral cortex in rhesus macaques. Exp Neurol, 70：638-651, 1980.

4) Enomoto S, Schwartz G, Lund JP：The effects of cortical ablation on mastication in the rabbit. Neurosci Lett, 82：162-166, 1987.

5) Inoue T, et al.：Modifications of masticatory behavior after trigeminal deafferentation in the rabbit. Exp Brain Res, 74, 579-591, 1989.

6) Masuda Y, et al.：Neuronal activity in the putamen and the globus pallidus of rabbit during mastication. Neurosci Res, 39：11-19, 2001.

7) Jean A：Brain stem control of swallowing：neuronal network and cellular mechanisms. Physiol Rev, 81：929-969, 2001.

8) Paydarfar D, Gilbert RJ, Poppel CS, Nassab PF：Respiratory phase resetting and airflow changes induced by swallowing in humans. J Physiol, 483：273-288, 1995.

9) Tsujimura T, Tsuji K, Iwata K, Inoue M：Effect of electrical stimulation of cortical masticatory areas to SLN- and cortically-evoked swallows in rats. J Oral Biosci, 54：112, 2012.

10) Tsujimura T, et al.：Involvement of ERK phosphorylation in brainstem neurons in modulation of swallowing reflex in rats. J Physiol, 587：805-817, 2009.

11) Alvarez-Berdugo D, et al.：A comparative study on the therapeutic effect of TRPV1, TRPA1, and TRPM8 agonists on swallowing dysfunction associated with aging and neurological diseases. Neurogastroenterol Motil, 30：2018.

12) Ebihara S, Kohzuki M, Sumi Y, Ebihara T：Sensory stimulation to improve swallowing reflex and prevent aspiration pneumonia in elderly dysphagic people. J Pharmacol Sci, 115：99-104, 2011.

13) Jean A, Car A：Inputs to the swallowing medullary neurons from the peripheral afferent fibers and the swallowing cortical area. Brain Res, 178：567-572, 1979.

14) Sumi T：Reticular ascending activation of frontal cortical neurons in rabbits, with special reference to the regulation of deglutition. Brain Res, 46：43-54, 1972.

15) Hamdy S, et al.：Cortical activation during human volitional swallowing：an event-related fMRI study. Am J Physiol, 277：G219-225, 1999.

16) Hamdy S, et al.：Identification of the cerebral loci processing human swallowing with H2 (15) O PET activation. J Neurophysiol, 81：1917-1926, 1999.

17) Martin RE, Goodyear BG, Gati JS, Menon RS：Cerebral cortical representation of automatic and volitional swallowing in humans. J Neurophysiol, 85：938-950, 2001.

18) Martin RE, et al.：Features of cortically evoked swallowing in the awake primate（Macaca fascicularis）. J Neurophysiol, 82：1529-1541, 1999.

19) Hamdy S, et al.：The cortical topography of human swallowing musculature in health and disease. Nat Med, 2：1217-1224, 1996.

20) Teismann IK, et al.：Tactile thermal oral stimulation increases the cortical representation of swallowing. BMC Neurosci, 10：71, 2009.

21) West RA, Larson CR：Neurons of the anterior mesial cortex related to faciovocal activity in the awake monkey. J Neurophysiol, 74：1856-1869, 1995.

22) Suzuki T, et al.：Effect of peripherally and cortically evoked swallows on jaw reflex responses in anesthetized rabbits. Brain Res, 1694：19-28, 2018.

23) Tsujimura T, et al.：Differential involvement of two cortical masticatory areas in modulation of the swallowing reflex in rats. Neurosci Lett, 528：159-164, 2012.

②摂食嚥下にかかわる構造（解剖）
1) 阿部伸一：基本のきほん　摂食嚥下の機能解剖. 医歯薬出版，東京，70-71, 2014.

2章　周辺機能
①呼吸・発声
1) 松本茂二：呼吸. 森本俊文，山田好秋，二ノ宮裕三，岩田幸一編，基礎歯科生理学，第6版，医歯薬出版，東京，93-107, 2014.

2) McFarland DH, Lund JP：An investigation of the coupling between respiration, mastication, and swallowing in the awake rabbit. J Neurophysiol, 69：95-108, 1993.

3) McFarland DH, Lund JP：Modification of mastication and respiration during swallowing in the adult human. J Neurophysiol, 74：1509-1517, 1995.

4) Shiino Y, et al.：Effect of body posture on involuntary swallow in healthy volunteers. Physiol Behav, 155：250-259, 2016.

5) Prechtl HFR：Assessment of fetal neruological function and development. Levene MI, Bennett MJ, Punt J ed, Fetal and neonatal neurology and neurosurgery, Churchhill Livingstone, Edinburgh, 33-40, 1988.

②咳　嗽
1) Weir KA, McMahon S, Taylor S, et al.：Oropharyngeal aspiration and silent aspiration in children. Chest, 140 (3)：589-597, 2011

2) Kikuchi R, Watabe N, Konno T, et al.：High incidence of silent aspiration in elderly patients with community-acquired pneumonia. Am J Respir Crit Care Med, 150 (1)：251-253, 1994

3) Wakasugi Y, Tohara H, Hattori F, et al.：Screening test for silent aspiration at the bedside. Dysphagia, 23（4）：364-370, 2008.
4) Kulnik ST, Birring SS, Hodsoll J, et al.：Higher cough flow is associated with lower risk of pneumonia in acute stroke. Thorax, 71 （5）：474-475, 2016
5) Dicpinigaitis PV, Morice AH, Birring SS, et al.：Antitussive drugs--past, present, and future. Pharmacol Rev, 66 （2）：468-512, 2014
6) Canning BJ, Chang AB, Bolser DC, et al.：Anatomy and neurophysiology of cough：CHEST Guideline and Expert Panel report. Chest, 146 （6）：1633-1648, 2014
7) 日本呼吸器学会：咳嗽に関するガイドライン第2版．メディカルレビュー社，東京，4-8, 2012.
8) Nakagawa T, Ohrui T, Sekizawa K, et al.：Sputum substance P in aspiration pneumonia. Lancet, 345 （8962）：1447, 1995.
9) Ebihara S, Ebihara T, Gui, et al.：Thermal taste and anti-aspiration drugs：a novel drug discovery against pneumonia. Curr Pharm Des, 20 （16）：2755-2759, 2014.
10) 須田憲男：生じるメカニズムを探検．准看護婦資格試験 Decemeber, 2002.

③嘔　吐
1) 石井久淑：嘔吐．森本俊文，山田好秋，二ノ宮裕三，岩田幸一編，基礎歯科生理学，第6版，医歯薬出版，東京，370-373, 2014.
2) Hornby PJ：Central neurocircuitry associated with emesis. Am J Med, 111 Suppl 8A：106S-112S, 2001.
3) Umezaki T, et al.：Upper airway motor outputs during vomiting versus swallowing in the decerebrate cat. Brain Res, 781 （1-2）：25-36, 1998.
4) Miller AD, Leslie RA：The area postrema and vomiting. Front Neuroendocrinol, 15 （4）：301-320, 1994.

⑤味　覚
1) Chandrashekar J, Hoon MA, Ryba NJ, et al.：The receptors and cells for mammalian taste. Nature, 444 （7117）：288-294, 2006.
2) Margolskee RF, Dyer J, Kokrashvili Z, et al.：T1R3 and gustducin in gut sense sugars to regulate expression of Na＋-glucose cotransporter 1. Proc Natl Acad Sci USA, 104 （38）：15075-15080, 2007.
3) Nakagawa Y, Nagasawa M, Yamada S, et al.：Sweet taste receptor expressed in pancreatic beta-cells activates the calcium and cyclic AMP signaling systems and stimulates insulin secretion. PLoS One, 4 （4）：e5106, 2009.
4) Ren X, Zhou L, Terwilliger R, et al.：Sweet taste signaling functions as a hypothalamic glucose sensor. Front Integr Neurosci, 19 （3）：12, 2009.

3章　ライフサイクルと摂食嚥下機能の特徴
①発達期
1) 厚生省児童家庭局母子保健課：改定・離乳の基本（新），1996.
2) 厚生労働省雇用均等・児童家庭局母子保健課：授乳・離乳の支援ガイド，2019.
3) 田角　勝，内海明美：経口摂取の発達過程．田角　勝，向井美惠編著，小児の摂食嚥下リハビリテーション，第2版，医歯薬出版，東京，40-44, 2014.
4) 湖城秀久：乳児の歯列の発育に関する研究―上・下顎歯槽部および口蓋部の三次元的計測．小児歯誌，26：112-130, 1988.

②成人期
1) 才藤栄一：成人の摂食嚥下リハビリテーション．才藤栄一，植田耕一郎監修，摂食嚥下リハビリテーション，第3版，医歯薬出版，東京，17-26, 2016.
2) 才藤栄一，千野直一：脳血管障害による嚥下障害のリハビリテーション．総合リハ，19 （6）：611-615, 1991.

③老年期
1) 鈴木美保，皿井正子，才藤栄一：摂食・嚥下機能の老化．JJNスペシャル，52：24-26, 1996.
2) 厚生労働省：平成28年度歯科疾患実態調査．2017.
3) 菊谷武，田村文誉，片桐陽香：食品による窒息の要因分析―ヒト側の要因と食品のリスク度―介護老人福祉施設における窒息事故とその要因．平成20年度厚生労働科学特別研究事業報告書（主任研究者向井美惠），2009.
4) 田村文誉，向井美惠：摂食能力が減退した高齢者への対応．金子芳洋・向井美惠編，摂食・嚥下障害の評価法と食事指導，医歯薬出版，東京，2001.
5) 飯島勝矢，田中友規，黒田亜樹：栄養・運動・社会参加の三位一体が地域高齢者の心身健康に重要である―サルコペニア・ロコモティブシンドローム・低栄養リスク・うつ傾向・転倒との関連－Kashiwa Cohort Study：Cross-sectional．平成24～26年度厚生労働科学研究費補助金（長寿科学総合研究事業）「虚弱・サルコペニアモデルを踏まえた高齢者食生活支援の枠組みと包括的介護予防プログラムの考案および検証を目的とした調査研究」報告書，2014.
6) Tamura F, et al.：Tongue thickness relates to nutritional status in the elderly. Dysphagia, 27：556-561, 2012.
7) Utanohara U, et al.：Standard values of maximum tongue pressure taken using newly developed disposable tongue pressure measurement. Dysphagia, 23：286-290, 2008.
8) Sakai K, Nakayama E, Tohara H, et al.：Relationship between tongue strength, lip strength, and nutrition-related sarcopenia in older rehabilitation inpatients：a cross-sectional study. Clinical Interventions in Aging. 12：1207-

1214, 2017.
9) Miranda J, et al.：Alterations of Intrinsic Tongue Muscle Properties with Aging. MUSCLE & NERVE 10：E119-E125, 2017.
10) 冨田かをり，岡野哲子，田村文誉，向井美惠：嚥下口唇圧と最大口唇圧との関連―．高齢者と成人との比較―．日摂食嚥下リハ会誌，6：19-26，2002.
11) 古川浩三：嚥下における喉頭運動のX線学的解析 特に年齢変化について．耳鼻咽喉科学会会報，87：169-181，1984.
12) 鈴木裕介：認知機能低下および認知症．藤本篤士，糸田昌隆，葛谷雅史，若林秀隆編，老化と摂食嚥下障害，医歯薬出版，東京，45-50，2017.
13) 西田裕紀子：高齢期における知能の加齢変化．Aging and Health，10：16-19，2016.
14) Salthouse TA：What and when of cognitive aging? Current Directions. Psychological Science, 13, 140-144, 2004.
15) 古川浩三：老人の嚥下．耳鼻咽喉科・頭頸部外科MOOK．金原出版，東京，145-150，1989.
16) 平野浩彦編，枝広あや子，野原幹司，坂本まゆみ著：認知症高齢者への食支援と口腔ケア．ワールドプランニング，東京，2014.
17) 本田哲三：高次脳機能障害リハビリテーション．医学書院，東京，24，2005.

臨床編Ⅰ　摂食嚥下障害をもたらす要因

1章　摂食嚥下障害総論
1) Crary MA, Mann GD, Groher ME：Initial psychometric assessment of a functional oral intake scale for dysphagia in stroke patients. Arch Phys Med Rehabil, 86（8）：1516-1520, 2005.
2) 才藤栄一：平成11年度厚生科学研究費補助金（長寿科学総合研究事業）「摂食・嚥下障害の治療・対応に関する総合的研究」総括研究報告書．平成11年度厚生科学研究費補助金研究報告書，pp.1-17，1999.
3) 藤島一郎：脳卒中の摂食・嚥下障害．医歯薬出版，東京，72，1993.

4章　加齢等による要因
③身体機能の減退
1) 荒井秀典編：サルコペニアとフレイル．医薬ジャーナル出版，東京，2015.
2) 遠藤直人編：チームで診る高齢者脆弱性骨折：手術と手術気管理．医薬ジャーナル出版，東京，2017.
3) サルコペニア診療ガイドライン作成委員会：サルコペニア診療ガイドライン2017年版．ライフサイエンス出版，東京，2017.
4) サルコペニア診療実践ガイド作成委員会：サルコペニア診療実践ガイド．ライフサイエンス出版，東京，2019.
5) 荒井秀典編集主幹：フレイル診療ガイド2018年版．ライフ・サイエンス，東京，2018.
④咀　嚼
1) Kosaka T, Ono T, Kida M, et al：A multifactorial model of masticatory performance：the Suita study. J Oral Rehabil, 43：340-347, 2016.
2) Karlsson S, Carlsson GE：Characteristics of mandibular masticatory movement in young and elderly dentate subjects. J Dent Res, 69：473-476, 1990.
3) Sato I, Sunohara M, Takahashi H, et al.：Distributions of adipoc yte, blood vessel, and muscle fiber in human lateral petrygoid muscle during ageing. Okajimas folia anatomica Japonica, 76：101-105, 1999.
4) Galo R, Vitti M, Mattos Mda G, et al.：Masticatory muscular activation in elderly individuals during chewing. Gerodontology, 24：244-248, 2007.
5) Baum BJ, Bodner L：Aging and oral motor function：evidence for altered performance among older persons. J Dent Res, 62：2-6, 1983.
6) 柿木保明：口腔乾燥症の病態と治療．日補綴会誌，7：136-141，2015.
7) Kreher JM, Graser GN, Handelman SL：The relationship of drug use to denture function and saliva flow rate in a geriatric population. J Prosthet Dent, 57：631-638, 1987.
⑤唾液・味覚・嗅覚
1) Ship JA, Nolan NE, Puckett SA：Longitudinal analysis of parotid and submandibular salivary flow rates in healthy, different-aged adults. Gerontol A Biol Sci Med Sci, 50：M285-289, 1995.
2) Ghezzi EM, Ship JA：Aging and secretory reserve capacity of major salivary glands. J Dent Res, 82：844-848, 2003.
3) 渡部　茂監訳：唾液　歯と口腔の健康．原著第4版，医歯薬出版，東京，2014.
4) Smith RG, Burtner AP：Oral side-effects of the most frequently prescribed drugs. Spec Care Dent, 14：96-102, 1994.
5) 池田稔編：味覚障害　診療の手引き．金原出版，東京，2006.
6) Doty RL, Shaman P, Applebaum SL：Smell identification ability：changes with age. Science, 226：1441-1443, 1984.
7) 任　智美，阪上雅史：【高齢者のみみ・はな・のど】高齢者の味覚障害．Geriatric Medicine, 53：335-338，2015.
8) Yasuda M, Tomita H：Electron microscopic observations of glossal circumvallate papillae in dysgeusic patients. Acta oto-laryngologica Supplementum, 546：122-128, 2002.
9) 富田　寛，生井明浩：味覚障害と亜鉛欠乏．Biomed Res Trace Elements, 18：10-14，2007.
10) 三輪高喜：高齢者の嗅覚障害．Geriat Med. 53：325-329，2015.

11) Hoffmann HJ：Age-related changes in the prevalence of smell/taste problems among the United States adult population. Results of the 1994 disability supplement to the National Health Interview Survey（NHIS）. Ann NY Acad Sci, 855：716-722, 1998.
12) 三輪高喜：嗅覚障害．医学と薬学，72：1973-1978，2015.

⑥薬剤と摂食嚥下障害
1) 野﨑園子：薬と摂食嚥下障害　摂食嚥下障害—病態と最近のトピックス—．神経内科，87（6），2017.
2) 野﨑園子：薬剤と嚥下障害　特集　「口から食べる」を支援する栄養管理．日静脈経腸栄養会誌，31（2）：699-704，2016.
3) 野﨑園子，桂木聡子，市村久美子，宮本　真，倉田なおみ：神経内科疾患における服薬障害．神経治療，34（2）：112-116，2017.
4) Carnaby-Mann G, Crary M：Pill swallowing by adults with dysphagia. Arch Otolaryngol HNS, 131（11）：970-975, 2005.
5) Stewart JT：Dysphagia associated with risperidone therapy. Dysphagia, 18（4）：274-275, 2003.
6) 今井教仁，杉下周平，松井利浩ほか：非定型抗精神病薬により重篤な嚥下障害が発症した1例．医療，68（9）：61-465，2009.
7) 杉下周平，今井教仁，藤原隆博ほか：非定型精神病薬が嚥下機能に与える影響．日摂食嚥下リハ会誌，18（3）：249-256，2014.

5章　発達期の機能不全を生じる疾患
①中枢神経障害，末梢神経障害，筋障害
1) 田角　勝：摂食・嚥下障害をきたす病因・病態の診方．Medical Rehabilitation，26：1-8，2003.
2) 大岡貴史：障害児の摂食機能障害と粗大運動発達との関連性について．障歯誌，26（4）：648-657，2005.
3) 金子芳洋：障害者の摂食のためのリハビリテーション．日歯医術会誌，43：143-148，1990.
4) 大岡貴史：障害児医療施設における摂食外来の臨床統計的観察．日摂食嚥下リハ会誌，8（2）：220，2004.

②染色体異常・症候群（Down症候群等）
1) 日本障害者歯科学会編：スペシャルニーズデンティストリー障害者歯科．第2版，医歯薬出版，東京，2017.
2) 池田正一，黒木良和監：口から診える症候群・病気．口腔保健協会，東京，2012.
3) 田角　勝，向井美惠編著：小児の摂食嚥下リハビリテーション．第2版，医歯薬出版，東京，2014.
4) 金子芳洋，向井美惠ほか：食べる機能の障害　その考え方とリハビリテーション．医歯薬出版，東京，1987.
5) 向井美惠，山田好秋編：歯科学生のための摂食・嚥下リハビリテーション学．医歯薬出版，東京，2008.
6) 金子芳洋，千野直一監：摂食嚥下リハビリテーション．第1版，医歯薬出版，東京，1998.

③解剖学的な構造異常
1) 夏目長門ほか：愛知・岐阜・三重県で2002年に出生した48,491名の口唇口蓋裂の発生頻度に関する研究．障歯誌，26：210-215，2005.
2) 石野由美子ほか：舌小帯短縮症の重症度と機能障害について．口科誌，50：26-34，2001.
3) 田角　勝：摂食・嚥下障害をきたす病因・病態の診方．Medical Rehabilitation，26：1-8，2003.
4) 村田尚道ほか：先天性食道閉鎖症患児の摂食・嚥下障害への対応3症例をとおして．日摂食嚥下リハ会誌，8：342-343，2005.
5) 伊藤香織ほか：完全無歯症を伴った外胚葉異形成児の終年観察．小歯誌，38：1170-1175，2000.
6) Takano T, et al.：The Treatment of Drug-induced Gingival Overgrowth：Clinical Assessment of 15 cases. J Showa Univ Dent Soc, 24：39-46, 2004.
7) 鈴木あつ子ほか：重症心身障害児（者）におけるフェニトイン誘発性歯肉増殖症についての調査．日重障誌，26：49-51，2001.

④精神・心理的問題
1) 厚生労働省：平成17年度乳幼児栄養調査結果の概要．（http://www.mhlw.go.jp/houdou/2006/06/h0629-1.html）
2) 弘中祥司，大岡貴史，村田尚道，子安ゆうこ，田角　勝，向井美惠：医療連携によりQOLが向上した重度嚥下障害乳児の一例．日摂食嚥下リハ会誌，9（3）：344，2005.
3) 大岡貴史，弘中祥司，向井美惠：頻回の嘔吐を伴う超低出生体重児に対する摂食・嚥下リハビリテーションの一症例．障歯誌，26（3）：432，2005.
4) 田角　勝ほか："幼児経管栄養依存症"の成因．日児誌，101：232，1997.
5) 金子芳洋：障害者の摂食のためのリハビリテーション．日歯医師会誌，43：143-148，1990.

臨床編Ⅱ　摂食嚥下リハビリテーションの臨床

2章　リスク管理
1) 井上賀元編集代表：当直医マニュアル2019．第22版，医歯薬出版，東京，65，2019.
2) 国立国際医療研究センター医療安全ポケットマニュアル．
3) WHO："My five moments for hand hygiene", WHO Guidelines on Hand Hygiene in Health Care. 2009.（http://www.who.int/gpsc/5may/background/5moments/en/）

3 章　検査と評価
④食事場面評価
8) Castell JA, Castell DO, Schultz AR, Georgeson S：Effect of head position on the dynamics of the upper esophageal sphincter and pharynx. Dysphagia, 8（1）：1-6, 1993.
9) Welch MV, Logemann JA, Rademaker AW, Kahrilas PJ：Changes in pharyngeal dimensions effected by chin tuck. Arch Phys Med Rehabil. 74（2）：178-181, 1993.

⑤スクリーニングテスト（咳テスト以外）
1) 馬場　尊, 才藤栄一：摂食・嚥下障害に対するリハビリテーションの適応. クリニカルリハ, 9（9）：9, 2000.
2) 小口和代ほか：機能的嚥下障害スクリーニングテスト「反復唾液嚥下テスト」（The Repetitive Saliva Swallowing Test：RSST の検討（1）正常値の検討. リハ医学, 37（6）：375-382, 2000.
3) 小口和代ほか：機能的嚥下障害スクリーニングテスト「反復唾液嚥下テスト」（The Repetitive Saliva Swallowing Test：RSST の検討（2）妥当性の検討. リハ医学, 37（6）：383-388, 2000.
4) 向井美惠：フードテストおよび咬合状態と VF 検査結果との関連. 才藤栄一主任研究者, 平成 10 年度厚生省・老人福祉に関する調査研究等事業報告書, 66-76, 1999.
5) 向井美惠：非 VF 系評価法（フードテスト）の基準化. 才藤栄一主任研究者, 平成 11 年度長寿科学総合研究事業報告書, 43-50, 2000.
6) 石田　暸, 向井美惠：嚥下障害の診断 Update 新しい検査法 II 段階的フードテスト. 臨床リハ, 11（9）：820-824, 2002.
7) 高橋浩二：頸部聴診でわかること. 摂食嚥下リハビリテーション ABC, Monthly book MEDICAL REHABILITA-TION, 212：121-129, 2017.
8) 高橋浩二：頸部聴診法. 才藤栄一, 植田耕一郎監, 摂食嚥下リハビリテーション, 第 3 版, 医歯薬出版, 東京, 161-168, 2016.

⑥発声発語機能の評価
1) 日本音声言語医学会編：声の検査法　臨床編. 第 2 版, 医歯薬出版, 東京, 78-88, 193-207, 1994.
2) 西尾正輝：標準ディサースリア検査. インテルナ出版, 東京, 42-43, 2004.

⑦嚥下内視鏡検査
1) Langmore SE, Schatz K, Olson N：Fiberoptic endoscopic evaluation of swallowing safety：a new procedure. Dysphagia, 2：216-219, 1988.
2) 戸原　玄, 武原　格, 野原幹司：DVD＆ブックレット摂食・嚥下障害検査のための内視鏡の使い方. 医歯薬出版, 東京, 2010.
3) Fukatsu H, Nohara K, Kotani Y, et al.：Endoscopic evaluation of food bolus formation and its relationship with the number of chewing cycles, J Oral Rehabil, 42：580-587, 2015.
4) Butler SG, Clark H, Baginski SG, et al.：Computed tomography pulmonary findings in healthy older adult aspirators versus nonaspirators. Laryngoscope, 124：494-497, 2014.

⑧嚥下造影検査
1) Umeda Y, Mikushi S, et al.：Effect of the reclining position in patients after oral tumor surgery. J Med Dent Sci, 58（2）：69-77, 2011.
2) 日本摂食・嚥下リハビリテーション学会医療検討委員会嚥下調整食特別委員会：日摂食嚥下リハ会誌, 17（3）：255-267, 2013.
3) Leopold NA, Kagel MC：Swallowing, ingestion and dysphagia：a reappraisal. Arch Phys Med Rehabil, 64（8）：371-373, 1983.
4) Logemann JA：Evaluation and treatment of swallowing disorders, 1 ed. college Hill Press, 1983.
5) Rosenbek JC, Robbins JA, Roecker EB, et al.：A penetration-aspiration scale. Dysphagia, 11：93-98, 1996.

⑨咳テスト
1) Addington WR, et al.：Assessing the laryngeal cough reflex and the risk of developing pneumonia after stroke. Arch Phys Med Rehabil, 80（2）：150-154, 1999.
2) Addington WR, et al.：Assessing the laryngeal cough reflex and the risk of developing pneumonia after stroke：an interhospital comparison. Stroke, 30（6）：1203-1207, 1999.
3) Nakajoh K, et al.：Relation between incidence of pneumonia and protective reflexes in post-stroke patients with oral or tube feeding. J Intern Med, 247（1）：39-42, 2000.
4) Wakasugi Y, et al.：Screening test of Silent Aspiration by Bedside. Dysphajin.（in press）
5) 若杉葉子, 戸原　玄, 中根綾子, 後藤志乃, 大内ゆかり, 三串伸哉, 竹内周平, 高島真穂, 津島千明, 千葉由美, 植松　宏：不顕性誤嚥のスクリーニング検査における咳テストの有用性に関する検討. 日摂食嚥下リハ会誌, 12（2）：109-117, 2008.
6) 鈴木瑠璃子：摂食・嚥下障害患者の咳閾値と咳テストのクエン酸至適濃度の研究. 日摂食嚥下リハ会誌, 16（1）：13-19, 2012.
7) Sato M, Tohara H, Iida T, Wada S, Inoue M, Ueda K：A Simplified Cough Test for Screening Silent Aspiration. Archives of Physical Medicine and Rehabilitation, 93：1982-1986, 2012.
8) Wakasugi Y, Tohara H, Nakane A, Murata S, Mikushi S, Susa C, Takashima M, Umeda Y, Suzuki R, Uematsu H：

Usefulness of a handheld nebulizer in cough test to screen for silent aspiration. Odontology, 102（1）：76-80, 2014.

⑩筋電図検査
1) Tsukada T, Taniguchi H, Ootaki S, Yamada Y, Inoue M：Effects of food texture and head posture on oropharyngeal swallowing. J Appl Physiol, 106, 1848-1857, 2009.
2) Ertekin C, Aydogdu I：Neurophysiology of swallowing. Clin Neurophysiol, 114, 2226-2244, 2003.

⑪栄　養
1) Sasazuki S, et al.：Research group for development and evaluation of cancer prevention strategies in Japan. Body mass index and mortality from all causes and major causes in Japanese：result of a pooled analysis of 7 large-scale cohort studies. J Epidemiol, 21：417-430, 2011.
2) Winter JE, MacInnis RJ, Wattanapenpaiboon N, Nowson CA：BMI and all-cause mortality in older adults：a meta-analysis. Am J Clin Nutr, 99（4）：875-890, 2014.
3) Kagansky N, et al.：Poor nutritional habits are predictors in very old hospitalized patients. Am J Clin Nutr, 82：784-791, 2005.
4) Kaiser MJ, Bauer JM, Rämsch C, Uter W, Guigoz Y, Cederholm T, Thomas DR, Anthony PS, Charlton KE, Maggio M, Tsai AC, Vellas B, Sieber CC：Frequency of malnutrition in older adults：a multinational perspective using the mini nutritional assessment. J Am Geriatr Soc, 58（9）：1734-1738, 2010.
5) 栢下淳子，長江浩朗，大和春江，吉田郁子，浜井和子，木内和江，栢下　淳：質問票による低栄養状態のリスク判定に関する研究．日病態栄会誌，9：191-197，2006.
6) Breen L, Phillips SM：Skeletal muscle protein metabolism in the elderly：Interventions to counteract the 'anabolic resistance' of ageing. Nutr Metab（Lond), 8 2011 doi：10.1186/1743-7075-8-68.
7) 菱田　明，佐々木敏監修：日本人の食事摂取基準　2015年版．第一出版，東京，90-92，2015.
8) 田中陽子ほか：入院患者および高齢者福祉施設入所者を対象とした食事形態と舌圧・握力および歩行能力の関連について．日摂食嚥下リハ会誌，19：52-62，2015.

⑫その他の検査
1) Hayashi R, Tsuga K, Hosokawa R, Yoshida M, Sato Y, Akagawa Y：A novel handy probe for tongue pressure measurement. Int J Prosthodont, 15（4）：385-388, 2002.
2) Hori K, Ono T, Tamine K, Kondo J, Hamanaka S, Maeda Y, et al.：Newly developed sensor sheet for measuring tongue pressure during swallowing. J Prosthodont Res, 53（1）：28-32, 2009.
3) 株式会社ジェイ・エム・エス：JMS舌圧測定器取扱説明書．（http://orarize.com/zetsuatsu/download/zetsuatsu_tpm.pdf）
4) Tsuga K, Yoshikawa M, Oue H, Okazaki Y, Tsuchioka H, Maruyama M, et al.：Maximal voluntary tongue pressure is decreased in Japanese frail elderly persons. Gerodontology, 29（2）：e1078-1085, 2012.
5) Yoshida M, Kikutani T, Tsuga K, Utanohara Y, Hayashi R, Akagawa Y：Decreased Tongue Pressure Reflects Symptom of Dysphagia. Dysphagia, 17：17, 2006.
6) 厚生労働省保険局医療課：平成30年度診療報酬改定の概要（歯科）．2018.（https://www.mhlw.go.jp/file/06-Seisakujouhou-12400000-Hokenkyoku/0000203139.pdf）
7) Fox MR, Bredenoord AJ：Oesophageal high-resolution manometry：moving from research into clinical practice. Gut, 57（3）：405-423, 2008.
8) Takasaki K, Umeki H, Enatsu K, Tanaka F, Sakihama N, Kumagami H, et al.：Investigation of pharyngeal swallowing function using high-resolution manometry. Laryngoscope, 118（10）：1729-1732, 2008.

4章　治療計画とリハビリテーション

②回復期
1) 武原　格，山本弘子，高橋浩二ほか：訓練法のまとめ（2014版）．日摂食嚥下リハ会誌，18（1）：55-89，2014.
2) 藤島一郎：脳卒中の摂食・嚥下障害．第1版，医歯薬出版，東京，72，1993.
3) 藤島一郎，大野友久，高橋博達ほか：「摂食・嚥下状況のレベル評価」簡便な摂食・嚥下評価尺度の開発．リハビリテーション医学，43 Suppl, S225，2006.
4) Kunieda K, Ohno T, Fujishima I, et al.：Reliability and Validit of a Tool to Measure the Severity of Dysphagia：The Food Intake LEVEL Scale. J Pain Symptom Manage. 46：201-206, 2013.
5) 岡本圭史，藤島一郎，重松　孝ほか：リハビリテーション病院における脳血管疾患患者の嚥下機能とその合併症が自宅復帰に及ぼす影響．嚥下医学，2（2）：240-246，2013.

③慢性期（維持期）
1) 中村智之，藤島一郎，片桐伯真ほか：精神疾患を持つ患者における向精神薬の内服種類数・総量と摂食・嚥下障害の帰結との関係―高齢者を主な対象とした事後的検証―．リハ医学，50（9）：743-750，2013.
2) 藤島一郎：疾患別に診る嚥下障害．医歯薬出版，東京，426，2012.

⑤小児における治療計画と対応
1) 金子芳洋：心身障害児における摂食機能の異常．食べる機能の障害―そのリハビリテーション，医歯薬出版，東京，58-59，1987.
2) 向井美惠：小児摂食動作の評価と訓練．総合リハ，30：1317-1322，2002.

3）金子芳洋：食べる機能の障害―そのリハビリテーション．医歯薬出版，東京，50，1987．

5章　訓　練
①間接訓練
1）Logemann JA 著，道　健一，道脇幸博監訳：Logemann 摂食・嚥下障害：第6章．摂食・嚥下障害に対するリハビリテーション，医歯薬出版，東京，152-198，2000．
2）才藤栄一，植田耕一郎監修：摂食嚥下リハビリテーション．第3版，医歯薬出版，東京，11-13，2016．
3）Sze WP, Yoon WL, Escoffier N, Rickard Liow SJ：Evaluating the Training Effects of Two Swallowing Rehabilitation Therapies Using Surface Electromyography-Chin Tuck Against Resistance（CTAR）Exercise and the Shaker Exercise. Dysphagia, 31：195-205, 2016.
4）日本摂食嚥下リハビリテーション学会医療検討委員会：訓練法のまとめ（2014 版）．日摂食嚥下リハ会誌，18（1）：55-89，2014．

②直接訓練
1）小島千枝子，原田惠司：回復期ごとの特徴と対応．倉智雅子編，言語聴覚士のための摂食・嚥下障害学．医歯薬出版，東京，162，2013．
2）本多知行：急性期発症の摂食・嚥下障害．本多知行，溝尻源太郎編，医師・歯科医師のための摂食・嚥下障害ハンドブック．第2版，医歯薬出版，東京，11，2002．
3）藤谷順子：直接的訓練法．才藤栄一ほか編，JJN スペシャル．摂食・嚥下リハビリテーションマニュアル，医学書院，東京，62-67，1996．
4）小島千枝子，北條京子，前田広士，藤島一郎：訓練法．嚥下障害ポケットマニュアル，第3版，医歯薬出版，東京，95-151，2011．
5）日本摂食嚥下リハビリテーション学会医療検討委員会：訓練法のまとめ（2014 版）．日摂食嚥下リハ会誌，18（1）：55-89，2014．（https://www.jsdr.or.jp/wp-content/uploads/file/doc/18-1-p55-89.pdf）

6章　食　品
1）厚生労働省：平成 28 年歯科疾患実態調査．
2）湯川晴美：「かむ」ことと栄養の関連．東京都老人総合研究所，4，1996．
3）岸　恭一，木戸康博編：タンパク質・アミノ酸の新栄養学．講談社，東京，206-217，2007．
4）香川芳子監修：七訂食品成分表 2016．女子栄養大学出版部，東京，2016．
5）出戸綾子，江頭文江，栢下　淳：キサンタンガム系の市販とろみ調整食品の使用方法に関する研究―液体に添加する場合―．日摂食嚥下リハ会誌，12：197-206，2008．
6）日本摂食・嚥下リハビリテーション学会医療検討委員会嚥下調整食特別委員会：日本摂食・嚥下リハビリテーション学会嚥下調整食分類 2013．日摂食嚥下リハ会誌，17：255-267，2013．
7）津賀一弘，吉田光由，占部秀徳，林　亮，吉川峰加，歌野原有里，森川英彦，赤川安正：要介護高齢者の食事形態と全身状態および舌圧との関係．日咀嚼会誌，14：62-67，2004．
8）田中陽子，中野優子，横尾　円，武田芳恵，山田　香，栢下　淳：入院患者および高齢者福祉施設入所者を対象とした食事形態と舌圧・握力および歩行能力の関連について．日摂食嚥下リハ会誌，19：52-62，2015．
9）水口俊介，津賀一弘，池邉一典，上田貴之，田村文誉，永尾　寛，古屋純一，松尾浩一郎，山本　健，金澤　学，渡邊　裕，平野浩彦，菊谷　武，櫻井　薫：高齢期における口腔機能低下―学会見解論文 2016 年度版―．老年歯学，31：81-99，2016．
10）小山珠美：口から食べる幸せをサポートする包括的スキル　KT バランスチャートの活用と支援．第2版，医学書院，東京，2017．

7章　口腔健康管理
②院内患者の口腔健康管理
1）Sumi Y, et al.：High correlation between the bacterial species in denture plaque and pharyngeal microflora. Gerodontology, 20：84-87, 2003.
2）Sumi Y, et al.：Colonization of dental plaque by respiratory pathogens in dependent elderly. Arch Gerontol Geriatr, 44：119-124, 2007.
3）角　保德：口腔ケア時の手技・モニター観察注意義務．医療判例解説，29：126-130，2010．
4）菊谷　武：お家に行こう！〜口腔ケア関連性誤嚥性肺炎って？〜（3）．月刊保団連，1221（7）：41，2016．
5）角　保德編著，大野友久，守谷恵未著：超高齢社会のための『専門的口腔ケア』要介護・有病者・周術期・認知症への対応．医歯薬出版，東京，2017．
6）角　保德：高齢者に対する化粧・整容療法のシステム開発．日本美容福祉学会誌，16：30-31，2016．

③外来患者の口腔衛生管理
1）Ito K, Funayama S, Katsura K, Saito M, Kaneko N, Nohno K, Yamada A, Sumida Y, Inoue M：Moistened techniques considered for patients'comfort and operators'ease in dental treatment. International Journal of Oral-Medical Sciences, 11：85-89, 2012.
2）金子明寛，佐藤田鶴子，伊藤公一，大谷啓一，川辺良一，佐藤　聡，佐藤　勉，鶴本明久，星　佳芳，松野智宣，

山口　晃，青木隆幸：縁下歯石除去時の抗菌薬使用のガイドライン．歯科薬物療法，28：137-142，2009.
3) 松尾浩一郎，中川量晴：口腔アセスメントシート Oral Health Assessment Tool 日本語版（OHAT-J）の作成と信頼性，妥当性の検討．障歯誌，37：1-7，2016.
4) 村松真澄：【ケアの標準化を実現する　口腔アセスメントガイドの活用と実践】Eilers 口腔アセスメントガイドと口腔ケアプロトコール．看護技術，58：12-16，2012.
5) 日本老年歯科医学会編：老年歯科医学用語辞典．第2版，医歯薬出版，東京，2016.

④発達期（小児患者）の口腔健康管理
1) 飯野英親：特集　子どもの口腔ケア．小児看護，41（1）：9-100，2018.
2) 向井惠美：健康寿命の延伸をめざした口腔機能への気づきと支援　ライフステージごとの機能を守り育てる．医歯薬出版，東京，2014.
3) 口腔ケア学会編，玄　景華編集代表：スペシャルニーズのある人へ　ライフステージを考えた口腔ケア．口腔保健協会，東京，2018.
4) 日本歯科医学会：小児の口腔機能発達評価マニュアル，2018.（www.jads.jp/date/20180301manual.pdf）

8章　歯科的対応
①補綴的対応
3. 顎補綴
1) 大山　喬，谷口　尚編：顎顔面補綴の臨床．医学情報社，東京，2007.
2) 溝尻源太郎，熊倉勇美編：口腔・中咽頭がんのリハビリテーション　構音障害，摂食・嚥下障害．医歯薬出版，東京，2000.
3) Ono T, Kohda H, Hori K, et al.：Masticatory performance in postmaxillectomy patients with edentulous maxillae fitted with obturator prostheses. Int J Prosthodont, 20（2）：145-150, 2007.
4) Ono T, Kohda H, Hori K, et al.：Predictive factors of masticatory performance in post-maxillectomy obturator wearers with soft palate defect that is either absent or limited to the anterior part. Prosthodont Res and Pract, in press, 2007.
5) 小野高裕，耕田英樹，堀　一浩ほか：補綴治療を行った口腔腫瘍術後患者の摂食機能に影響を及ぼす因子（第2報）食品摂取能力について．顎顔面補綴，23：87-97，2000.
6) 小野高裕，耕田英樹ほか：上顎部分切除症例に対する術後早期顎補綴．顎顔面補綴，20：79-88，1997.
7) 小野高裕，堀　一浩，耕田英樹ほか：口腔腫瘍術後患者の補綴治療における系統的アプローチの構築．阪大歯誌，44：44-56，1999.
8) 伊谷康弘，小野高裕ほか：上顎腫瘍術後患者における早期顎義歯の有効性．顎顔面補綴，37：1-9，2014.
9) 城下尚子，堀　一浩ほか：下顎・舌・口底腫瘍術後患者の術後の嚥下能力の回復に影響を及ぼす因子．顎顔面補綴，33：67-78，2009.
10) 熊倉勇美：舌切除後の構音機能に関する研究―舌癌60症例の検討．音声言語医学，26：224-235，1985.
11) 今井智子，道　健一ほか：舌・口底切除後の発音発語明瞭度―切除範囲および手術法との関連について．口外誌，34：37-53，1988.

②補綴的対応以外の歯科的対応
1) 福島正義：高齢者に多い疾患．森戸光彦編集主幹，老年歯科医学，医歯薬出版，東京，2015.
2) 米山武義，吉田光由，佐々木英忠，橋本賢二，三宅洋一郎，向井美惠，渡辺　誠，赤川安正：要介護高齢者に対する口腔衛生の誤嚥性肺炎予防効果に関する研究．日歯医学会誌，20：58-68，2001.

臨床編III　歯科医療のパラダイムシフト

1章　口腔保健
1) 那須郁夫，斎藤安彦：全国高齢者における健康状態別余命の推計，とくに咀嚼能力との関連について．日本公衛誌，53（6）：411-423，2006.
2) 寺岡加代，柴田　博，渡辺修一郎ほか：高齢者の咀嚼能力と身体活動性および生活機能との関連性について．口腔衛生会誌，44：653-658，1994.
3) 矢澤正人，石渡美砂子，岡田弥生ほか：高齢者歯科保健の実態調査結果（その2）高齢者の現在歯数とQOL，ADL等との関係について．口腔衛生会誌，47：468-469，1997.
4) 沖本公繪，松尾浩一，林　美穂ほか：高齢者の口腔ADL．補綴誌，41：117-124，1997.

2章　病院での対応
①病院内での多職種連携
1) 松尾浩一郎，谷口裕重，中川量晴ほか：急性期病院入院高齢者における口腔機能低下と低栄養との関連性．老年歯学，31：123-133，2016.
2) Poisson P, Laffond T, Campos S, et al.：Relationships between oral health, dysphagia and undernutrition in hospitalised elderly patients. Gerodontology, 32（2）：161-168, 2014.

3) Chalmers JM, King PL, Spencer AJ, et al.：The oral health assessment tool--validity and reliability. Aust Dent J, 50：191-199, 2005.
4) 松尾浩一郎，中川量晴：口腔アセスメントシート Oral Health Assessment Tool 日本語版（OHAT-J）の作成と信頼性，妥当性の検討．障歯誌，37：1-7，2016.
5) 稲垣鮎美，松尾浩一郎，池田真弓ほか：口腔アセスメント Oral Health Assessment Tool（OHAT）と口腔ケアプロトコルによる口腔衛生状態の改善．日摂食嚥下リハ会誌，21：145-155，2017.

②病院歯科による摂食嚥下リハビリテーション
1) 才藤栄一：リハビリテーション医学・医療総論．日摂食嚥下リハ会誌，5（2）：3-10，2001.
2) 日本脳卒中学会　脳卒中ガイドライン委員会：脳卒中治療ガイドライン 2015．協和企画，東京，303-305，2015.

3 章　在宅（訪問診療）での対応
①地域連携での対応
1) https://www.mhlw.go.jp/file/06-Seisakujouhou-12300000-Roukenkyoku/link1-5.pdf
②都市部以外での対応
1) 宮城県公式 Web サイト：高齢者人口調査結果（平成 27 年度）高齢化順位（https://www.pref.miyagi.jp/uploaded/attachment/308945.pdf）
2) 宮城県公式 Web サイト：平成 26 年医師歯科医師薬剤師調査「保健所別にみた医師・歯科医師・薬剤師数」（http://www.pref.miyagi.jp/site/toukei/h26sansi.html）
3) 向井美惠，山田好秋編：歯学生のための摂食・嚥下リハビリテーション学．医歯薬出版，東京，180，2008.
4) 厚生労働省：「国際生活機能分類—国際障害分類改訂版—」（日本語版）の厚生労働省ホームページ掲載について．（http://www.mhlw.go.jp/houdou/2002/08/h0805-1.html）
③施設における対応
1) 菊谷　武：4　生活期（施設）でのアプローチ　1．老人保健施設におけるチームアプローチ．才藤栄一，植田耕一郎監修，摂食嚥下リハビリテーション，第 3 版，医歯薬出版，東京，364-365，2017.
2) 佐々木力丸，高橋賢晃，田村文誉，元開早絵，鈴木　亮，菊谷　武：介護老人福祉施設に入居する要介護高齢者に対する栄養支援の効果について．老年歯学，29（4）：362-367，2015.
3) 日本摂食・嚥下リハビリテーション学会医療検討委員会：日本摂食・嚥下リハビリテーション学会嚥下調整食分類 2013．日摂食嚥下リハ会誌，17（3）：255-267，2013.
4) 下山和弘：高齢者の口腔ケアの重要性．花王ハイジーンソリューション，15：3，2014.
5) 玄　景華：ライフステージに応じた口腔ケアの考え方．スペシャルニーズのある人へ　ライフステージを考えた口腔ケア，日本口腔ケア学会編，第 1 版，口腔保健協会，東京，16-20，2018.

臨床編IV　ケースプレゼンテーション
1 章　疾患別症例——発達期（小児）
②脳性麻痺・重症心身障害児
1) 武市知己，小倉英郎：1．呼吸器　a．呼吸障害の診かたと対応．国立重症心身障害協議会編，重症心身障害（Ⅰ）医療における治療指針—診断と治療—，三和，東京，41-47，2015.
2) 米山　明：閉塞性換気障害の治療および対策　第 2 節　呼吸障害．金子芳洋監修　尾本和彦編，障害児者の摂食・嚥下・呼吸リハビリテーション　その基礎知識と実践，医歯薬出版，東京，62-75，2005.
③神経・筋疾患
1) 田角　勝：小児期の摂食嚥下障害のさまざまな基礎疾患．田角　勝，向井美惠編，小児の摂食嚥下リハビリテーション，第 2 版，医歯薬出版，東京，60-63，2014.
2) 齋藤利雄：筋ジストロフィーのリハビリテーション．Jpn J Rehabili Med, 53（7）：516-519，2016.
3) 荒畑　創，梅本丈二：筋強直性ジストロフィーの食と代謝にかかわる問題．難病と在宅ケア，22（9）：18-22，2016.
4) 圓谷理恵，西野一三：先天性ミオパチー．JOURNAL OF CLINICAL REHABILITATION, 19（7）：687-690，2010.
5) 木村重美：先天性ミオパチー．小児科診療，77（増）：828-830，2014.
6) 神崎真実，海田賢一：ギラン・バレー症候群とフィッシャー症候群．Modern Physician, 36（7）：715-719，2016.
④経管依存症
1) 田角　勝：小児の摂食・嚥下リハビリテーション—小児科医の立場から—．MB Med Reha, 122：24-28，2010.
2) Ishizaki A, Hironaka S, Tatsuno M, Mukai Y：Characteristics and weaning strategies in tube-dependent children. Pediatr Int, 55：208-213, 2013.
3) 田角　勝：トータルケアで理解する子どもの摂食嚥下リハビリテーション—食べる機能を支援する 40 のポイント—．診断と治療社，東京，2013.

2 章　疾患別症例——中途障害
②神経変性疾患における摂食嚥下障害
1) Chio A, Logroscino G, Hardiman O, et al.：Prognostic factors in ALS：A critical review. Amyotrophic lateral scle-

rosis：official publication of the World Federation of Neurology Research Group on Motor Neuron Diseases. 10（5-6）：310-323, 2009.
2）Utanohara Y, Hayashi R, Yoshikawa M, Yoshida M, Tsuga K, Akagawa Y：Standard values of maximum tongue pressure taken using newly developed disposable tongue pressure measurement device. Dysphagia, 23（3）：286-290, 2008.
3）Taniguchi H, Nakayama H, Hori K, Nishizawa M, Inoue M, Shimohata T：Esophageal Involvement in Multiple System Atrophy. Dysphagia, 30（6）：669-673, 2015.
4）Shimohata T, Aizawa N, Nakayama H, et al.：Mechanisms and prevention of sudden death in multiple system atrophy. Parkinsonism Relat Disord, 30：1-6, 2016.

③頭頸部腫瘍術後における摂食嚥下障害
1）安達 一，梅崎 俊，清原 英，白土 秀，中島 寅，小宗 静：頸部郭清術の嚥下機能に対する影響．耳鼻と臨床，53（5）：235-241，2007.
2）Awan MJ, Mohamed AS, Lewin JS, et al.：Late radiation-associated dysphagia（late-RAD）with lower cranial neuropathy after oropharyngeal radiotherapy：a preliminary dosimetric comparison. Oral oncology, 50（8）：746-752, 2014.
3）Denk DM, Kaider A：Videoendoscopic biofeedback：a simple method to improve the efficacy of swallowing rehabilitation of patients after head and neck surgery. ORL：journal for oto-rhino-laryngology and its related specialties. 59（2）：100-105, 1997.
4）Dejonckere PH, Hordijk GJ：Prognostic factors for swallowing after treatment of head and neck cancer. Clinical otolaryngology and allied sciences, 23（3）：218-223, 1998.
5）Marunick M, Tselios N：The efficacy of palatal augmentation prostheses for speech and swallowing in patients undergoing glossectomy：a review of the literature. The Journal of prosthetic dentistry, 91（1）：67-74, 2004.
6）Wheeler RL, Logemann JA, Rosen MS：Maxillary reshaping prostheses：effectiveness in improving speech and swallowing of postsurgical oral cancer patients. The Journal of prosthetic dentistry, 43（3）：313-319, 1980.
7）日本老年歯科医学会，日本補綴歯科医学会：摂食・嚥下障害，構音障害に対する舌接触補助床（PAP）の診療ガイドライン．2011.

◆本書内で取り上げたおもな訓練法（間接訓練）
1）日本摂食嚥下リハビリテーション学会医療検討委員会：訓練法のまとめ 2014.
2）Kojima C, Fujishima I, Ohkuma R, et al.：Jaw opening and swallow triggering method for bilateral-brain-damaged patients, K-point stimulation. Dysphagia, 17：273-277, 2002.
3）小島千枝子：直接訓練の目的と意義．才藤栄一，植田耕一郎監修，摂食嚥下リハビリテーション，第3版，医歯薬出版，東京，213，2016.

索 引

A

ACE 阻害薬　42
ADL　12, 214, 256
ALS　259
Alzheimer 型認知症　66
Apert 症候群　106
Apgar score　236
Arnold-Chiari 奇形　101

B

Barthel Index　256
Bichat の脂肪床　50
BMI　128, 151
BOP　210

C

CD 分子　88
Corneria de Lange 症候群　106
Costello 症候群　106
CPG　22, 25, 38
Crouzon 症候群　106
CTAR　174

D

Down 症候群　103
DSG　25
DSO　203
Duchenne 型筋ジストロフィー
　247
dysarthria　139

E

EGF　46
Eichner 分類　93

F

FILS　6, 70, 161
FOIS　70
food oral processing　94
Forestier 病　78

G

Glasgow Coma Scale　126
GRBAS 尺度　139
Guillain-Barré 症候群　249

H

Hering-Breuer 反射　41
Heimlich 法　119
Hotz 床　107

I

ICF　2, 72, 227
ICIDH　2, 72
interdisciplinary team　220, 224
IOPI　172
ISO　203

J

Japan Coma Scale　126
JMS 舌圧測定器　172, 184
Jonsen の 4 分割法　13

K

KT バランスチャート　184

L

late preterm 児　238
L-dopa　263
LST 値　183

M

Mendelson 手技　266
Möbius 症候群　108
multidisciplinary team　220
MWST　135

N

NGF　46
NMA-SF　152
NST　26, 215, 216

O

OAG　191
OD 錠　97
OHAT　191, 219

P

PAP　200, 266
Parkinson 症候群　82

Parkinson 病　82, 261
Performance Status　129
Pierre Robin 症候群　106, 108
PLP　200, 202
PMTC　189
presbyphagia　59
PTEG　120

Q

QOL　12, 58, 165, 214, 255

R

Rett 症候群　106
RSST　136

S

silent aspiration　135
stage I transport　23
stage II transport　21, 23
super-supraglottic swallow　180
supraglottic swallow　179

T

thermal tactile stimulation　256
think swallow　179
TLR　87
Toll 様受容体　87
tooth wear　211
tossing　135
transdisciplinary team　221
Treacher Collins 症候群　106, 108
TRP 受容体　26
T 細胞　88

V

VE　141, 170, 184, 224, 231
VF　145, 170, 184
VSG　25

W

Wallenberg 症候群　80
wearing-off 現象　263

数字

5 基本味　46
5 期モデル　130

あ

亜鉛欠乏性味覚障害　95
顎引き嚥下　181
アセスメント　126
アダムのりんご　34
圧縮相　41
アポトーシス　88
アミノ酸　65
安静時振戦　82

い

息こらえ嚥下　179, 266
維持期　162
意識レベル　126
異常反射　194
胃食道逆流　118
医療　230
医療安全　14, 117
医療保険　229
医療面接　124
医療療養病床　84
胃瘻　120
咽頭　31, 75
咽頭期　10, 20, 24, 130, 147
咽頭喉頭部　29, 31
咽頭口部　29, 31
咽頭絞扼反射　43
咽頭神経叢　32
咽頭鼻部　29, 31
インプラント　205

う

う蝕　208
運動障害性構音障害　139

え

栄養　151
栄養サポートチーム　215, 216
栄養サポートチーム等連携加算
　215, 232
栄養評価　128
嚥下　25
嚥下圧検査　155
嚥下運動誘発　25
嚥下機能改善手術　75
嚥下機能獲得期　52
嚥下後誤嚥　147
嚥下食ピラミッド　183
嚥下性無呼吸　39
嚥下前誤嚥　147
嚥下造影検査　145, 170, 184
嚥下中誤嚥　147
嚥下調整食　182
嚥下内視鏡検査　141, 170, 184, 224,

231
嚥下の意識化　179
嚥下反射　20, 25
遠城寺式乳幼児分析的発達検査
　239

お

嘔吐　43
押しつぶし機能獲得期　55
オトガイ舌筋　24
オーラルディアドコキネシス　141

か

外頸動脈　29
介護　230
介護医療院　85
介護支援専門員　273
介護保険　214, 229
介護保健施設　230
介護予防　214
介護療養型医療施設　230
介護老人福祉施設　85, 230
介護老人保健施設　84, 230
外傷性脳損傷　81
外舌筋　30
咳嗽　40
咳嗽反射　40
外側輪状披裂筋　24
改訂水飲みテスト　135
回復期　160
回復期リハビリテーション病棟
　80, 84, 160
会話明瞭度　141
下咽頭　29, 31, 75
下顎張反射　44
化学放射線療法　265
かかりつけ歯科医　227
顎下腺　46
顎関節　92
顎顔面補綴　203, 266
顎義歯　266
学習　20
顎堤　50
獲得免疫　87
顎二腹筋　29
顎補綴　203
下唇下制筋　29
活動　2, 4
活動性根面病変　209
可撤性義歯　196
寡動　82
過敏　193
空嚥下　136
空嘔吐　44
加齢　39, 60
環境因子　5

環境改善的アプローチ　3
間歇的経管栄養　120
看護小規模多機能型居宅介護　86
感情失禁　81
間接訓練　168, 170
感染対策　117
顔面エピテーゼ　266

き

期　10
偽（仮）性球麻痺　81, 157
記憶障害　67
気管　24, 29
奇形症候群　101
義歯　196
器質的嚥下障害　107
器質的構音障害　139
器質的障害　74, 265
義歯適合診査用ペースト　201
基礎代謝基準値　152
機能・形態障害　2
機能的障害　74
吸引機能付き歯ブラシ　225
嗅覚　96
吸気相　41
急性期病院　84
吸息性ニューロン　38
吸啜　50
吸啜窩　50
嗅粘膜性嗅覚障害　96
球麻痺　80, 157
頬筋　29
狭口蓋　194
強制呼出曲線　38
胸腺　88
居宅療養管理指導費　230
キラーT細胞　88
切替神経群　26
筋萎縮　90
筋萎縮性側索硬化症　82, 259
筋強直　82
筋固縮　82
筋ジストロフィー症　247
筋障害　100, 102
筋電図検査　149
筋肉増殖症　109

く

グラスアイオノマー　210
グループホーム　230
クレーン現象　236

け

ケアハウス　86, 230
ケアマネジャー　227, 273

経管依存症　250
経管栄養　111, 230
経口移行加算　214
経口維持加算　214
経口摂取　253
経口摂取開始基準　175
経口摂取回復促進加算　230
経口摂取準備期　52
頸定　52
経鼻経管栄養　120
経皮経食道胃管挿入術　120
軽費老人ホーム　86, 230
頸部回旋　80, 180
頸部屈曲位　181
頸部姿勢調整　266
頸部聴診　137, 224
化粧・整容療法　188
血清アルブミン値　128, 152
健康寿命　214, 223
健康余命　214
原始反射　52

こ

構音　140
構音障害　109
口蓋　28
口蓋垂　28, 29
口蓋帆挙筋　24
口蓋帆張筋　24
口角下制筋　29
交感神経　31
口峡　24
咬筋　29
口腔　28
口腔衛生管理　116, 185, 219, 220
口腔衛生管理加算　230
口腔衛生管理体制加算　230
口腔外ケア　188
口腔癌　74
口腔期　10, 20, 24, 31, 130, 147, 172
口腔機能管理　185, 216
口腔機能向上サービス　214
口腔機能低下　62
口腔機能発達不全症　195
口腔ケア　116, 185, 186, 190, 219
口腔健康管理　116, 185, 186, 219, 232
口腔健康支援　232
口腔清掃　191
口腔清掃用具　191
口腔前庭　28, 29
口腔底　28
口腔内ケア　188
口腔保健　214
硬口蓋　28, 29
高口蓋　194
交互嚥下　180

高次脳機能障害　82
甲状腺　29
甲状軟骨　29
甲状披裂筋　24
口唇　28, 62
口唇反射　50
更生施設　230
拘束性換気障害　38
好中球　87
喉頭　24, 29, 33, 63, 76
喉頭蓋　24, 29, 63
喉頭蓋谷　24
喉頭気管食道裂　77
喉頭挙上　24
行動コントロールの倫理　14
喉頭侵入　147
喉頭閉鎖嚥下法　180
喉頭隆起　34
咬反射　50
公平原則　13
咬耗　211
口輪筋　24
後輪状披裂筋　24
高齢者専用賃貸住宅　230
誤嚥　76, 117
誤嚥性肺炎　80, 88, 186, 210
呼吸　26, 37, 64
呼吸性嗅覚障害　96
国際障害分類　2
国際生活機能分類　2, 227
呼出相　42
個人因子　5
孤束核　25, 26
呼息性ニューロン　38
コップの工夫　178
固有口腔　28, 29
根管治療　211
混合型換気障害　38
コンポジットレジン　210
根面う蝕　209

さ

最大咳呼気流量　40
在宅　85
在宅患者訪問口腔リハビリテーション指導管理料　230
在宅歯科医療　223
在宅等療養患者専門的口腔衛生処置　233
最長発声持続時間　140
サイトカイン　87, 88
鎖骨頭蓋異形成症　106
嗄声　39, 77, 139
サービス担当者会議　230, 273
サービス付き高齢者住宅　230
サブスタンスP　27
サルコペニア　62, 89, 90, 91

参加　2, 4
酸素飽和度　127, 128

し

歯科医師連携加算　215
歯科受療率　223
耳下腺　46
歯科訪問診療料　230
耳管咽頭口　29
歯周治療　210
視床下部　20
自食準備期　56
視診　125
歯髄　211
姿勢　134, 175
姿勢調整　266
姿勢反射障害　82
自然免疫　87
失行症　67
失語症　67
歯内治療　211
自閉スペクトラム症　240
社会受容　12
社会的不利　2
重症心身障害児　242
授産施設　230
手指消毒　122
授乳・離乳の支援ガイド　50
準備期　10, 20, 130, 147, 172
上咽頭　29, 31, 75
障害　2, 12
障害者通所施設　230
紹介状　221
障害の受容　12
障害老人の日常生活自立度（寝たきり度）判定基準　129
小顎症　106, 108
小規模多機能型居宅介護　86
小規模多機能ホーム　230
小唾液腺　46
上皮成長因子　46
食具　176
食具食べ機能獲得期　56
食細胞　87
食事場面評価　134
食道　29, 36
食道入口部　24
食道期　10, 20, 130, 147
食道憩室　77
食内容指導　168
食塊形成　20, 182
食器　176
ショートステイ　86, 230
自律尊重原則　13
自立と共生　12
歯列狭窄　108
唇顎口蓋裂　76, 107

神経成長因子　46
進行性核上性麻痺　82
心身機能・構造　2, 4
身体活動性　128
心理的アプローチ　3
診療報酬　14

す

スクリーニングテスト　135, 159
スタンダードプレコーション　121
ストレス係数　128
スマイルケア食　183
すりつぶし機能獲得期　55

せ

生活の質　214, 255
精神発達遅滞　243
声帯　76
声帯麻痺　77
静的嚥下障害　107
声門　24
声門越え嚥下法　179
声門閉鎖嚥下法　179
咳　118
咳テスト　40, 148
咳反射　118
舌　28, 62
舌圧　62
舌圧検査　154
舌圧測定器　172, 184
舌咽神経　31
石灰化　211
舌下腺　46
舌筋　24
舌骨　29
舌骨上筋　24
舌骨舌筋　24
舌小体強直症　109
舌小帯付着異常　109
摂食嚥下障害　15, 70
摂食嚥下状況のレベル　6
摂食嚥下リハビリテーション　9, 114, 121
摂食機能療法　9, 114, 167, 230
舌接触補助床　155, 200, 266
舌突出嚥下　104
舌の徒手的トレーニング　172
セルフケア　210
先行期　10, 20, 130, 171
善行原則　13
前縦靱帯骨化症　78
染色体異常　101, 103
先天性食道閉鎖症　109
先天性ミオパチー　102, 248
専門的口腔ケア　185, 220

そ

相　10
咀嚼　20, 30, 92, 130
咀嚼期　10, 20
咀嚼筋　24, 92
咀嚼能率　92
咀嚼能力　92

た

第1期輸送　130
第2期輸送　130
退行現象　105
体重　128
代償　83, 266
代償的アプローチ　3
大唾液腺　46
唾液　20, 45, 94
唾液誤嚥　118
唾液腺　46, 93
多系統萎縮症　263
多職種連携　217
多職種連携会議　230
多数歯欠損　109
脱感作　194
段階的摂食訓練　159
短期入所生活介護　86, 230
短期入所療養介護　86, 230
探索反射　50
タンパク質　182

ち

地域包括ケア　216
地域包括ケアシステム　223, 227
地域連携　223
窒息　119
窒素平衡　182
知的能力障害　236
チームアプローチ　10, 169, 220
チーム医療　6, 216
注意障害　67
中咽頭　29, 31, 75
中心静脈栄養　120
中枢神経障害　95, 100
中枢性嗅覚障害　96
超音波エコー検査　156
超高齢社会　223
腸瘻　120
直接訓練　169, 174
治療的アプローチ　3

つ

通所介護　86, 230
通所リハビリテーション　85, 214, 230

強い息こらえ嚥下法　180

て

手洗い　122
低栄養　120, 128
低緊張　104
デイケア　85, 214, 230
デイサービス　86, 214, 230
ディスポ吸引チップ　225
ティルト型車いす　176
手づかみ食べ機能獲得期　56
てんかん　243, 245
デンチャースペース　207
転倒　14

と

島　27
頭頸部腫瘍　74, 265
頭部外傷　81
頭部屈曲位　181
特別養護老人ホーム　85, 230
特別用途食品えん下困難者用食品許可基準　183
トリソミー　103
とろみ　183

な

内舌筋　30
軟口蓋　28, 29
軟口蓋挙上装置　200
軟口蓋麻痺　77
難治性てんかん　245

に

日常生活動作　12, 160, 256
日本摂食嚥下リハビリテーション学会嚥下調整食分類2013　232
乳幼児経管依存症　250
ニュートラルゾーン　207
認知期　10, 130
認知機能　65
認知症　188
認知症高齢者グループホーム　86
認知症対応型共同生活介護　86, 230

ね

寝たきり　129

の

脳血管疾患　58, 80, 157, 255
脳性麻痺　101, 242

能力障害　　2

は

歯　　60, 92
肺炎　　117
肺活量　　37
バイタルサイン　　127
ハイムリッヒ法　　119
廃用症候群　　183
パーキンソン病　　82, 261
パターン発生器　　38
発語　　139
発声　　39, 139
発達障害　　236
ハビリテーション　　115
ハフィング　　42
ハリスベネディクト計算式　　129
反回神経　　41
反回神経麻痺　　77
半側空間無視　　67
反対咬合　　104
反復唾液嚥下テスト　　136

ひ

鼻咽腔閉鎖　　24
鼻咽腔閉鎖機能　　140
鼻咽腔補綴装置　　202
非活動性根面病変　　210
鼻腔　　29
一口量の調整　　180
標準予防策　　121
披裂筋　　24
頻呼吸　　127

ふ

福祉　　230
複数回嚥下　　180
腹側ニューロン群　　38
服薬アドヒアランス　　96
服薬障害　　96
不顕性誤嚥　　40, 118, 148
フッ素　　189
フードテスト　　136
負の窒素出納　　183
フレイル　　89, 91
ブローイング　　140
プロセスモデル　　23, 130
プロソディ　　139

フロッピーインファント　　102
プロフェッショナルケア　　210

へ

平均寿命　　214
閉口反射　　44
閉塞性換気障害　　38
ベッド　　176
ヘルパー T 細胞　　88
辺縁系　　20
ペンライト　　224

ほ

傍歯槽堤　　50
訪問看護　　86
訪問診療　　223
ポジショニング　　175
捕食機能獲得期　　54
哺乳反射　　50
本能　　20

ま

マクロファージ　　87
末梢静脈栄養　　120
末梢神経障害　　100
末梢神経性嗅覚障害　　96
マノメトリ　　155
摩耗　　211
慢性期　　162

み

ミオパチー　　248
味覚　　46, 95
味覚受容体　　47
味細胞　　47
水を使わない口腔ケア　　186
味蕾　　28, 47
ミールラウンド　　231

む

無危害原則　　13
無歯症　　109
むせ　　118
無動　　82

め

迷走神経　　29, 31
メインテナンス　　211
免疫　　87

も

問診　　124, 125

や

薬剤性味覚障害　　95

ゆ

有料老人ホーム　　86, 230
ユニバーサルデザインフード　　183

よ

要介護高齢者　　164, 210, 214, 270
養護老人ホーム　　230
抑制　　14
翼突下顎縫線　　33
横向き嚥下　　80, 180

り

梨状陥凹　　24
リスク管理　　117
離乳　　50
リハビリテーション　　2, 115
リハビリテーション医学　　2
リハビリテーション医療　　12
輪状甲状筋　　24, 34
臨床的重症度分類　　71
輪状軟骨　　29
臨床倫理　　12, 14
臨床倫理の 4 原則　　13
倫理　　13, 165
倫理的ジレンマ　　17

れ

冷圧刺激　　256

ろ

老化　　89
ロコモティブシンドローム　　89, 91

【編著者略歴】

向井 美惠（むかい よしはる）
- 1973 年　大阪歯科大学卒業
- 1976 年　東京医科歯科大学歯学部小児歯科学教室助手
- 1977 年　昭和大学歯学部小児歯科学教室助手
- 1981 年　昭和大学歯学部小児歯科学教室講師
- 1989 年　昭和大学歯学部口腔衛生学教室助教授
- 1997 年　昭和大学歯学部口腔衛生学教室教授
- 2008 年　昭和大学口腔ケアセンター長（併任）
- 2013 年　昭和大学名誉教授

井上 誠（いのうえ まこと）
- 1994 年　新潟大学歯学部卒業
- 1998 年　新潟大学大学院歯学研究科修了　新潟大学歯学部口腔生理学講座助手
- 1999 年　英国レスター大学留学
- 2004 年　新潟大学医歯学総合病院摂食機能回復部講師
- 2006 年　新潟大学大学院医歯学総合研究科摂食嚥下リハビリテーション学分野助教授
- 2008 年　新潟大学大学院医歯学総合研究科摂食嚥下リハビリテーション学分野教授

山田 好秋（やまだ よしあき）
- 1974 年　新潟大学歯学部卒業
- 1978 年　新潟大学大学院歯学研究科修了，新潟大学歯学部助手，ミシガン大学歯学部 visiting assistant professor
- 1981 年　長崎大学歯学部生理学講座准教授
- 1993 年　新潟大学歯学部口腔生理学講座教授
- 2001 年　新潟大学大学院口腔生理学分野教授
- 2008 年　新潟大学副学長
- 2012 年　新潟大学理事・副学長
- 2014 年　新潟大学名誉教授，東京歯科大学客員教授
- 2017 年　東京歯科大学短期大学副学長
- 2020 年　東京歯科大学客員教授

弘中 祥司（ひろなか しょうじ）
- 1994 年　北海道大学歯学部卒業
- 2000 年　北海道大学歯学部附属病院助手
- 2006 年　昭和大学歯学部口腔衛生学教室准教授
- 2013 年　昭和大学歯学部口腔衛生学部門教授，昭和大学歯科病院スペシャルニーズ歯科センターセンター長，昭和大学口腔ケアセンターセンター長

本書の内容に訂正等があった場合には，弊社ホームページに掲載いたします．
下記 URL，または二次元コードをご利用ください．

https://www.ishiyaku.co.jp/corrigenda/details.aspx?bookcode=458400

新版　歯学生のための
摂食嚥下リハビリテーション学　　ISBN 978-4-263-45840-2

2019 年 9 月 10 日　第 1 版第 1 刷発行
2025 年 2 月 20 日　第 1 版第 5 刷発行

編　著　向　井　美　惠
　　　　山　田　好　秋
　　　　井　上　　　誠
　　　　弘　中　祥　司
発行者　白　石　泰　夫
発行所　医歯薬出版株式会社
〒113-8612　東京都文京区本駒込 1-7-10
TEL. (03) 5395-7638(編集)・7630(販売)
FAX. (03) 5395-7639(編集)・7633(販売)
https://www.ishiyaku.co.jp/
郵便振替番号 00190-5-13816

乱丁，落丁の際はお取り替えいたします　　印刷・三報社印刷／製本・明光社
Ⓒ Ishiyaku Publishers, Inc., 2019. Printed in Japan

本書の複製権・翻訳権・翻案権・上映権・譲渡権・貸与権・公衆送信権（送信可能化権を含む）・口述権は，医歯薬出版（株）が保有します．
本書を無断で複製する行為（コピー，スキャン，デジタルデータ化など）は，「私的使用のための複製」などの著作権法上の限られた例外を除き禁じられています．また私的使用に該当する場合であっても，請負業者等の第三者に依頼し上記の行為を行うことは違法となります．

JCOPY ＜出版者著作権管理機構　委託出版物＞

本書をコピーやスキャン等により複製される場合は，そのつど事前に出版者著作権管理機構（電話03-5244-5088, FAX 03-5244-5089, e-mail：info@jcopy.or.jp）の許諾を得てください．